DER KLINIKER

W. Grunke / Therapeutische Technik

DER KLINIKER
Ein Sammelwerk für Studierende und Ärzte
Herausgegeben von
Professor Dr. I. Zadek

THERAPEUTISCHE TECHNIK IN DER INNEREN MEDIZIN

VON

PROF. DR. WILHELM GRUNKE
CHEFARZT DES STÄDT. KRANKENHAUSES BURG B. MAGDEBURG

1952
WALTER DE GRUYTER & CO.
vormals G. J. Göschen'sche Verlagshandlung · J. Guttentag, Verlagsbuchhandlung
Georg Reimer · Karl J. Trübner · Veit & Comp.
Berlin W 35

THERAPEUTISCHE TECHNIK IN DER INNEREN MEDIZIN

VON

PROF. DR. WILHELM GRUNKE
CHEFARZT DES STÄDT. KRANKENHAUSES BURG B. MAGDEBURG

MIT 81 ABBILDUNGEN

1952
WALTER DE GRUYTER & CO.
vormals G. J. Göschen'sche Verlagshandlung · J. Guttentag, Verlagsbuchhandlung
Georg Reimer · Karl J. Trübner · Veit & Comp.
Berlin W 35

Berlin W 35, Genthiner Str. 13, Archiv-Nr. 51 53 52
Printed in Germany
Satz und Druck: Buchdruckerei Richard Hahn (H. Otto), Leipzig (III/18/12)
5933/49 — 8234/49

Geleitwort

Die deutsche akademische Jugend hat es wahrlich nicht leicht. Das Kriegs- und Nachkriegselend hat sie aus der eingefahrenen Bahn geworfen und jegliches Studium außerordentlich erschwert. Die Mehrzahl der Studenten muß die Mittel zum Studium selbst aufbringen; viele stehen bei zermürbender Tages- und Nachtarbeit in schwerem Existenzkampf, manch einer ist nach Jahr und Tag zum Aufgeben des Studiums gezwungen. Fehlschläge entmutigten sie indessen nicht, es gibt kaum Klagen, keinerlei Resignation. Imponierend ist die klare, nüchterne Erkenntnis der eigenen Situation und die realistische Einstellung zu den Problemen der Umwelt, prachtvoll die Aufgeschlossenheit der Studenten, ihr Fleiß und Wissensdurst, die sich in den Vorlesungen und Kursen offenbaren, erhebend der Mut und Stolz, mit denen sie das Leben anpacken und in die Zukunft schauen.

Die finanzielle Not wirkt sich auch auf die Beschaffung des Unterrichtsmaterials aus. Namentlich die Mediziner können ihren Bedarf an wichtigen Büchern aus eigner Kraft nicht decken. Im akademischen Unterricht stößt man bei den Studenten der höheren klinischen Semester auf Lücken ihres Wissens, die durch Mangel an Lernstoff entstanden sind.

Um diesem Übel zu steuern, habe ich schon im Jahre 1946 den Plan gefaßt, sämtliche klinische Disziplinen zusammenfassend zur Darstellung zu bringen. Erfahrene Kliniker und hervorragende Theoretiker sollten den Kandidaten der Medizin in kurzen, aber erschöpfenden Abhandlungen die Grundlagen ihrer Spezialgebiete vermitteln. Ausführliche Literaturangaben wurden beiseite gelassen, verwirrende Auseinandersetzungen über Streitfragen und ungelöste Probleme übergangen oder höchstens gestreift, die modernen Forschungsresultate dagegen gebührend berücksichtigt. Damit dürften die einzelnen Kapitel auch für den Praktiker von Bedeutung sein, der sich über dieses oder jenes Fachgebiet einen Überblick verschaffen will. Selbstverständlich legten die Mitarbeiter bei der Abfassung ihrer wissenschaftlichen Beiträge den größten Wert darauf, den Charakter von Kompendien strikt zu vermeiden.

Die Ungunst der Zeiten hat der Verwirklichung des ursprünglichen Planes, das Gesamtwerk in regelmäßig erscheinenden Einzelheften herauszubringen, entgegengearbeitet und die Drucklegung der Lieferungen verzögert. Um so mehr freuen sich mit allen Autoren Herausgeber und Verlag über die bevorstehende Veröffentlichung des Sammelwerkes, das an aktuellem Interesse nicht verloren hat.

Allen beteiligten Kollegen möchte ich für ihre mühe- und verständnisvolle Mitarbeit verbindlichst danken.

Möge „Der Kliniker“ einen erfolgreichen Weg nehmen und dem medizinischen Nachwuchs wie den praktischen Ärzten in ganz Deutschland Nutzen bringen!

Berlin, Frühjahr 1952. I. ZADEK

Vorwort

Die Zeiten, in denen die Medizin eine spekulative Wissenschaft gewesen ist, sind längst vorbei. Die moderne Medizin, fußend auf den Erkenntnissen der experimentellen Naturwissenschaft, ist bestrebt, alle neuen Errungenschaften auf diesem und dem ihm oft nahestehenden Gebiet der Technik für sich nutzbar zu machen. Bedenken wir, welche Bereicherung die Medizin durch Nutzbarmachung verschiedener Strahlenarten für therapeutische Zwecke erfahren hat. Dieses therapeutische Gebiet hat einen derartigen Umfang erreicht, daß es als selbständige Disziplin eine hervorragende Rolle in der gesamten Therapie spielt. Diese Art von Therapie, ich denke dabei in erster Linie an die Röntgentherapie, setzt technische Kenntnisse und Erfahrungen voraus, die nur Fachleute besitzen können. Anders steht es dagegen mit einer großen Zahl von therapeutischen Eingriffen, die zum Rüstzeug eines jeden praktischen Arztes gehören und von ihm beherrscht sein müssen. Ohne diese „kleine" therapeutische Technik ist ein praktischer Arzt heute nicht zu denken. Die vorliegende Anleitung soll ihm dabei Helfer und Berater sein.

Die von mir geschilderten Eingriffe gehören zum therapeutischen Gebiet der inneren Medizin und sind infolgedessen vorwiegend für den Internisten bestimmt. Aber auch der praktische und der in Ausbildung stehende Arzt wird einen großen Teil der Methoden früher oder später gebrauchen und beherrschen müssen. Daß neben diesen Eingriffen der praktische Arzt auch eine Reihe andere benötigen wird, ist selbstverständlich. Ich halte mich aber nicht für kompetent, diese in anderen Fachgebieten üblichen Eingriffe, über die ich keine eigenen Erfahrungen habe, zu schildern. Diese Anleitung soll lediglich eine Grundlage bilden; darum sind hier auch einige Methoden, die als internistische gelten können, aber nur von beschränkter Bedeutung sind, nicht berücksichtigt. Dafür habe ich einige Eingriffe, wie z.B. Intubation und Tracheotomie, die nicht zum Wirkungskreis des Internisten gerechnet werden, aufgenommen, da ich aus eigner Erfahrung ihren Wert im allgemeinen und insbesondere auf einer Infektionsabteilung kennengelernt habe und sie für einen Internisten aber auch Praktiker für unentbehrlich halte. Bei der Schilderung der einzelnen Handgriffe habe ich mich grundsätzlich auf diejenigen beschränkt, die sich mir besonders bewährt haben. Gelegentlich wurden mit Rücksicht auf praktische Gegebenheiten zwei bzw. mehrere Verfahren geschildert. Bei jedem Eingriff wurde auf die mit ihm verbundenen Gefahren bzw. Nebenerscheinungen und auf die dabei zutreffenden Gegenmaßnahmen besonders hingewiesen.

Burg b. Magdeburg, März 1952

W. Grunke

Inhalt

Einleitung

Der Erfolg einer Behandlung hängt nicht nur von ihrer Verordnung sondern auch von ihrer Ausführung ab. Bei der peroralen Therapie kommt es dabei auf eine genaue Einhaltung der Dosierung und der Einnehmzeit an, worüber der Kranke selbst oder die ihn pflegende Person unterrichtet sein müssen. Bei der parenteralen Therapie und namentlich bei jedem anderen, auch noch so geringfügigen therapeutischen Eingriff, kommt der technischen Fertigkeit des Arztes eine nicht zu unterschätzende Bedeutung zu. Nicht nur, daß ein technisch unvollkommener Eingriff mißglücken kann, er kann auch bei erforderlich werdender Wiederholung eine *schwere psychische Belastung für den Kranken* bedeuten und in ihm eine Abneigung und evtl. auch einen Widerstand gegen den Eingriff und ein Mißtrauen gegen den Arzt wecken. Die Beherrschung der Technik ist darum für den praktizierenden Arzt ein Grundstein seiner Tätigkeit.

Wie erreicht man die erforderliche Kunstfertigkeit? Es gibt von Natur aus manuell geschickte und weniger geschickte Menschen und es ist verständlich, daß die ersten leichter und schneller die Meisterschaft erwerben werden, als die letzten. Aber auch diese werden sich schließlich durch kürzere und längere Übung zu Meistern emporarbeiten. Diese Aufzeichnungen sollen ihnen namentlich durch praktische Hinweise und Ratschläge die Lehrzeit dadurch abkürzen, daß sie manches unzweckmäßige Vorgehen und manchen schwerfälligen Handgriff verbessern. Gewiß verbessert jeder auch ohne Anleitung im Laufe der Zeit auf Grund eigner Erfahrungen seine Technik und findet schließlich die für ihn beste Form. Der Sinn dieser Anleitung ist, dem Suchenden die Irr- und Umwege zu ersparen. Über dieses hinaus schildert sie aber auch die möglichen Fehler, Gefahren und Komplikationen bei den einzelnen Eingriffen und die Maßnahmen zu ihrer Vermeidung oder Beseitigung. Diese Hinweise sind für alle wichtig, die nicht Gefahr laufen wollen, einen Kunstfehler zu begehen. Viele Studierende und junge Ärzte sind der Ansicht, daß sie die Technik während ihrer praktischen Tätigkeit an einem Krankenhaus erlernen können. Dieses trifft nur zum Teil zu, denn erstens werden die meisten jungen Ärzte während ihrer Krankenhaustätigkeit nur einen Teil der Eingriffe kennen lernen und dabei auch nur in einer in dem Krankenhaus üblichen Weise, und zweitens werden theoretische Erläuterungen des betreffenden Eingriffes wohl nur in seltenen Fällen stattfinden. Die Folge davon wird ein unvollständiges Wissen und Können sein, deren Unvollkommenheit ihrem Besitzer nicht einmal zum Bewußtsein zu kommen braucht. So wiegt sich der Betreffende in Sicherheit, bis ihn manchmal recht unerfreuliche Tatsachen vom Gegenteil überzeugen.

Diese Anleitung soll den Lernenden und den noch Unerfahrenen auf seinem Ausbildungswege unterstützen. Sie soll ihm die Praxis nicht ersetzen sondern nur ergänzen und außerdem das notwendige theoretische Wissen vermitteln. Meine langjährigen Erfahrungen auf diesem Gebiet, die ich als Assistent,

Dozent und Leiter großer innerer Abteilungen gesammelt habe, stelle ich ihm zu diesem Zweck in den folgenden Aufzeichnungen zur Verfügung.

Allgemeine Vorschriften und Leitsätze

In diesem Kapitel wird nur das Grundsätzliche und Allgemeingültige in bezug auf den Kranken, den Arzt und das Instrumentarium geschildert. Einzelheiten und Besonderheiten werden bei den einzelnen Eingriffen beschrieben. Da der *Kranke stets im Vordergrunde unsres Denkens und Handelns* stehen muß, beginnen wir, diesen Standpunkt auch äußerlich damit kennzeichnend, unsre Ausführungen mit einer Erörterung des physischen und psychischen Verhaltens des Kranken und der sich hieraus ergebenden Handlungsweise des Arztes.

Die Versorgung des Kranken

Bei jedem Menschen, namentlich aber bei einem *Kranken, der nicht bewußtlos ist* und *nicht an einer herabgesetzten Sensibilität leidet,* löst fast jeder ärztliche Eingriff, besonders wenn er mit einem Einstich oder Schnitt verbunden ist, eine unangenehme Empfindung aus. Bei mehrmaliger Wiederholung bestimmter Eingriffe tritt bei einigen Kranken eine so weitgehende Gewöhnung an den Eingriff ein, daß sie es sogar lernen, den Eingriff selbst auszuführen (Sondierung des Magens, Blasenkatheterismus). Bei allen mit einem Einstich verbundenen Eingriffen tritt dagegen meist keine Gewöhnung ein, sie werden immer von neuem als unangenehm empfunden und erzeugen bei manchen Kranken im Laufe der Zeit eine ausgesprochene Abneigung und sogar Angst vor einem solchen Eingriff. Hieraus ergibt sich für den Arzt die Frage, ob bei einem *Patienten, den er als sensibel* erkannt hat, ein Eingriff und namentlich seine mehrmalige Wiederholung (Spritzkur) unbedingt angezeigt ist. Es wird sich empfehlen, auf den Eingriff zu verzichten, wenn er durch eine andere harmlosere Maßnahme ersetzt werden kann. Das gleiche gilt für eine bereits begonnene Behandlung, wenn sich während ihrer Durchführung herausstellt, daß der Kranke zusehends empfindlicher gegen sie wird. Es hat in solchen Fällen meist keinen Sinn, den Kranken von der Harmlosigkeit der Eingriffe überzeugen zu wollen und an seinen festen Willen zu appellieren. Wenn diese Art der Behandlung nicht unbedingt erforderlich ist, quäle man den Kranken nicht weiter damit und setze sie ab.

Die bei manchen Ärzten zur Gewohnheit gewordene Anwendung der Injektionsspritze ist nicht gut zu heißen, genau so wie das Gegenteil davon — die „Scheu“ vor der Spritze, die meist auf einer gewissen Bequemlichkeit beruht. Ich gehe nicht auf die wirtschaftlichen Gründe ein, die in der heutigen Zeit gelegentlich mitbestimmend für solch ein Verhalten sind. Hoffentlich ändern sich die Verhältnisse bald und mit der Normalisierung der wirtschaftlichen Lage verschwinden auch diese Auswüchse der ärztlichen Praxis aus unserem Leben. Daß sie einen schweren Verstoß gegen den Geist der Medizin bedeuten, versteht sich von selbst.

Die Anwendung der Spritze ist in der Regel nur dann angezeigt, wenn mit der Darreichung einer Arznei durch den Magen oder Mastdarm nicht die gewünschte oder eine zu langsam eintretende Wirkung erzielt wird, oder wenn bei dieser Darreichungsform Nebenerscheinungen auftreten (weiteres hierüber s. bei Injektionen). Ergibt sich nach reiflicher Prüfung der Krankheitslage und unter Berücksichtigung des oben Gesagten, daß ein Eingriff erforderlich ist, dann wird man die Einwilligung des Kranken dazu einholen und möglichst bald darauf den Eingriff ausführen, da die *Wartezeit für den Kranken* oft unangenehmer ist als der Eingriff selbst. Es ist ratsam, den Kranken in Kürze über den Vorgang zu unterrichten, ihn zu beruhigen und ihm das Gelingen des Eingriffes in Aussicht zu stellen. Auf diese Weise beugt man der Entstehung von Angst und Zweifel, die oft infolge falscher und übertriebener Darstellungen durch Kranke und Gesunde seiner Umgebung groteske Formen annehmen können, vor. Ich halte es aber für falsch, die Sache zu rosig zu färben und namentlich völlige Schmerzlosigkeit des Eingriffes zu versprechen. Meist glaubt der Kranke diesen Angaben nicht und nimmt sie nur als „Beruhigungspillen" hin, und wenn er ihnen ausnahmsweise Glauben schenkt und dann enttäuscht wird, verliert er das Vertrauen, wenn auch nicht zum Arzt selbst, so doch zu seinen Worten. Dieses trübt aber das Verhältnis zwischen dem Arzt und dem Kranken.

Man vermeide in der Zwischenzeit alles, was den Kranken an den Eingriff erinnert und unnötig aufregt. So dürfen z. B. die für den Eingriff notwendigen Vorbereitungen nicht in *Gegenwart des Kranken* vorgenommen werden. Das notwendige Instrumentarium muß unmittelbar vor dem Eingriff in das Krankenzimmer gebracht und so aufgebaut werden, daß der Kranke es nicht sehen kann. Instrumente und Apparate müssen auf ihre Funktion hin vor dem Eingriff geprüft werden. Nichts ist so deprimierend wie das Versagen eines Eingriffes infolge seiner schlechten Vorbereitung. Wenn die räumlichen Verhältnisse und der Zustand des Kranken es erlauben, ist der Eingriff am besten in einem besonders dazu hergerichteten Zimmer mit guter Beleuchtung auszuführen. In der Regel soll jeder größere Eingriff im Liegen ausgeführt werden. Nur ausnahmsweise, wenn aus topographischen Gründen es zweckmäßig erscheint (z. B. bei der Pleurapunktion) und der Zustand des Kranken es zuläßt, ist er auch im Sitzen auf dem Bettrand gestattet. In diesem Fall muß der Kranke von einer Pflegeperson so gestützt werden, daß ihn das Sitzen nicht anstrengt.

Zur **Desinfektion der Haut** an der vorgesehenen Stelle wird bei größeren Eingriffen (Punktion) eine Pinselung mit 5%iger Jodtinktur oder einem seiner bewährten Ersatzmittel (Sepsojod, Jodana, Kodan) vorgenommen. Bei kleineren Eingriffen (Injektionen) genügt die Anwendung von Alkohol, Benzin, Äther oder im Notfall von Kölnisch Wasser bzw. Schnaps. Man kann auch eine für die Händedesinfektion übliche Desinfektionslösung verwenden. Bei stärkerem Haarwuchs an der in Frage kommenden Stelle (besonders häufig bei der Sternalpunktion) muß der Desinfektion das Rasieren vorausgehen.

Eine für den Kranken wichtige Frage ist die der **Schmerzfreiheit** des Eingriffes. Wird bei dem Eingriff eine dünne Nadel angewandt, so ist bei sachgemäßer Ausführung der Schmerz so geringfügig und von so geringer Dauer, daß besondere schmerzlindernde Maßnahmen überflüssig sind. Anders ist es bei Punktionen mit einer dicken Nadel oder gar mit einem Troikart. Die Dicke der Nadel und das langsame Eindringen derselben ins Gewebe erzeugen einen lebhaften Schmerz auch bei wenig empfindlichen Kranken, weswegen eine Schmerzvorbeugung bei dieser Art von Eingriffen angezeigt ist.

Zu diesem Zwecke kann man verschiedene Analgetika, wie Morphin, Pantopon, Eukodal, Dolantin, S.E.E. (Skopolamin-Eukodal-Ephetonin) am besten als Injektion anwenden. Sie werden etwa eine halbe Stunde vor Beginn des Eingriffes verabfolgt, um zu dieser Zeit die volle Wirkung entfalten zu können. Perorale Verabreichung empfiehlt sich nicht, da erstens die Wirkung unzuverlässig ist und zweitens Übelkeit und Erbrechen, besonders leicht bei aufgeregten Kranken, auftreten können. Übrigens reagieren auch bei parenteraler Anwendung von Morphium manche Menschen mit Übelkeit und Erbrechen, so daß es ratsam ist, bei

Kranken, die ihre Reaktion auf Morphium nicht kennen, ein anderes Mittel anzuwenden.

Neben diesen Mitteln kommt aber auch der *suggestiven Beeinflussung des Kranken*, die man allerdings nicht nur mit Worten sondern auch mit der ruhigen und zuversichtlichen Haltung ausüben soll, eine nicht geringe Bedeutung zu.

Will man mit absoluter Sicherheit den Einstichschmerz ausschalten, so wende man die **Lokalanästhesie** an. Durch die örtliche Betäubung, die die Einstichstelle unempfindlich macht, wird die beim Einstich unwillkürlich erfolgende Abwehrbewegung ausgeschaltet, was besonders bei der Pleura- und Lumbalpunktion wichtig ist, denn schon geringe Verschiebungen der Punktionsnadel können am Mißlingen des Eingriffes oder an vermehrten Schmerzen schuld sein.

Die Lokalanästhesie kann auf zweierlei Weise erzeugt werden: 1. durch örtliche **Kälteeinwirkung** und 2. durch Injektion **empfindungslähmender** Mittel.

Zur Erzeugung der **Kälteanästhesie** verwendet man am besten Chloräthylspray. Das Chloräthyl befindet sich in länglichen, dünnwandigen Flaschen, die mit einem kleinen Hebelverschluß versehen sind. Durch Druck auf den Hebel wird der Verschluß geöffnet und das Chloräthyl wird in einem dünnen Strahl durch den Druck der sich im oberen Teil der Flasche bildenden Chloräthyldämpfe herausgetrieben. Da das Chloräthyl eine niedrige Siedetemperatur hat, wird schon durch die Wärme der die Flasche haltenden Hand die Entwicklung von Chloräthyldämpfen und somit auch das Funktionieren der Flasche gewährleistet. Den aus der Flasche austretenden Strahl richtet man aus einer Entfernung von etwa 30 cm auf die für die Anästhesie bestimmte Hautstelle. Die nach ½—1 Minute eintretende Weißfärbung dieser Hautstelle zeigt den Augenblick der Gefrierung, begleitet von Unempfindlichkeit, an. Da die Anästhesie nur sehr kurze Zeit anhält, muß der Eingriff sofort nach dem Absetzen des Sprays erfolgen.

Der Nachteil dieses Verfahren besteht darin, daß die gefrorene Hautstelle hart ist und infolgedessen einen größeren Widerstand der Punktionsnadel leistet als normale Haut. Außerdem ist die Palpation sehr erschwert, so daß die Punktion ohne nochmalige Lagekontrolle erfolgen muß.

Diese Nachteile haften der Injektion von empfindungslähmenden Mitteln nicht an, auch ist ihre Wirkung eine anhaltendere und gestattet ohne Überstürzung den Eingriff durchzuführen. Als Injektionsmittel wendet man gewöhnlich eine 2%ige Novocainlösung, die in Ampullen zu 1,0 und 2,0 ccm im Handel sind, an. Zur Erzeugung einer örtlichen Anästhesie wird an der erforderlichen Stelle eine intrakutane Injektion (s. das Kapitel über Injektionen) gemacht und von hier aus auch das tiefer liegende Gebiet infiltriert, wodurch Schmerzempfindungen von tiefer liegenden Nervenästen, die durch die Punktionsnadel getroffen werden könnten, ausgeschaltet werden.

Ob man eine örtliche Anästhesie bei einem Eingriff anwendet oder nicht, hängt einerseits von der Art desselben und zweitens von dem Zustand und der Konstitution des Kranken ab.

Bei einer Punktion eines Pleuraempyems, sowie bei einer Bauchpunktion, wo dicke Nadeln verwendet werden, halte ich eine Lokalanästhesie und zwar mit Novocain für angezeigt. Dagegen ist sie bei der Punktion eines serösen Ergusses, sowie bei einer Lumbalpunktion meines Erachtens nur bei ängstlichen und sehr nervösen Kranken angezeigt, oder wenn die anatomischen Verhältnisse Schwierigkeiten bei der Punktion vermuten lassen (enge Interkostalräume, hochgradige Lordose bzw. deformierende Prozesse der Wirbelsäule). Sonst sind bei guter Technik die Schmerzen so geringfügig, daß man sie dem Kranken ohne weiteres zumuten kann, um so mehr, da die Dauer des Eingriffes durch das Fortbleiben der Lokalanästhesie abgekürzt wird.

Nach dem Eingriff, namentlich wenn er ambulant ausgeführt wird, empfiehlt es sich, den Kranken etwas ausruhen zu lassen, denn gelegentlich tritt auch nach harmlosen Eingriffen, die gut überstanden wurden, eine Spätreaktion in Form von mehr oder weniger schweren Kreislaufstörungen auf. Man kann sich leicht vorstellen, welche Wirkung solch ein Zwischenfall auf den Kranken und seine Umgebung ausübt, wenn er bereits nach dem Verlassen des Behandlungsraumes erfolgt. Abgesehen von dieser psychologischen Seite des Vorfalles, ist auch daran zu denken, daß eine Kreislaufstörung, welcher Natur sie auch sein mag, in Gegenwart des Arztes, der sofort eingreifen kann, ganz anders verläuft, als wenn der Kranke sich selbst und der Laienhilfe überlassen ist. Schon die Anwesenheit des Arztes ist ein so wirksamer Faktor, daß der Anfall gar nicht zur vollen Auswirkung zu kommen braucht. Einige beruhigende Worte, verbunden mit dem Prüfen des Pulses genügen oft schon, um das psychische Gleichgewicht wiederherzustellen und die Kreislaufstörung zu beseitigen. Wenn dieses allein nicht genügt, dann reichen meist einige Tropfen Cardiazol oder Sympatol, und nur in Ausnahmefällen wird eine Injektion eines dieser Mittel erforderlich sein. Die Anwesenheit des Arztes bei solcher Nachreaktion hat noch den Wert, daß der Arzt sich aus eigner Anschauung ein Bild über die Natur dieser Störung machen kann, um daraus die erforderlichen Schlüsse zu ziehen.

Es versteht sich von selbst, daß Krankenhauspatienten nach einem Eingriff im Bett bleiben oder ruhen müssen, abgesehen von kleinen Eingriffen wie z. B. subkutanen Injektionen, die bereits früher schon verabfolgt und gut vertragen wurden.

Aufgabe des Arztes

Aufgabe des Arztes ist es, sich kurz vor dem Eingriff von der ordnungsgemäßen Vorbereitung desselben, namentlich von dem guten Zustand des Instrumentariums und guter Funktion der Apparate zu überzeugen. Äußerst wichtig ist es, daß auch die nur zusätzlich oder im Notfall zu verwendenden Instrumente und Medikamente *gebrauchsfähig* bereitgestellt sind. Auch für einen ausreichenden Vorrat von Instrumenten und Gefäßen (auch sterilen) ist Sorge zu tragen. Es wirkt sehr störend, wenn während des Eingriffes erst das notwendige Gerät herbeigeschafft werden muß. Kurz gesagt, der Arzt muß genau überprüfen, ob alle Maßnahmen für einen glatten Verlauf des Eingriffes getroffen sind.

Was seine eignen Vorbereitungen betrifft, so beschränken sie sich auf eine gründliche **Desinfektion der Hände.** Zu diesem Zwecke findet ein gründliches Waschen der Hände mit Wasser und Seife (5 Minuten) statt. Man verwendet hierzu zweckmäßigerweise eine Handbürste, die durch Auskochen oder längeres Einlegen in eine Desinfektionslösung (Sublimat, Sagrotan, Kresan) sterilisiert ist. Besonders müssen auch die Nägel, die ganz kurz zu schneiden sind, gereinigt werden. Eine anschließende früher allgemein übliche Desinfektion mit 70% Alkohol wird unter den heutigen Verhältnissen nicht durchzuführen sein. Sie ist auch entbehrlich, denn statt dessen können verschiedene Desinfektionslösungen (1—2% Sagrotanlösung, 3% Kresanlösung, 1% Zephirollösung u. a. m.) verwendet werden. Bei *kleinen Eingriffen,* wie z. B. bei Injektionen genügt schon gründliches Händewaschen mit Seife und Wasser. Man gewöhne es sich an, die vorgesehene Einstichstelle wenn möglich gar nicht zu berühren, sollte es zur Orientierung doch notwendig sein (intravenöse Injektion, Lumbalpunktion), so läßt man nach der Palpation nochmals diese Hautstelle gründlich desinfizieren und sticht unmittelbar danach ein. Die *Benutzung von Gummihandschuhen* ist nur bei der Punktion eitriger Ergüsse zum Schutze der Hände des Arztes angezeigt. Bei allen anderen Eingriffen sind sie nicht zu empfehlen, da sie die Feinheit der Palpation beeinflussen.

Instrumentarium

Die Geräte müssen mit größter Sorgfalt behandelt werden, und zwar heute mehr denn je, da ihr Ersatz und Reparatur meist mit großen Schwierigkeiten verbunden sind. Bei sachgemäßer Behandlung bleibt das Gerät lange gebrauchsfähig, wobei an diesen Begriff ein strenger Maßstab anzulegen ist. Gebrauchsfähig ist z. B. eine Punktionsnadel noch nicht, wenn sie bei oberflächlicher Betrachtung keine Schäden aufweist, sie muß eine tadellos scharfe Spitze haben, die wiederum die notwendige Länge und eine für den beabsichtigten Eingriff entsprechenden Durchmesser besitzen muß. Wenn man unter den heutigen Verhältnissen bei der bestehenden Materialknappheit auch weniger hohe Ansprüche als zu normalen Zeiten stellen kann, so darf man nie vergessen, daß *alle Unzulänglichkeiten des Instrumentariums* in erster Linie der Kranke zu spüren bekommt. Es kommt nicht nur darauf an, daß der Eingriff gelingt, es ist im Interesse des Kranken besonders wichtig, wie er gelingt. Aus diesem Grunde ist es eine unerläßliche Bedingung, daß das Gerät einwandfrei sterilisiert ist, und daß damit keine Keime in das Innere des Körpers eingeschleppt werden. Besonders wichtig ist es bei größeren Eingriffen (Punktionen der Leibeshöhle und des Spinalkanals, Blasenkatheterismus), aber auch bei kleineren Eingriffen darf dieser Gesichtspunkt nicht außer Acht gelassen werden.

Es ist eine alte Lebenserfahrung, daß man unter dem Einfluß der Gewohnheit leicht abstumpft und nachlässiger wird. So läuft man Gefahr, bei den täglich zahlreichen subkutanen und intramuskulären Injektionen einmal im Drange der Geschäfte die notwendige Sorgfalt nicht mehr walten zu lassen, vielleicht unbewußt, vielleicht mit der Selbstrechtfertigung, daß „es so oft schon gut gegangen ist, warum sollte es diesmal schief gehen". Aber eines Tages quittiert doch eine Infektion meist in Form eines mehr oder weniger gutartigen Abszesses diese Sorglosigkeit; darum mache man sich zur Regel, nur einwandfrei sterilisierte Instrumente anzuwenden.

Die sichere Entkeimung ist bei Metall- und Glasinstrumenten am besten durch Auskochen in Wasser zu erzielen[1]). Da bei Verwendung von Leitungswasser sich im Laufe der Zeit ein Niederschlag auf den Instrumenten ausbildet, was bei den Spritzen die Beweglichkeit des Kolbens beeinträchtigt, empfiehlt es sich besonders beim Auskochen von Spritzen destilliertes Wasser anzuwenden. Man kann auch Natrium carbonicum (Soda) in einer Menge von etwa 1% zusetzen, darf dabei aber nicht übersehen, daß Soda auch in starker Verdünnung einige Medikamente zersetzt.

---

[1]) Nach den neuesten Erkenntnissen ist eine Entkeimung von Spritzen nur durch Hitzeeinwirkung bei Temperaturen über 100° einwandfrei. Bei Sterilisation mit Heißluft von 160° beträgt die Dauer 60 Minuten, bei Anwendung von gespanntem Dampf von 134° 5 Minuten, und von gespanntem Dampf von 120° 10 Minuten. Fehlen die dazu erforderlichen Einrichtungen (Autoklav, Heißluftsterilisator), dann müssen die Spritzen in einer 0,1%igen Formaldehydlösung (= 0,35% Formalin) unter Zusatz von 2% Soda 20 Minuten lang ausgekocht werden. Danach werden sie unter sterilen Kautelen trocken aufbewahrt. Spritzen, die zur Verabreichung alkaliempfindlicher Medikamente (Penicillin, Adrenalin, Alkaloide u.a.m.) verwendet werden, müssen nach dem Auskochen mit sterilem destillierten Wasser durchgespült werden.

Besonders *empfindlich ist das Penicillin,* das im alkalischen Milieu einen beträchtlichen Teil seiner Wirkung verliert und bei dem in Sodawasser ausgekochte Spritzen auf keinen Fall angewandt werden dürfen.

Das Auskochen der Geräte soll mindestens 10 Minuten betragen und ist am besten unmittelbar vor dem Eingriff, wenn es sich um einen größeren handelt, vorzunehmen. Für den täglichen Gebrauch von Spritzen empfiehlt es sich, diese sterilisiert in einem Behälter mit festem Verschluß aufzubewahren. Dazu eignen sich die verschiedensten Glasschalen mit Glas oder Metalldeckel (s. Abb. 1), auch große Petrischalen sind zu verwenden, die mit sterilem Mull ausgelegt sind. Unter diese Mullschicht können zur zusätzlichen Desinfektion einige Formalintabletten hingelegt werden. Dieses Verfahren gewährleistet die Keimfreiheit in größeren Behältern, die oft geöffnet und in denen auch Spritzen, die nur relativ selten gebraucht werden, aufbewahrt werden. Einen besonders praktischen Spritzenbehälter stellt der auf Abb. 2a u. b abgebildete dar.

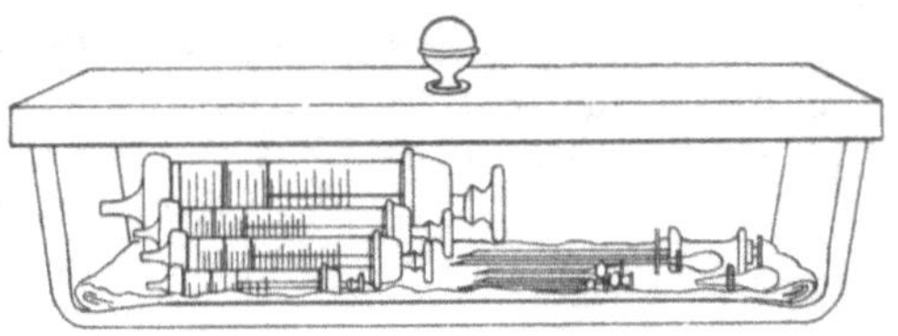

Abb. 1. Spritzenbehälter

Die Verwendung von Alkohol zum Sterilisieren von Instrumenten und speziell Spritzen ist nicht statthaft, da im Alkohol, wie experimentelle Untersuchungen und praktische Erfahrungen gezeigt haben, Keime, auch pathogene, sich lange Zeit lebensfähig erhalten können. Dagegen ist die Verwendung von kleinen Behältern mit Alkohol für bereits sterilisierte Spritzen und Kanülen, die sich besonders zum Mitnehmen eignen, erlaubt. Sie haben den Vorzug, den zur Hautdesinfektion notwendigen Alkohol gleich mitzuführen.

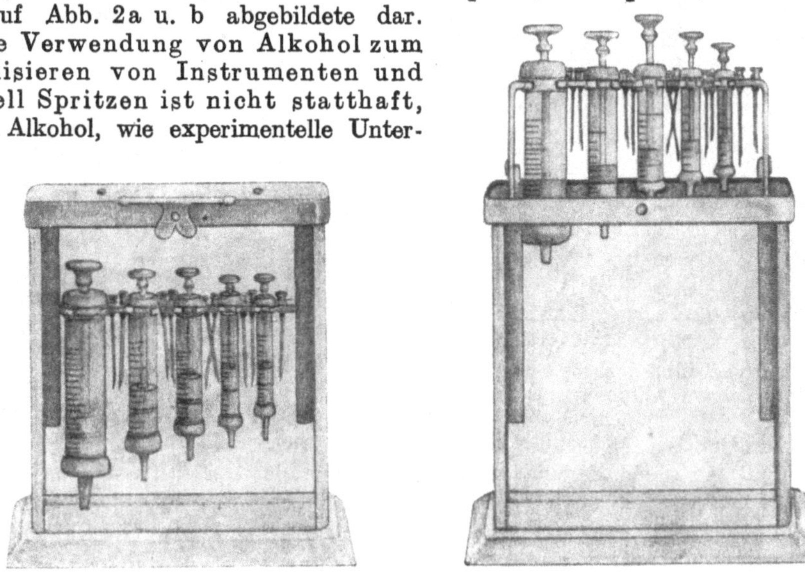

a *b*

Abb. 2. Spritzenbehälter

Die einzuspritzenden Lösungen müssen selbstverständlich steril sein. Die gebräuchlichsten Medikamente sind in Ampullen oder Amphiolen mit einem für eine Injektion entsprechenden Inhalt zu haben. Nach Öffnen der Ampullen sollen die in ihnen enthaltenen Lösungen auch möglichst gleich verwendet werden, da sonst die Gefahr besteht, daß die Lösungen sowohl in den geöffneten Ampullen als auch aufgezogen in den Spritzen bei längerem Stehen sich zersetzen oder unsteril werden können. Diese letzte aus Bequemlichkeitsgründen geübte Methode ist unzulässig. Enthält eine Ampulle eine größere als für eine Injektion benötigte Menge und ist die darin enthaltene Arznei wertvoll, dann kann die Ampulle nach steriler Entnahme der nötigen Menge mit einem kleinen sterilen Tupfer und Heftpflaster verschlossen werden und an einem sicheren und kühlen Ort (um die Verschüttung und Verdunstung zu vermeiden) aufbewahrt werden.

Medikamente, die in verschiedenen Dosen je nach Schwere der Krankheit gespritzt werden müssen, wie z. B. das Insulin, können in Fläschchen mit einer Gummikappe als Verschluß abgefüllt sein. Zur Entnahme der nötigen Menge aus solch einem Fläschchen wird die Gummikappe nach vorheriger Reinigung mit einer desinfizierenden Lösung oder mit Alkohol (nicht mit Benzin) mit der auf die Spritze montierten Kanüle durchstochen. Um die Flüssigkeit aus dem Fläschchen entnehmen zu können, muß eine entsprechende Menge von Luft aus der Spritze in das Fläschchen hereingebracht werden, denn ohne diese Vorkehrung würde der beim Ansaugen auftretende Unterdruck die Entnahme erschweren (s. Abb. 3).

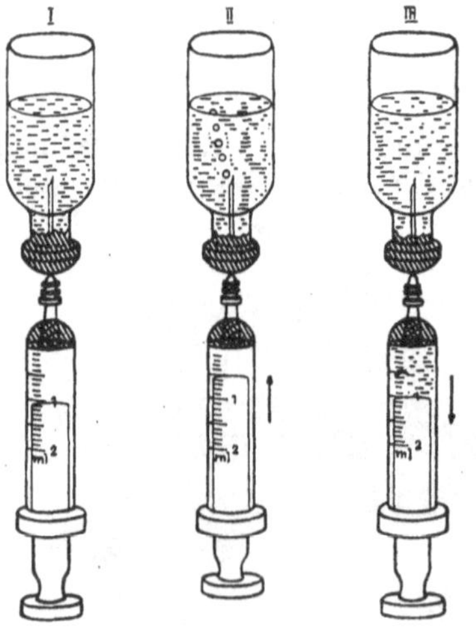

Abb. 3. Arzneientnahme aus einem Fläschchen mit Gummikappe

Steht eine Injektionslösung in Ampullen nicht zur Verfügung, dann muß eine solche hergestellt werden. Bei Bestellung derselben in einer Apotheke ist auf dem Rezept „steril" oder „zur Injektion" zu vermerken.

Stellt man sich die Lösung selbst her und ist die Substanz hitzebeständig, dann wird sie erst in destilliertem Wasser oder physiologischer Kochsalzlösung gelöst, dann durch Kochen sterilisiert und zum Schluß auf die ursprüngliche Flüssigkeitsmenge mit dem entsprechenden sterilen Lösungsmittel wieder aufgefüllt. Zersetzt sich die Substanz durch Kochen, dann muß sie steril der Packung entnommen und in steriler Flüssigkeit gelöst werden.

Bei *mehrmaliger Entnahme* der Injektionslösung aus derselben Flasche ist peinlichste Einhaltung der Sterilitätsregel unerläßlich. Zum Aufziehen der Lösung darf nur eine einwandfrei sterile Kanüle benutzt werden, der Flaschenverschluß, am geeignetsten ist ein eingeschliffener Glasstopfen, darf nur am oberen Ende angefaßt und auf dieses hingelegt werden. Der in der Spritze vorhandene Flüssigkeitsüberschuß darf nicht wieder in die Flasche zurückgespritzt werden. Beim Verschluß der Flasche erhöht ein kurzes Durchziehen des Stopfens durch eine Flamme die Sterilitätssicherheit.

Nach langem Stehen der Lösung empfiehlt sich ein erneutes Sterilisieren vor dem Gebrauch, falls die Herstellung einer frischen Lösung aus irgendeinem Grunde nicht angebracht erscheint.

Die Injektion und Infusion

Die Einverleibung einer geringeren Flüssigkeitsmenge durch eine Hohlnadel in ein bestimmtes Körpergewebe oder eine Körperhöhle nennt man **Injektion.** Bei Einverleibung größerer Flüssigkeitsmengen spricht man von **Infusion.** Eine genaue Abgrenzung dieser Begriffe voneinander ist nicht möglich. Man kann im allgemeinen die Grenze bei 40—50 ccm ziehen, wobei man sich aber klar sein muß, daß diese Grenzziehung weniger einem theoretischen als einem praktischen Bedürfnis entspringt. Solange man nämlich die Flüssigkeit mit einer *Spritze* zuführt, und das ist höchstens bei 50 ccm üblich, bezeichnet man das Verfahren als Injektion. Wenn man dagegen bei größerer Flüssigkeitsmenge ein *besonderes Gerät* und zwar einen Glaszylinder mit Ausfluß am unteren Ende oder einen Trichter benutzt, aus dem der Inhalt in den Körper fließt, dann spricht man von Infusion, was deutsch Einfluß bzw. Einfließen heißt.

In Ermangelung eines Infusionsgerätes kann man selbstverständlich eine Infusion auch mit Hilfe von zwei großen Spritzen, die abwechselnd gefüllt und durch die an der Injektionsstelle fixierte Kanüle entleert werden, ausführen. Ob man es dann als Infusion oder Injektion bezeichnet, bleibt dem Ermessen des einzelnen, entsprechend seiner Denkart, überlassen. Ich persönlich würde die Bezeichnung Infusion vorziehen, da sie deutlicher den Zweck des Eingriffes wiedergibt.

Wenn zwischen der Injektion und der Infusion insofern eine Ähnlichkeit besteht, als mit Hilfe beider Verfahren dem Körper Flüssigkeit zugeführt wird, so besteht insofern ein Unterschied, als mit der relativ geringen Injektionsmenge in erster Linie Arzneien zugeführt werden sollen, dagegen bei der Infusion es vorwiegend auf einen Flüssigkeitsersatz ankommt.

Die Injektion ist dann angezeigt, wenn die Arzneimittel schnell zur Resorption gelangen sollen, dabei erreicht man es am schnellsten auf dem intravenösen und am langsamsten auf dem subkutanen Weg. Bei der Injektion gelangen die Arzneimittel auch unverändert und in der ganzen zugeführten Menge zur Wirkung im Gegensatz zu peroraler Darreichung, bei der ein unbestimmter Teil nicht resorbiert und von dem resorbierten ein weiterer Teil durch die Leber verändert wird. Dieser Tatsache ist bei der Dosierung Rechnung zu tragen. Auch bei schlechter Verträglichkeit eines Mittels bei seiner peroralen Anwendung ist die Injektion angezeigt.

Und schließlich kann die Injektion bei psychisch labilen Personen als suggestives Mittel zur Unterstützung der übrigen Therapie angewandt werden, da bei den meisten Laien mit der Anwendung einer Spritze sich die Vorstellung einer aktiven Therapie verbindet. Der Schmerz des Einstiches hat bei solchen Kranken nicht selten eine günstige suggestiv-therapeutische Wirkung.

Die Injektionsspritze

Es gibt zwei Arten von Spritzen, die heute Anwendung finden und die sich voneinander hauptsächlich durch die Beschaffenheit des Kolbens, der einmal aus Metall, das andere Mal aus Glas ist, unterscheiden. Die ersten, die sog. Rekordspritzen (s. Abb. 4), haben vor dem Krieg die zweiten, die LÜERschen Spritzen (s. Abb. 5), ziemlich verdrängt, da sie stabiler und durch den Kolbenring besser abgedichtet sind. Während des Krieges und in der Nachkriegszeit sind infolge der Metallknappheit wieder die LÜERschen Spritzen mehr in Erscheinung getreten und haben sich als durchaus brauchbar erwiesen. Ihre Anwendung wird noch mehr zunehmen, wenn das Penicillin in größeren Mengen Verwendung finden wird. Da das Penicillin sich beim Kontakt mit Metallen zersetzt und an Wirksamkeit verliert, dürfen bei ihm nur Vollglasspritzen angewandt werden.

Bei häufigem Gebrauch der Spritzen ist es ratsam, sie von Zeit zu Zeit auf ihre Dichtung oder einfacher gesagt auf ihr Saug- bzw. Ziehvermögen, zu prüfen. Dazu verschließt man mit dem Finger die Spritzenöffnung und zieht den Kolben an. Schließt der Kolben den Glaszylinder gut ab, so entsteht in der Spritze ein Vakuum, das die Fortbewegung des Kolbens hindert und beim Nachlassen des Zuges in die Ausgangsstellung wieder bringt. Diese Rückwärtsbewegung erfolgt beim plötzlichen Nachlassen des Zuges so schnell und der Aufschlag des Kolbens ist so stark, daß es zum Platzen der Spritze kommen kann. Aus diesem Grunde und wegen geringerer Gefahr der Verschleppung von Keimen von dem Finger in die Spritze empfiehlt es sich, die Prüfung auf die Weise durchzuführen, daß man den Kolben erst bis zu einem bestimmten Markierungsstrich zurückzieht und dann ihn wieder vorzuschieben versucht, nachdem die Spritzenöffnung durch einen Finger verschlossen wurde. Bei guter Zylinderdichtung tritt sehr bald ein Widerstand auf und beim Nachlassen des Druckes auf den Kolben kehrt dieser in seine Ausgangsstellung zurück.

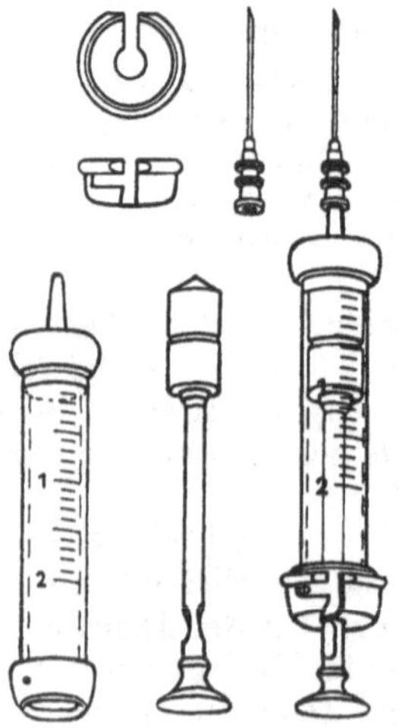

Abb. 4. Rekordspritze

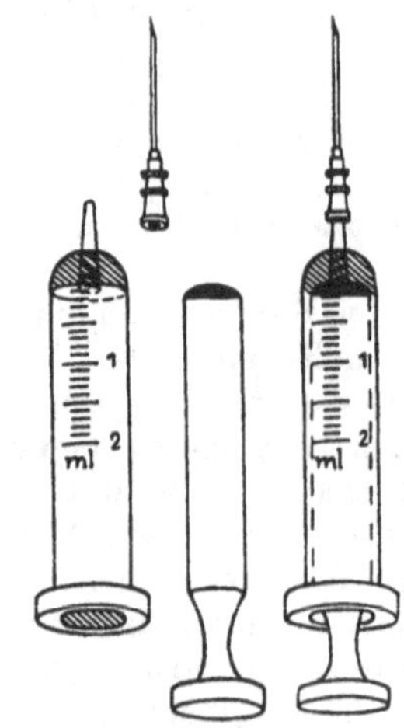

Abb. 5. LÜERsche Spritze

Die im Handel vorrätigen Spritzen haben die Größe oder richtiger das Fassungsvermögen von 1,0, 2,0, 5,0, 10,0, 20,0 und 50,0 ccm. Die gebräuchlichsten sind die von 2,0 und 10,0 ccm, mit denen so gut wie alle Injektionen durchgeführt werden können.

Es ist üblich, bestimmte Arzneilösungen, die zur gleichen Zeit gespritzt werden sollen, in einer Spritze zu verabfolgen (Mischspritze). Meistens handelt es sich dabei um eine Kombination von Strophantin, einem Diuretikum und einer Traubenzuckerlösung, deren Gesamtflüssigkeitsmenge bei Anwendung der üblichen Ampullen das Fassungsvermögen einer 10,0 ccm Spritze übersteigen würde. Hieraus ergibt sich nicht die Folgerung, unbedingt eine 20,0 ccm Spritze zu benutzen, sondern man verzichtet auf 1—2 ccm der Traubenzuckerlösung, der meist nur eine untergeordnete therapeutische Bedeutung zukommt und bleibt bei der 10,0 ccm Spritze. Nur wenn eine strenge Indikation für die Anwendung der gesamten Flüssigkeitsmenge besteht, wird man die 20,0 ccm Spritze benützen müssen. Meine indirekte Ablehnung der 20,0 ccm Spritze beruht auf der Erfahrung, daß namentlich Anfänger mit der selten gebrauchten, unhandlichen Spritze oft schlecht fertig werden und den Kranken dadurch unnötig belästigen.

Zum Sterilisieren muß jede Spritze auseinandergenommen werden, da sonst durch die beim Kochen auftretende Ausdehnung des Kolbens, namentlich des Metallkolbens, die Spritze platzen würde. Darum paßt auch der nach dem Kochen noch heiße Kolben nicht in die Spritze hinein und klemmt beim Versuch ihn vorzuschieben. Bei gewaltsamen Vorgehen kann die Spritze bersten. Aus diesem Grunde muß so lange gewartet werden, bis der Kolben durch Abkühlen seinen normalen Durchmesser wieder angenommen hat. Wenn die Spritze nicht gleich gebraucht wird, dann wird sie nach dem Auskochen an der Luft getrocknet und am besten in zusammengesetztem Zustand in einen Behälter (s. den Abschnitt Instrumentarium) gebracht. Nach dem Gebrauch einer Spritze ist es zweckmäßig, sie mit Wasser durchzuspritzen oder sie mindestens auseinander zu nehmen. Damit verhindert man das bei Anwesenheit von Blut-, Serum- und anderen Eiweißresten auftretende Kleben des Kolbens an der Spritzenwand, das die Auseinandernahme der Spritze gelegentlich unmöglich macht. Durch Einlegen der Spritze in kaltes Wasser oder noch besser in Eis läßt sich dieser Schaden beheben.

Die Entnahme der zur Injektion bestimmten Lösung aus einer Ampulle oder Flasche wird mit der zur Injektion montierten Kanüle ausgeführt. Nur, wenn es sich um eine sehr dickflüssige Lösung oder eine relativ große Flüssigkeitsmenge handelt, empfiehlt es sich, zum Aufziehen eine dickere Kanüle zu verwenden und sie zur Injektion durch eine dünne zu ersetzen. Vor der Injektion überzeugt man sich, daß in der Spritze keine Luft enthalten ist. Bei Vorhandensein von Luft wird die Spritze mit der Kanüle nach oben gerichtet und der Kolben so lange nach oben bewegt, bis die Luft entwichen ist und aus der Kanüle ein Tropfen der Flüssigkeit hervortritt. Sollten Luftbläschen an der Zylinderwand haften, so werden sie durch Beklopfen der Spritze mit einem Finger von der Wand gelöst und aus der Spritze entfernt. Besitzt die zur intravenösen Injektion bestimmte Flüssigkeit stark reizende Gewebswirkung, dann muß sie von der Kanüle vor der Injektion mit einem sterilen Tupfer entfernt werden.

Die Kanüle (Hohlnadel)

Die Kanüle muß aus nichtrostendem Stahl sein, da sie sonst nach dem Auskochen, besonders bei längerem Liegen, rostet und leicht abbrechen kann. Der Stahl muß elastisch und hart sein, da sonst die Kanüle beim Einstechen in die Haut, besonders wenn diese derb und wenig nachgiebig ist, abbrechen oder sich verbiegen und aus der Richtung kommen kann. Die Kanüle muß fest auf dem Spritzenkonus sitzen, damit keine Flüssigkeit beim Spritzen an dieser Stelle ausfließen kann. Leider entsprechen die jetzigen Kanülen nicht immer diesen Forderungen.

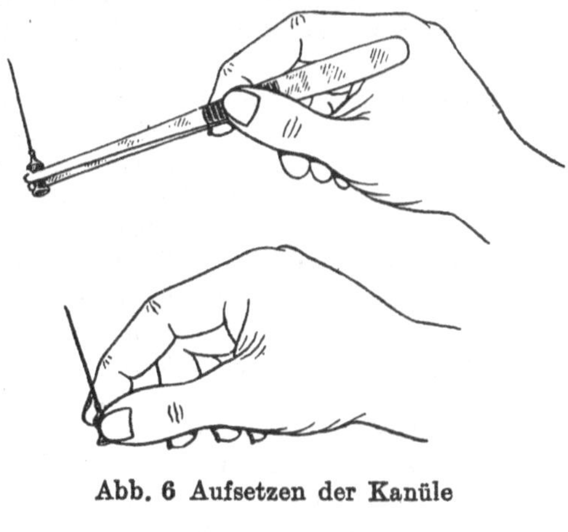

Abb. 6 Aufsetzen der Kanüle

Es gibt Kanülen mit lang und kurz geschliffenen Spitzen, von denen die ersten sich nur für die subkutanen, die zweiten für die intravenösen Injektionen eignen. Je nach der Art der Infektion und der dazu verwendeten Flüssigkeit richtet sich auch die Länge und Dicke der Kanüle. Mit Rücksicht auf den Kranken wähle man eine möglichst dünne Kanüle, lasse dabei aber nicht außer acht, daß für größere Mengen und namentlich für dickflüssige Lösungen, die Kanülen nicht zu dünn sein dürfen. Man kann auch ölige, schwerfließende Lösungen durch eine dicke Kanüle in die Spritze aufziehen und dann durch eine dünne Kanüle dem Patienten einspritzen. Man sichere dann aber durch Fingerdruck sorgfältig den Kanülenansatz an der Spritze, denn sonst kann es vorkommen, daß infolge des hohen Innendrucks die Kanüle sich von der Spritze löst und der Inhalt der Spritze sich explosionsartig entleert, die ganze Umgebung einschließlich der Kleider des Patienten und Arztes in seinen Wirkungskreis einbeziehend.

Das Aufsetzen der Kanüle auf die Spritze sollte in der Regel mit **einer Pinzette** oder **Kornzange**, die in einem Gefäß mit einer Desinfektionslösung bereit steht, erfolgen (s. Abb. 6). Auch die einzelnen Spritzenteile sollten nur mit einer sterilen Pinzette aus dem Spritzenkasten herausgeholt und zusammengesetzt werden. Ausnahmsweise darf die Kanüle auch mit den Fingern angefaßt werden, dann aber nur vorsichtig an dem Ansatzende und nicht an der Nadel selbst (s. Abb. 6). Es ist ratsam, in die Kanüle vor ihrem Auskochen einen der Bohrung entsprechenden dicken Draht einzuziehen und ihn dort bis zum Gebrauch zu lassen. Dadurch wird die Durchgängigkeit der Kanüle gewährleistet. Ist in der Kanüle kein Draht enthalten, dann prüfe man, *ob die Kanüle durchgängig ist,* denn es ist peinlich, wenn man mit einer verstopften Kanüle versucht, z. B. eine Blutentnahme zu machen und nicht sofort die Ursache ihres Mißlingens findet. Der Arzt ist zwar der Blamierte, aber der Leidtragende bleibt trotzdem der Patient.

Die subkutane Injektion

Diese Art der Injektion stellt wohl die am meisten verbreitete und technisch einfachste dar. Bei Zufuhr kleiner Flüssigkeitsmengen kann man bei einmaliger Injektion jede beliebige Hautstelle dafür wählen. Am geeignetsten sind wegen des lockeren Unterhautgewebes und des Fehlens größerer Nerven- und Gefäßäste die Außenseite des Oberschenkels und die Außenseite der oberen Hälfte des Vorderarmes. Die Innenseite des Oberschenkels darf wegen der Nähe der großen Gefäße und Nerven nicht dazu genommen werden. Ähnlich sind die Verhältnisse am Oberarm, an dessen Innenseite nahe der Oberfläche Nerven und Gefäße verlaufen und an dessen Außenseite der Nervus radialis liegt. Bei sehr schmerzhaften oder evtl. mit starken örtlichen Reaktionen verlaufenden Einspritzungen muß auf die Gebrauchsfähigkeit des betreffenden Körperteils Rücksicht genommen werden. In diesem Fall würde am geeignetsten die Brust oder der Rücken sein, vorausgesetzt, daß der Betreffende keine Atembeschwerden hat und nicht bettlägerig ist. Darum wählt man bei Impfungen meist die Brusthaut, etwa 4 bis 5 Querfinger unterhalb des Schlüsselbeins, sieht aber auch bei dieser Lokalisation im Falle starker Reaktion eine Beeinträchtigung der Armbewegung infolge Schmerzhaftigkeit des Brustmuskels. Hautstellen, an denen Ausschläge, Eiterungen, Wunden und andere pathologische Veränderungen nachweisbar sind, dürfen nicht zur Injektion verwendet werden, da die Gefahr einerseits der Verschlimmerung des örtlichen Prozesses, anderseits der Verschleppung pathogener Keime in die Tiefe besteht. Ödematöse Körperabschnitte eignen sich ebenfalls nicht für die Injektion, da die Resorption der zugeführten Lösung stark verzögert und unvollständig ist.

Sind regelmäßige Injektionen über lange Zeit erforderlich, wie z. B. bei der Insulintherapie, so wird es ratsam sein, nach einer bestimmten Regel diese Einspritzungen vorzunehmen, um den einzelnen Hautstellen Zeit zu geben, sich wieder zu erholen. Man beginnt z. B. an der Außenseite des einen Oberschenkels möglichst hoch oben, gibt die nächste Spritze an der entsprechenden Stelle des anderen Oberschenkels und setzt die Injektionen auf diese Weise fort, jedesmal einige Querfinger tiefer spritzend.

Bei Massenimpfungen z. B. gegen Typhus, Diphtherie, Scharlach u. a. benutzt, man zweckmäßigerweise eine 10,0 ccm Spritze mit gut sichtbarer Markierung und legt eine größere Zahl von sterilen Kanülen bereit. Mit dieser gefüllten Spritze nimmt man die Impfungen vor, indem man einem Impfling nach dem andern die nötige Menge Impfstoff aus derselben Spritze verabfolgt, wobei jedesmal eine neue Kanüle genommen wird. Noch bequemer und schneller geht es, wenn man mit 2 Spritzen arbeitet, und in der Zeit, in der vom Arzt gespritzt, von einem Helfer oder einer Helferin der Kanülenwechsel vorgenommen wird. Reichen die bereitgelegten Kanülen nicht aus, so können während der Impfung die bereits gebrauchten Kanülen nochmals ausgekocht werden.

Die *Injektion selbst wird so ausgeführt*, daß die gebrauchsfertige Spritze mit den Fingern der rechten Hand gefaßt und an die mit der linken Hand abgehobene Hautfalte herangebracht wird (s. Abb. 7). Der Einstich erfolgt ruckartig, wobei die Nadel in Längsrichtung der Hautfalte, parallel zu ihrer Oberfläche unter die Haut eindringen muß. Mit dieser Technik ausgeführte Einstiche sind nur wenig schmerzhaft und treffen mit Sicherheit das für die Injektion vorgesehene subkutane Gewebe. Durch Abnahme der Spritze von der Kanüle oder leichte Aspiration überzeugt man sich, daß die Kanüle nicht in einem Gefäß liegt. Erst nach dieser Sicherheitsmaßnahme schiebe man den Kolben langsam vor und entleere die Spritze. Sollte bei der Aspiration etwas Blut in die Spritze einfließen oder aus der Kanüle nach Abnahme der Spritze heraustropfen, dann ziehe man die Kanüle heraus und wiederhole mit einer neuen Kanüle an einer anderen Stelle den Eingriff.

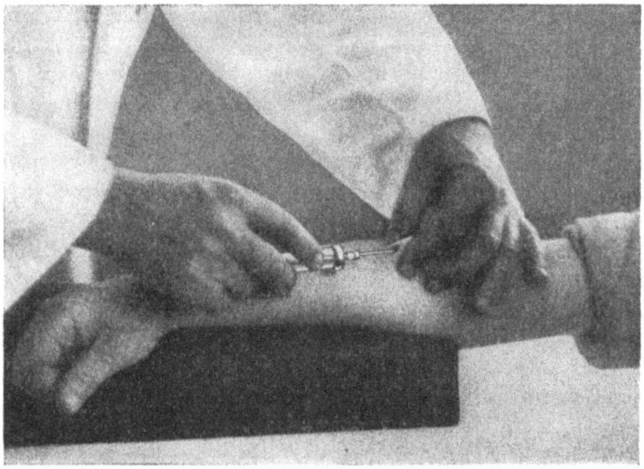

Abb. 7. Subkutane Injektion

Eine ungewollte intravenöse Injektion, z. B. einer öligen Lösung (Kampfer, Supersan), kann sehr unangenehme, gelegentlich beängstigende Zustände beim Kranken auslösen. Eine halbe bis eine Minute nach der Injektion tritt bei dem Patienten plötzlich hochgradige Atemnot, verbunden mit unangenehmen, einengendem Gefühl in der Brust und Hustenreiz auf. Der Zustand dauert meist nur kurze Zeit, ist aber so schwer, daß die Patienten in der folgenden Zeit meist nicht zu bewegen sind, sich erneut eine Spritze geben zu lassen. Bei einer älteren Kranken mit Bronchiektasen und Herzmuskelschaden sah ich eine etwa 8 Tage anhaltende wesentliche Verschlechterung des Lungen- und Herzbefundes nach einer auf diese Weise zustande gekommenen unbeabsichtigten Abwandlung einer subkutanen Injektion in eine intravenöse.

Ist die zu spritzende Flüssigkeitsmenge größer als die zur Verfügung stehende Spritze, dann kann nach der Entleerung des Inhalts die Spritze von der liegenbleibenden Kanüle abgenommen, durch eine zweite, sterile Kanüle wieder gefüllt und nach erneutem Ansetzen an die erste Kanüle zum zweitenmal entleert werden. Dieser Vorgang kann mehrmals wiederholt werden, wobei allerdings an die Möglichkeit einer Keimverschleppung gedacht werden muß, wenn nicht mit peinlichster Sauberkeit gearbeitet wird.

Flüssigkeitsmengen, die größer als 10,0 ccm sind, sollen möglichst nicht an eine Stelle injiziert werden, sondern auf einen großen Bereich verteilt werden, indem man eine lange, aber dünne Nadel weit unter die Haut einsticht und beim Spritzen allmählich zurückzieht. Wenn dieses allein nicht ausreicht, so kann die Nadel wieder in einer anderen Richtung langsam vorgeschoben werden. Man versäume aber nicht, wenn es sich um eine für die intravenöse Injektion differente Flüssigkeit handelt (z. B. Heilserum), bei jeder neuen Lage der Kanüle zu prüfen, ob diese nicht in einem Gefäß liegt.

Man überzeuge sich vor Beginn der Injektion, daß die vorgesehene Flüssigkeit für die subkutane Darreichung geeignet ist, denn bei ungeeigneten Mitteln können mit starken Schmerzen einhergehende Entzündungen und sogar Nekrosen des Unterhautgewebes und der darüberliegenden Haut auftreten.

Ausgeschlossen für die subkutane Injektion sind z. B. alle stark sauer oder alkalisch reagierenden und hochprozentigen Lösungen, Glukoside der Digitalisgruppe, namentlich das Strophantin, sowie Quecksilberderivate wie z. B. Salyrgan, Novurit und andere Mittel. Die meisten von diesen Mitteln werden reaktionslos bei intramuskulärer oder intravenöser Injektion vertragen und müssen dementsprechend auch angewandt werden.

Nach Vollendung der Injektion wird die Spritze gleichzeitig mit der Kanüle entfernt und auf die Einstichstelle ein kleiner steriler Tupfer für kurze Zeit aufgedrückt. Man kann zu diesem Zweck den zur Reinigung der Haut vor der Injektion benutzten Tupfer verwenden. Weitere Maßnahmen sind nicht erforderlich.

Bei wäßrigen Lösungen kann man durch Verreiben die Resorption zu beschleunigen versuchen. Bei öligen Lösungen ist dagegen dieses Verfahren nicht angebracht.

Die intrakutane Injektion

Für diese Injektionsart kommen nur kleinste Flüssigkeitsmengen in Frage, sollen größere Mengen intrakutan verabreicht werden, so müssen mehrere Injektionen verabfolgt werden. Man verwendet hierzu sehr dünne und kurzgeschliffene Kanülen, da bei dickeren und langgeschliffenen die Haut zu leicht durchstochen wird und die Injektionsflüssigkeit in das subkutane Gewebe gelangt. Bei richtiger Lage der Kanüle sieht man schon bei den ersten in die Haut übertretenden Tropfen der Flüssigkeit eine Quaddel entstehen, die mit einem deutlichen Blaßwerden der Haut in ihrem Bereich verbunden ist. Bleibt eine Quaddelbildung in beschriebener Weise aus und tritt erst später, nach Injektion einiger $^1/_{10}$ ccm Flüssigkeit eine flache, in der Farbe nicht wesentlich veränderte Vorwölbung der Haut auf, dann ist die Injektion mißlungen und der größte Teil der Lösung in das Unterhautgewebe gelangt.

Im Gegensatz zur subkutanen Injektion muß bei der intrakutanen der Einstich nicht ruckartig, sondern ganz langsam und vorsichtig geschehen. Man geht folgendermaßen vor: Daumen und Zeigefinger der linken Hand werden in einem Abstand von etwa 3 cm auf die zur Injektion bestimmten Stelle aufgesetzt und leicht gespreizt, wodurch die dazwischenliegende Haut fixiert und etwas gespannt wird. Die zwischen den Fingern auf die Haut gesetzte Spritzennadel muß fast *parallel* zu der Hautoberfläche, Millimeter um Millimeter in die Haut eingebohrt werden, bis die Nadelöffnung unter der Haut verschwunden ist. Beim Vorschieben der Nadel muß man bis zuletzt denselben gleichmäßigen Widerstand empfinden. Läßt der

Widerstand nach, dann ist es so gut wie sicher, daß man bereits aus der oberen Hautschicht heraus in das Unterhautgewebe gelangt ist.

Nachdem der Einstich vollendet ist, wird vorsichtig der Spritzenkolben vorwärtsbewegt und die Injektionsstelle dabei genau beobachtet. Tritt eine Quaddel in obenbeschriebener Weise auf, dann ist die Injektion gelungen, fließt etwas Flüssigkeit aus der Einstichöffnung neben der Nadel heraus, dann muß diese noch etwas weiter vorgeschoben werden. Tritt erst verhältnismäßig spät eine unvollständige Quaddel auf, dann ist die Injektion sofort abzubrechen und an einer anderen Stelle zu versuchen.

Die Injektionsmenge bei dieser Darreichungsart beträgt, falls keine besonderen Angaben vorliegen, 0,2—0,3 ccm. Es ist die Menge, die bei richtiger Injektionstechnik eine Quaddel von 8—12 mm entstehen läßt.

Für die intrakutane Injektion eignet sich grundsätzlich jede normale Hautstelle, die weiche und elastische mehr als die harte und wenig nachgiebige. Narbig veränderte, schwielige oder atrophische Haut eignet sich nicht für die Injektion. Soll bei intrakutaner Behandlung auch die Hautreaktion beobachtet werden, dann wählt man am besten dazu die unbehaarten und zarten Hautabschnitte, z. B. die Innenfläche der Vorderarme oder die Außenseite der Oberarme. Sonst richtet sich die Injektionsstelle nach den für eine bestimmte Therapie geltenden Vorschriften z. B. periartikuläre Applikation bei der Behandlung von chronischen Gelenkleiden mit Bienen- oder Schlangengift oder mit Mistelauszügen.

Die bei intrakutanen Injektionen auftretenden Schmerzen hängen von der Stärke der örtlichen Reaktion ab und können sehr hochgradig sein. Darum ist die Therapie mit schwachen Lösungen zu beginnen und mit langsam steigenden Dosen fortzusetzen.

Im Gegensatz zur subkutanen Injektion treten bei der intrakutanen keine Allgemeinreaktionen und Aktivierung entfernt liegender Krankheitsherde auf. Das ist besonders wichtig für Tuberkulin, dessen intrakutane Anwendung keine Reaktivierung alter tuberkulöser Prozesse, auch bei starker örtlicher Reaktion, verursacht. Das Auftreten von Allgemeinerscheinungen bei intrakutaner Injektion ist meist auf mangelhafte Technik zurückzuführen, der zur Folge die Injektionsflüssigkeit subkutan statt intrakutan gegeben wurde.

Die intramuskuläre Injektion

Da der Muskel eine bessere Gefäßversorgung als das Unterhautgewebe hat, tritt die Resorption der in den Muskel eingespritzten Lösungen schneller als bei der subkutanen Injektion ein. Darum wird man diese Injektionsart in den Fällen anwenden, die eine schnelle, aber dafür weniger anhaltende Arzneiwirkung erfordern. Auch wird eine ganze Reihe von Substanzen, die bei subkutaner Anwendung starke örtliche Reizung erzeugen, intramuskulär gut vertragen, wie z. B. verschiedene Mittel der Digitalisgruppe mit Ausnahme des Strophantins, das auch als Myokombin Beschwerden verursacht. Auch Quecksilber und Wismutverbindungen sowie verschiedene Organ- und Hormonpräparate können intramuskulär ohne Schaden zugeführt werden. Selbstverständlich können auch alle für die subkutane Injektion geeigneten Mittel intramuskulär gegeben werden, man wird aber mit Rücksicht auf das für den Kranken angenehmere Verfahren, die subkutane Darreichung, wenn die zu Anfang genannte Indikation nicht besteht, vorziehen.

Für die intramuskuläre Injektion kommen dieselben Spritzen wie für die subkutane in Frage, die Kanülen müssen dagegen länger und stärker sein. Die Dicke der Kanüle richtet sich einerseits nach der Beschaffenheit der Injektionslösung und anderseits nach der Festigkeit der Haut, die ihrem Aussehen und Palpationsbefund nach beurteilt werden kann. Dickflüssige Lösung und feste Haut erfordern die Anwendung dicker Kanülen mit weiter Bohrung. Die Länge der Kanüle muß mit Rücksicht auf das Fettpolster des Kranken so gewählt werden, daß sie mit Sicherheit in das Muskelgewebe eindringt. Man hat also bei der Wahl der Kanüle gewissermaßen ein Kompromiß zwischen der Schmerzlosigkeit und Sicherheit des Eingriffes zu schließen. Die Spitze der Kanüle soll langgeschliffen sein, um ein leichteres Eindringen in das Gewebe zu gewährleisten. Als Injektionsort kommen nur große und dicke Muskeln in Betracht. Darum scheiden die Oberarm- und Unterarmmuskeln unbedingt aus, und an den unteren Extremitäten kommen nur die seitlichen Muskeln des Oberschenkels bei muskelkräftigen Personen in Frage. Für die Injektion geeignetste Muskeln sind die des Gesäßes, und zwar der mittlere und der große Gesäßmuskel. Der erste von ihnen ist dank seiner Gefäß- und Nervenarmut sowie seiner günstigen Lage als der Muskel der Wahl zu bezeichnen. Bei dem großen Gesäßmuskel bietet die Nähe des Nervus ischiadicus ein gewisses Gefahrenmoment.

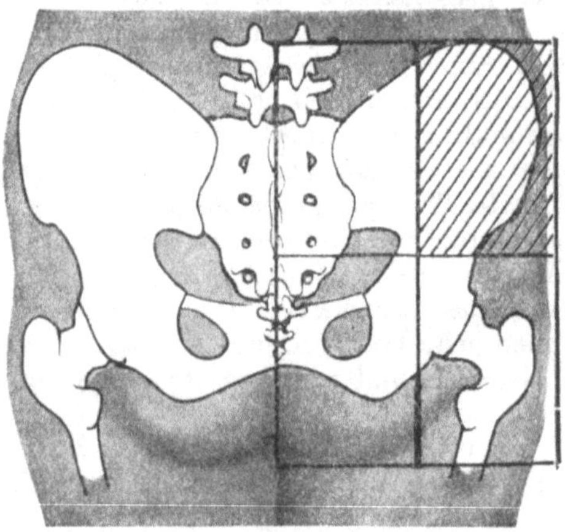

Abb. 8. Schema zur intramuskulären Injektion

Um die Injektionsstelle für den mittleren Gesäßmuskel zu finden, teilt man sich die eine Gesäßhälfte in vier Rechtecke ein (Quadranten). Zu diesem Zweck zieht man zwei waagerechte Linien, die eine in Höhe des Darmbeinkammes, die andere in Höhe der Gesäßfalte und zwei senkrechte Linien, die eine in Fortsetzung der Wirbelsäule und die andere von der Mitte des Darmbeinkammes abwärts. Halbiert man diese Linien und verbindet die beiden Punkte an den Senkrechten sowie die an den Waagerechten miteinander, so bekommt man vier Rechtecke. Das äußere obere Rechteck ist die für intramuskuläre Injektionen prädestinierte Stelle (s. Abb. 8).

Der Eingriff selbst wird folgendermaßen ausgeführt: Die Spritze wird fest zwischen die Finger wie ein Federhalter genommen und am besten aus einer Entfernung von 4—5 cm mit einem Schwung, senkrecht zur Hautoberfläche in das darunter liegende Gewebe eingestochen. Der Einstich aus einer bestimmten Entfernung hat gegenüber dem von der Hautoberfläche ausgeführten den Vorzug der geringeren Schmerzlosigkeit. Die Injektion sollte stets am liegenden Patienten ausgeführt werden, da nur so eine Entspannung der Muskulatur eintritt und die Injektion weniger Beschwerden verursacht.

Die auf die Hautoberfläche mit einer bestimmten Geschwindigkeit, d. h. auch Kraft, treffende Kanüle durchdringt die Haut in kürzerer Zeit als wenn sie erst von der Hautoberfläche ihre Bewegung beginnt, da der Kraftzuwachs, der notwendig ist, um die Kanüle aus dem Ruhezustand gegen den Widerstand der Haut in Bewegung zu setzen, Zeit in Anspruch nimmt. Dieser an der Haut als Druck in Erscheinung tretende Kraftzuwachs wird von einer bestimmten Druckstärke an als Schmerz empfunden. Da der Schmerz in diesem Falle länger dauert als bei dem zuerst beschriebenen Vorgehen, so wird er auch vom Patienten intensiver empfunden.

Die kunstgerechte Ausführung der intramuskulären Injektion erfordert eine gewisse Übung. Die Kraft, mit der die Injektion ausgeführt wird, muß in jedem Einzelfall der Beschaffenheit der Haut, des Muskels und des Fettpolsters angepaßt sein, denn bei zu geringem Kraftaufwand bleibt man unter Umständen in der Haut stecken und bei zu starkem dringt man bis auf den Knochen vor, was an dem harten Aufprall der Kanüle leicht zu erkennen ist. In leztem Fall muß die Spritze mit Kanüle etwas zurückgezogen werden, um die Injektionsflüssigkeit nicht periostal einzuspritzen. Daß die Kanülenspitze bei dem Zusammenstoß mit dem Knochen ihre Schärfe einbüßen wird, sei nur nebenbei bemerkt.

Gelegentlich kann auch die Kanüle, namentlich wenn sie nicht mehr neu und vielleicht schon angerostet ist, abbrechen. Da es meist unmittelbar unter dem Kanülenansatz erfolgt, gewöhne man es sich an, die Kanüle niemals bis zum Ansatzstück einzustechen. Dieses muß bei der Wahl der Kanülenlänge berücksichtigt werden. Steckt ein Teil der abgebrochenen Kanüle noch über der Haut, dann kann sie leicht mit einer Pinzette, Kornzange evtl. sogar mit den Fingern entfernt werden. Ist die abgebrochene Kanüle nicht mehr zu sehen, dann muß sobald wie möglich operativ vorgegangen werden.

Bei der Injektion in die seitliche Oberschenkelmuskulatur muß die Kanüle nicht senkrecht sondern im spitzen Winkel eingestochen werden, um das Aufstoßen auf den Knochen zu vermeiden.

Bei dem Gefäßreichtum des Muskels ist die Gefahr eines zufälligen Eindringens der Kanüle in ein Gefäß größer als bei der subkutanen Injektion. Darum sind die seinerzeit angegebenen Vorsichtsmaßregeln (s. S. 13) unbedingt einzuhalten. Besondere Aufmerksamkeit ist am Platze bei Injektionen von undurchsichtigen Lösungen, bei denen die Aspiration unzuverlässig ist, da das Einfließen von Blut leicht übersehen werden kann und nur die Abnahme der Spritze von der Kanüle eine gewisse Sicherheit liefert.

Daß trotz Einhaltung der üblichen Sicherheitsmaßnahmen gelegentlich ein Zwischenfall vorkommen kann, beweist folgende Beobachtung. Ein Kranker wurde von einem meiner Mitarbeiter regelmäßig mit intramuskulären Leberinjektionen, die gut vertragen wurden, behandelt. Nach einer Injektion, bei der wie üblich, die richtige Lage der Kanüle geprüft wurde, trat wenige Minuten später eine starke Reaktion mit Frösteln, Schweißausbruch und Kollaps auf. Sie wurde mit Analeptika nach etwa einer halben Stunde überwunden. Als Ursache kam nur die Leberinjektion in Betracht und nach dem ganzen Sachverhalt mußte angenommen werden, daß die Injektion, wenigstens zum Teil, intravenös verabfolgt worden war. Es ist wahrscheinlich, daß die Kanüle in einer sehr feinen Vene gelegen hat, die bei der Aspiration, infolge der Nachgiebigkeit der Gefäßwand kollabierte und kein Blut in die Kanüle eintreten ließ und die einen so geringen Strömungsdruck hatte, daß während der Beobachtungszeit kein Blut aus der Kanüle heraustropfte. Die Schwere der Krankheit des Patienten, verbunden mit einem Darniederliegen des Kreislaufs hat wahrscheinlich zu diesem abnormen Verhalten beigetragen.

Wird eine Injektionskur durchgeführt, dann empfiehlt sich bei jeder Spritze, um den Muskel zu schonen, die Seite zu wechseln und außerdem die Injektionsstelle zu ändern. Dieses ist besonders bei schwer resorbierenden Substanzen, wie z. B. bei Metallsalzen (Wismut), die noch Jahre nach der Injektion sich röntgenologisch an der Injektionsstelle nachweisen lassen, angezeigt.

Einen Schaden können Lösungen verursachen, die für intramuskuläre Injektionen bestimmt, durch zu oberflächliche Einspritzung in das subkutane Gewebe gelangen (vgl. S. 14). Besondere Aufmerksamkeit ist in dieser Hinsicht bei starker Entwicklung des Fettpolsters angezeigt. Dabei findet man, und zwar besonders bei Frauen, zuweilen nur eine örtliche Vermehrung des Fettpolsters im Bereiche des Gesäßes und evtl. der Oberschenkel, ohne daß der Oberkörper daran beteiligt ist. Eine evtl. Änderung der vorgesehenen Nadel unmittelbar vor der 1. Injektion wird in solchem Fall erforderlich sein. Auch beim Ödem des Gesäßes können Injektionen bestimmter Substanzen wie z. B. des Salyrgans schwere Entzündungen und sogar Nekrosen hervorrufen. Wahrscheinlich beruhen auch diese Veränderungen auf einer durch das Ödem bedingten ungenügenden Tiefe der Injektion, die den Muskel nicht erreicht. Möglicherweise reagiert aber auch der ödematöse Muskel atypisch. Aus diesem Grunde und in Anbetracht der schlechten Resorption aus ödematösem Gewebe wird es in allen ähnlich gelagerten Fällen zweckmäßig sein, der intramuskulären Injektion die intravenöse vorzuziehen.

Die intravenöse Injektion

Bei dieser Injektionsart kommt das Arzneimittel am schnellsten und in völlig unverändertem Zustand in den Körper und kann infolgedessen auch am stärksten seine Wirkung entfalten. Dieses ist bei der Dosierung und Ausführung der Injektion zu berücksichtigen, um möglichen Schäden vorzubeugen. Der intravenöse Weg eignet sich auch für die Zufuhr großer Flüssigkeitsmengen verschiedener Art und zu verschiedenen Zwecken, besonders wenn es auf eine schnelle Zufuhr ankommt (näheres hierüber s. in den Kapiteln Infusion und Transfusion).

Für diese Injektion werden die üblichen Spritzen angewandt, die Kanüle muß möglichst kurz, dünn und kurz geschliffen sein. Besonders ist auf die Schärfe der Kanüle zu achten, denn stumpfe Kanülen sind oft am Mißlingen oder an unnötiger Verlängerung des Eingriffes schuld, abgesehen davon, daß sie stärkere Einstichschmerzen verursachen. Auf die notwendige Prüfung der Durchgängigkeit der Kanüle wurde schon früher hingewiesen.

Der geeignetste Ort für die Injektion ist die Ellenbeuge, hier sind die Venen groß, liegen nahe der Oberfläche und sind relativ wenig verschieblich. Sehr gut ausgebildet und infolgedessen auch gut verwendbar sind manchmal die Venen des Vorderarmes, sie sind allerdings oft sehr dünnwandig, und die eindringende Nadel durchsticht leicht die gegenüberliegende Venenwand und verfehlt das Gefäßlumen. Außerdem sind sie in einer nur geringen Fettschicht eingebettet, d. h. leicht verschieblich und darum schwerer zu treffen. Die Venen des Hand- oder Fußrückens sind bei verschiedenen Menschen verschieden gut ausgebildet, aber selbst, wenn sie auch gut entwickelt sind, eignen sie sich doch weniger zur Injektion, da die Haut besonders am Handrücken meist ziemlich ledern ist, was den Eingriff erschwert und schmerzhaft macht. Von den Venen der Ellenbeuge eignet sich vom *theoretischen Standpunkt* am besten die Vena mediana. Die beiden andern Venen, und zwar die Vena basilica und die Vena cephalica, verlaufen in der Nähe des Nervus medianus die erste, des Nervus radialis die zweite, das bedeutet aber eine mögliche Schädigung dieser Nerven bei mißlungener (paravenöser) Injektion. Es wird im Schrifttum auch über ähnliche Beobachtungen berichtet. Hierzu nehme ich folgenden *praktischen Standpunkt* ein: Ist die Vena mediana gut entwickelt, so wähle man mit Rücksicht auf die oben angeführten Bedenken sie zur Injektion. Ist sie aber schlecht entwickelt oder durch häufigen Gebrauch in Mitleidenschaft gezogen, so halte ich es für berechtigt, eine der beiden andern Venen zu nehmen, denn die Praxis lehrt, daß Gelingen oder Mißlingen einer intravenösen Injektion in erster Linie von der Beschaffenheit der Vene abhängt (näheres s. S. 19).

In der Praxis wird die Vorbereitung zur Injektion folgendermaßen vorgenommen: Als erstes muß die Entscheidung darüber getroffen werden, ob die Injektion im Liegen oder im Sitzen auszuführen ist. Hierzu ist zu sagen, daß gelegentlich auch durchaus stabil aussehende Menschen während der Injektion schlapp machen. Darum wird es gut sein, die erste Injektion bei Patienten, deren Konstitution man nicht genau kennt, im Liegen auszuführen, besonders wenn die Injektion längere Zeit in Anspruch nimmt (Strophantin). Als zweites ist für eine gute Lagerung des Armes zu sorgen, d. h. er muß fest auf der Unterlage ruhen. Es eignet sich dazu ein festes Kissen mit abwaschbarem Bezug, z. B. aus Wachstuch, fehlt ein solches, so kann ein beliebiges Kissen genommen oder ein Zipfel der Bettdecke entsprechend zusammengerollt werden. Beim sitzenden Patienten kann man den Arm auf einen daneben stehenden Tisch oder auf die Stuhllehne legen, in diesem Fall muß sich der Patient seitwärts auf den Stuhl setzen, den für die Injektion bestimmten Arm der Stuhllehne zugekehrt. Auch beim sitzenden Patienten wird es ratsam sein, unter den Arm, besonders wenn er auf der Stullehne liegt, ein Polster unterzuschieben. Ist der Arm richtig gelagert, so kommt als drittes und wichtigstes Moment die sachgemäße Stauung der Vene an die Reihe. Nur wer gut die Vene staut, wird sie auch gut treffen. Zur Stauung verwendet man am besten eine Gummibinde oder einen elastischen Gummischlauch, für die es sehr praktische Klemmvorrichtungen gibt, die es dem Arzt ermöglichen, ohne Assistenz die Stauung solange als nötig aufrecht zu halten und sie auch bequem zu lösen. Zur Abklemmung des Schlauches kann man auch eine BERGMANNsche Klemme benutzen oder auch durch Unterschieben eines Schlauchendes unter den Stauring eine leicht zu lösende Klemmvorrichtung herstellen (s. Abb. 9). Man kann zur Stauung auch die Manschette des Blutdruckapparates benutzen, indem man sie wie bei der Blutdruckmessung aufpumpt. Notfalls kann man auch ein Handtuch oder die Hand, mit der man fest die Vorderseite des Oberarmes im unteren Drittel umfaßt, nehmen.

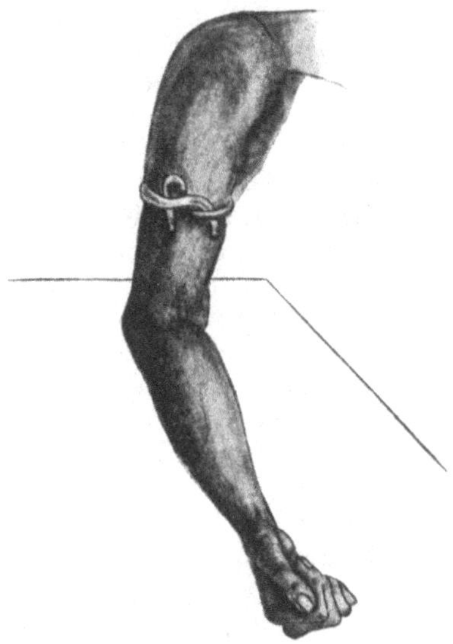

Abb. 9. Anlegen des Stauschlauches

Die *optimale Stauung* wird dadurch erreicht, daß man den Abfluß des Blutes aus der Vene drosselt, den Zufluß aber erhält, d. h. den Stauungsdruck so wählt, daß er knapp unter dem arteriellen Blutdruck liegt. Bei der Benutzung der Blutdruckmanschette läßt sich diese Stauung leicht unter Zuhilfenahme des Manometers erzielen. Sonst geht man so vor, daß man zuerst eine Stauung anlegt, die den Radialispuls zum Schwinden bringt, daraufhin wird unter dauernder Kontrolle des Radialispulses die Stauung so lange gelockert, bis der Puls deutlich zu tasten ist. Bei dieser Stauung wird die Stauungsbinde fixiert und die Prüfung der Vene vorgenommen. Treten die Venen am Vorderarm schlecht zum Vorschein, so beklopfe man die Vene mit einem mit Alkohl getränkten Tupfer und lasse den Patienten mehrmals die Hand zur Faust ballen und wieder öffnen. Auch kann man durch energische Massage des Vorderarmes in Richtung auf die Ellenbeuge ein besseres Hervortreten der Venen erreichen. Sieht man trotz aller dieser Maßnahmen keine Venen in Erscheinung treten, so taste man die Ellenbeuge sorgfältig ab und prüfe, ob in der Tiefe Venen nachweisbar sind. Es wird der Erfahrene dabei oft ein positives Ergebnis erzielen. Es ist darum dem Anfänger dringend zu raten, bei jeder intravenösen Injektion oder Venenpunktion, selbst, wenn auch gute oberflächliche Venen nachweisbar sind, nach tieferliegenden Venen zu tasten. Das Schärfen des Tastsinnes wird ihm später in der Praxis einmal sehr zu statten kommen. Mit der Wahl der Vene ist die Vorbereitung zur Injektion zu Ende.

Der Eingriff selbst ist bei gut sichtbaren, weiten und wenig verschieblichen Venen relativ einfach. Die Spritze wird wie bei der subkutanen Injektion zwischen den Daumen und die übrigen Finger genommen, die Kanüle an die über der Venenwölbung liegenden Haut, die vorher desinfiziert worden ist, gebracht und mit einem kurzen, energischen Ruck, in Längsrichtung der Vene und mit dem Blutstrom, durch die Haut und die Venenwand in das Venenlumen hineingestochen. Eine leicht verschiebliche Vene muß vor dem Einstich fixiert werden, da sie sonst der Kanüle beim Einstich ausweicht und diese an der Vene vorbeigleitet oder die Vene nur seitwärts ohne in das Lumen einzudringen, trifft. Für das Fixieren der Vene werden verschiedene Griffe angegeben, die alle bei entsprechender Übung zum Ziele führen. So wird z. B. empfohlen, die in Frage kommende Vene zwischen die Kuppen des Daumens und Zeigefingers oder des Zeigefingers und Mittelfingers der linken Hand zu nehmen, daß sie, ohne kompromiert zu werden, zwischen dieser fixiert liegt. Der Einstich wird etwas unterhalb dieser Stelle ausgeführt. Anderseits kann man auch die Kuppe des Zeigefingers der linken Hand auf die Vene einige Zentimeter oberhalb der Einstichstelle setzen und die Vene auf diese Weise fixieren. Der Druck auf die Vene schadet in diesem Falle nicht, da er oberhalb der Einstichstelle ausgeübt, den Füllungszustand an dieser nicht ändert. Ich selbst wende in solchen Fällen folgenden Griff an: Der Vorderarm des Patienten wird von unten mit der linken Hand umfaßt und durch den Daumen auf der einen Seite und die übrigen Finger aus der andern Seite, die Haut leicht gespannt, wodurch die Vene fixiert wird. Die Spannungsintensität muß so gewählt werden, daß die Vene nicht kollabiert. Besonders schwer zu treffen sind harte, geschlängelte und oberflächlich liegende Venen, die der Kanüle ausweichen und von ihr sich hin und her schieben lassen. Um solche Venen zu treffen ist eine äußerste Schärfe der Kanüle Vorbedingung.

Bei häufigen Injektionen kann früher oder später die Vene thrombosieren. Dann wird sie zwar immer noch gut sichtbar, aber für die Injektion nicht mehr verwendbar sein. Ob eine Vene thrombosiert und für die Injektion unbrauchbar ist, läßt sich durch Palpation an ihrer Härte leicht erkennen.

Nachdem der Einstich in die Vene erfolgt ist, wird geprüft, *ob die Kanüle richtig in dem Gefäßhohlraum* liegt. Zu diesem Zweck wird der Kolben der Spritze etwas zurückgezogen — fließt dabei Blut in ununterbrochenem Strom in die Spritze hinein, so liegt die Kanüle richtig und die Injektion kann beginnen. Vordem muß aber unbedingt die Stauung vollständig gelöst werden, da sonst die injizierte Flüssigkeit aus der gestauten Vene neben der Kanüle in das paravenöse Gewebe einfließen und unter Umständen starke Reizerscheinungen auslösen würde. Die Abnahme der Staubinde muß aber vorsichtig geschehen, um die Kanüle nicht aus ihrer richtigen Lage zu bringen.

Bei undurchsichtiger Flüssigkeit kann es manchmal schwer sein, mit Sicherheit zu entscheiden, ob Blut in die Spritze eingeflossen ist oder nicht. Bei einiger Übung wird man allerdings schon an der Art des Zurückweichens des Kolbens erkennen können, ob Blut in die Spritze nachströmt. Im Zweifelsfalle und für den weniger geübten wird es notwendig sein, die Spritze von der Kanüle abzunehmen und festzustellen, ob Blut aus der Kanüle tropft. Wenn dieses der Fall ist, dann muß die Spritze mit aller Vorsicht unter Vermeidung jeder Verschiebung der Kanüle wieder an diese angesetzt werden, worauf die Injektion erfolgen kann.

Tritt beim Zurückziehen des Kolbens kein Blut in die Spritze über oder erfolgt der Übertritt nur in geringer Menge oder mit Stockungen evtl. mit Eindringen von Luftblasen, dann liegt die Kanüle nicht oder nur fehlerhaft in der Vene und die Lage muß korrigiert werden.

Es gelingt manchmal durch vorsichtiges Zurückziehen der Spritze und evtl. erneutes Vorschieben in einer andern Richtung die Vene doch noch zu treffen. Gleichzeitig mit jeder Lageveränderung der Kanüle prüft man, ob Blut in die Spritze einfließt. Gelingt es bei diesem Vorgehen doch nicht die Vene zu treffen, dann muß die Kanüle ganz herausgezogen und der Einstich nochmal wiederholt werden. Ob man nochmal an derselben Vene den Versuch macht oder eine andere dazu wählt, hängt im Einzelfall von der Beschaffenheit der einzelnen Venen und dem Zustand der ersten Einstichstelle ab. Tritt nach dem Herausziehen der Kanüle Blut aus der Einstichöffnung hervor, ein Zeichen, daß die Vene angestochen worden ist, dann muß zur Vermeidung eines Hämatoms die Stauung sofort gelöst werden, und durch festen Druck mit einem sterilen Tupfer die Blutung gestillt werden. Die Injektion kann dann am anderen Arm oder an einer abwärts liegenden Vene desselben Armes wiederholt werden, wobei im letzten Fall die Stauung zur Vermeidung einer erneuten Blutung aus der ersten Einstichstelle unterhalb dieser angelegt werden muß. Gelingt es am Arm oder am Bein keine geeignete Vene zu finden oder versagen alle Versuche mit diesen Venen, dann kann bei gut ausgebildeter äußerer Jugularvene ausnahmsweise diese für die Injektion verwendet werden. Man kann auch statt einer intravenösen Injektion eine intrasternale vornehmen (s. Sternalpunktion). Bei Säuglingen kann man den Sinus sagitalis superior dafür benutzen.

Die intravenöse Injektion soll in jedem Fall nur ganz langsam erfolgen. Besonders ist es angezeigt bei Mitteln, die auf das Herz und den Kreislaufapparat wirken oder mit starken subjektiven Empfindungen (Hitzegefühl) einhergehen.

Große Vorsicht ist bei der Injektion von Strophantin geboten, da bei diesem Mittel die Herzwirkung sehr schnell und stark in Erscheinung tritt. Deswegen darf es auch nicht angewandt werden, wenn der Kranke vor dem Digitalis bekommen hat, das am Herzmuskel haftet und eine lange Wirkungsdauer besitzt. Durch eine rasche Summation der Strophantin- und Digitaliswirkung kann es zu schweren toxischen Herzstörungen und zuweilen sogar zu einem plötzlichen Tod kommen. Darum muß vor der Strophantininjektion genau festgestellt werden, ob und wieviel Digitalis der Patient bekommen hat. Sollte der Kranke bereits Digitalis bekommen haben, dann müssen bis zum Beginn der Strophantintherapie mindestens 24 Stunden von der letzten Digitalisverabreichung an verstreichen. Man beginne in der Regel mit kleinen Dosen ($^1/_8$—$^1/_4$ mg) und steigere sie, wenn nötig, allmählich bis zu 0,5 mg, höhere Dosen werden nur ausnahmsweise gegeben. Auch bei anderen Präparaten, die mit subjektiven Erscheinungen allgemeiner (Hitzegefühl bei Kalzium- und Strontiumverbindungen, zerebrale Reizerscheinungen beim Cardiazol und ähnlichen Präparaten) oder lokaler Art (Schmerz im Verlaufe der Vene bei Cylotropin und Alkohol) einhergehen, ist die langsame Injektion unbedingt angezeigt. Für das Strophantin empfehle ich eine Injektionsgeschwindigkeit von 1 Minute/0,1 mg. Bei der Verwendung von Traubenzuckerlösungen als Verdünnungsflüssigkeit denke man daran, daß stark konzentrierte Lösungen bei wiederholter Anwendung Venenthrombosen erzeugen, wodurch die Venen für die Injektion unbrauchbar werden. Man benutze darum, wenn keine besondere Indikation vorliegt, in der Regel die 10%ige Lösung. Neuerdings wird empfohlen, statt der Traubenzuckerlösung Vitamin-C-Lösungen anzuwenden.

Die intravenöse Serumtherapie ist wegen Anaphylaxiegefahr nur in sehr schweren, lebensbedrohlichen Krankheitsfällen angezeigt, wobei Voraussetzung ist, daß der Patient noch nie eine Seruminjektion bekommen hat. Aber auch in diesem Fall wird es sich empfehlen, erst eine kleine Dosis (etwa 1,0 ccm) zu spritzen und erst, wenn diese symptomlos vertragen wurde, nach einigen Minuten die restliche Menge langsam zu injizieren. Serülen sind für die intravenöse Injektion mit Vorsicht zu gebrauchen, da die Gefahr des Eindringens von Luft in die Vene (Luftembolie) besteht.

Während der ganzen Injektionsdauer muß das Injektionsgebiet genau beobachtet werden. Sieht man eine Vorwölbung auftreten, die im Laufe der Injektion zunimmt, oder klagt der Kranke auch nur über die geringsten Schmerzen in der Injektionsgegend (indolente Patienten muß man danach fragen), dann muß die Injektion sofort abgebrochen werden. Besondere Vorsicht ist bei einer Reihe von Mitteln (Strophantin, Salyrgan, Kalzium u. a.) angezeigt, da sie bei paravenöser Injektion eine hochgradige Entzündung und sogar Nekrosebildung verursachen können. Ist nur eine geringe Menge von dieser Substanz neben die Vene gelangt, dann wird eine Ruhigstellung des Armes und ein feuchter Umschlag bis zum Nachlassen der Beschwerden in einigen Tagen genügen. Bei paravenöser Injektion größerer Mengen wird es von Nutzen sein, durch Verdünnung der betreffenden Lösung mit physiologischer Kochsalzlösung ihre Konzentration und damit auch die gewebsschädigende Wirkung herabzusetzen. Zu diesem Zweck wird die Spritze von der Kanüle abgenommen und durch diese einige Kubikzentimeter physiologische Kochsalzlösung in das Gewebe gespritzt. Die weitere Behandlung der Entzündung wird in üblicher Weise durchgeführt.

Die intrakardiale Injektion

Diese Injektion ist angezeigt bei akut eintretendem Herzstillstand, der z. B. bei der Narkose oder nach einem schweren Trauma gelegentlich beobachtet wird. In solchem Fall kann nur ein direkt in die Herzhöhle eingebrachtes Mittel eine Wirkung auf den Herzmuskel ausüben und seine Funktion wieder in Gang bringen.

Zur Injektion wird in der Regel 1 ccm Suprarenin angewandt, das mit einer gewöhnlichen Injektionsspritze mit einer langen und dünnen Kanüle (10 cm lang und höchstens 1 mm stark) verabreicht wird. Als Injektionsstelle kommt in Frage der 4. bzw. 5. Interkostalraum direkt neben dem linken Sternalrand. Nach der üblichen Desinfektion der Haut wird senkrecht zur Oberfläche eingestochen und so tief gegangen, bis man schätzungsweise das Herz erreicht hat. Indem man jetzt langsam tiefer dringt, aspiriert man von Zeit zu Zeit, bis Blut in die Spritze einströmt, was für die richtige Lage der Kanüle in der Herzhöhle spricht. Jetzt wird der Inhalt der Spritze schnell entleert, worauf man noch zwei- bis dreimal Blut in die Spritze aufsaugt und wieder ausspritzt, um dadurch eine schnellere Verteilung des Heilmittels im Herzblut zu erzielen.

Bei der intrakardialen Injektion hängt der Erfolg des Eingriffes in hohem Maße vom schnellen Arbeiten ab, da die Ganglienzellen des Gehirns ihre Funktionsfähigkeit einbüßen, wenn die Anoxämie länger als 5—7 Minuten anhält. So wird man bei zu spätem Eingreifen wohl die Herztätigkeit wieder herstellen können. nicht aber die Funktion des Zentralnervensystems speziell der vegetativen Zentra,

Aus diesem Grunde muß in allen Fällen, bei denen auch nur die geringste Möglichkeit eines Herzstillstandes besteht, (jede größere Operation mit Narkose) alles Notwendige für die intrakardiale Injektion bereit stehen.

Kontraindiziert ist die intrakardiale Injektion bei noch schlagendem Herzen, da hierbei neben der Gefahr einer stärkeren Herzverletzung mit einer Blutung in den Herzbeutel auch mit einer zu starken Suprareninwirkung gerechnet werden muß.

Die Infusion

Unter Infusion versteht man die subkutane oder intravenöse Zufuhr größerer Flüssigkeitsmengen. Der Muskel eignet sich für diese Zwecke wegen seines geringen Fassungsvermögens nicht. Die subkutane Infusion wird angewandt, um große Flüssigkeitsverluste des Körpers, die z. B. durch profuse Durchfälle, starkes Schwitzen, längeres Dursten entstanden sind und bereits zu Austrocknungserscheinungen geführt haben, zu ersetzen. Die intravenöse Infusion kann aus gleicher Indikation Anwendung finden, sie wird aber in erster Linie zur Auffüllung des Kreislaufes, der durch große Flüssigkeitsverluste und Bluteindickung darniederliegt, angewandt. Die Wahl der Infusionsflüssigkeit muß entsprechend der jeweiligen Indikation vorgenommen werden, denn zur Auffüllung des Kreislaufes eignen sich nur Lösungen, die lange in der Gefäßbahn verbleiben, d. h. schwer durch die Gefäßwand diffundieren (z. B. Periston). Lösungen wie physiologische Kochsalzlösung, Normosal, Tutofusin u. ä., kommen wegen ihrer Diffusionseigenschaften nur als Flüssigkeitsersatzmittel in Betracht.

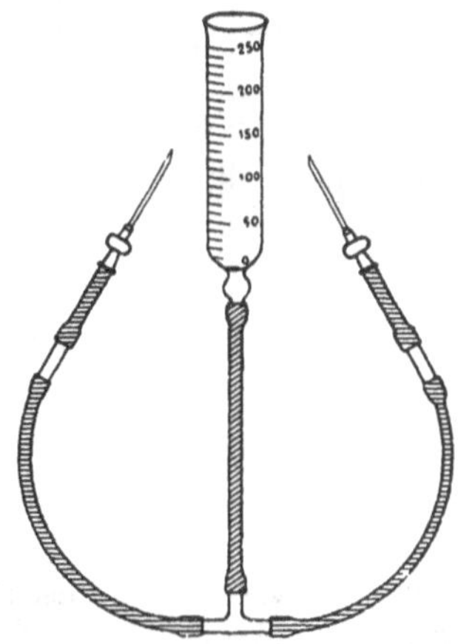

Abb. 10. Infusionsbürette

Zur Infusion verwendet man meistens ein Gerät, daß aus einem graduierten Zylinder mit röhrenförmigem Ausfluß an einem Ende (Bürette) und einer kräftigen Hohlnadel von etwa 8 cm Länge, die an den Zylinderauslauf mit einem Gummischlauch angeschlossen ist, besteht. Es ist üblich, den Gummischlauch etwa in seiner Mitte oder an einer der Hohlnadel näher liegenden Stelle durch eine entsprechend dicke und festsitzende Glasröhre von 10—15 cm Länge zu unterbrechen. Diese durchsichtige Unterbrechung des Gummischlauches ermöglicht, den Flüssigkeitsdurchfluß zu kontrollieren und namentlich das Eindringen von Luftblasen, die sich im oberen Teil des Gummischlauches festgesetzt haben könnten, in die Vene durch rechtzeitige Unterbrechung der Infusion zu verhindern. Um einen schnelleren Zufluß und eine bessere Verteilung der Flüssigkeit im subkutanen Gewebe zu erreichen, kann an dem freien Ende des Gummischlauches ein T-Stück aus Glas angeschlossen werden, das an den beiden freien Enden durch kürzere Gummischläuche mit 2 Hohlnadeln verbunden wird (s. Abb. 10). Als Verbindungsstück zwischen Kanüle und Schlauch verwendet man gut in den Schlauch hineinpassende Metalloliven mit einem Ansatzstück für die Kanüle. Zwischen das Glasstück und die Hohlnadel ist eine gutschließende Klemme anzubringen. Beim Fehlen einer Bürette kann auch ein großer Trichter genommen werden, in den ein- oder mehrmals eine abgemessene Flüssigkeitsmenge hereingegossen wird. Bei dem eben beschriebenen Infusionsgerät wird die Strömung der Flüssigkeit durch ihre eigne Schwerkraft unterhalten. Durch Heben und Senken der Bürette und damit auch des Flüssigkeitsspiegels kann die Strömungsgeschwindigkeit geändert werden.

Es besteht auch die Möglichkeit als Triebkraft den Luftdruck zu verwenden. Ein auf diesem Prinzip aufgebautes Modell ist auf Abb. 11 wiedergegeben. Statt der Bürette haben wir einen dickwandigen Kochkolben von 1—2 l Fassungsvermögen, der mit einem festsitzenden Gummistopfen verschlossen ist. Durch den Gummistopfen sind zwei dickwandige Glasröhren durchgesteckt, die eine fast bis zum Boden des Kolbens reichend, die andere nur wenige Zentimeter aus dem Stopfen hervortretend. Beide Röhren müssen so fest im Stopfen sitzen, daß keine Luft aus dem Kolben durch die Stopfenbohrung entweichen kann. An die lange Glasröhre ist durch einen Gummischlauch mit eingeschaltetem Glasrohr eine oder zwei Hohlnadeln angeschlossen, an das kurze Rohr ein Gebläse. Durch eine dritte Bohrung kann man ein Thermometer tief in den Kolben einführen, um damit die Flüssigkeitstemperatur messen zu können. Da das Thermometer mit dem ganzen Gerät mit sterilisiert wird, muß es eine Graduierung bis mindestens 100° C haben.

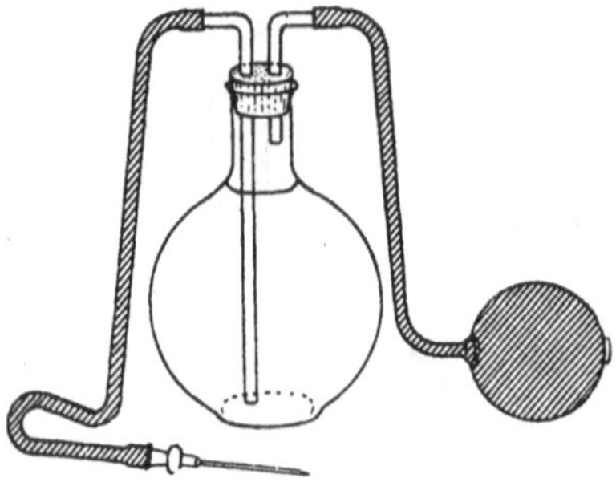

Abb. 11. Infusionskolben

Vor der Infusion muß das ganze Gerät durch Kochen sterilisiert werden, desgleichen auch die Infusionsflüssigkeit, wenn sie nicht steril in verschlossenen Gefäßen vorrätig ist. Einige Infusionsflüssigkeiten (Tutofusin, Periston) werden steril in zylindrischen Gefäßen von 250 und 500 ccm Inhalt geliefert. Diese Gefäße haben an beiden Enden röhrenförmige Ausziehungen mit einer Einkerbung, die es ermöglicht, das verschmolzene Ende der Röhre durch Anfeilen an dieser Stelle glatt abzutrennen. Nach Öffnung einer Zylinderröhre zieht man auf diese einen passenden Gummischlauch auf, an dem, wie bei den beschriebenen Infusionsgeräten, ein bzw. zwei Hohlnadeln angeschlossen sind. Danach wird die zweite Röhre auf dieselbe Weise geöffnet und das sterile Flüssigkeit enthaltende Gefäß hat sich zu einem Infusionsgerät verwandelt.

Nachdem die sterilisierte und auf etwa 40° C erwärmte Infusionsflüssigkeit in das Infusionsgefäß gebracht ist, *entfernt man die Luft* aus dem Schlauchsystem. Zu diesem Zweck wird die bei der Füllung niedrig gehaltene Bürette hochgehoben und die Schlauchklemmen geöffnet. Die in den Schlauch einlaufende Flüssigkeit verdrängt die in ihm enthaltene Luft und fließt im Strahl aus der nach oben zu haltenden Kanüle heraus. In diesem Augenblick wird die Klemme wieder geschlossen. Durch Massage des Gummischlauches in Richtung auf die Bürette zu wird die evtl. noch vorhandene Luft aus dem Schlauch ausgetrieben, was an den in der Bürette aufsteigenden Blasen zu erkennen ist. Bei dem Infusionskolben wird durch Betätigung des Gebläses die Luft aus dem Gummischlauch herausgetrieben.

Damit sind die Vorbereitungen beendet, und die an dem Schlauch sitzende Hohlnadel wird entweder unter die Haut oder in die Vene eingestochen. Im letzteren Fall ist angebracht, die Kanüle von dem Schlauch abzunehmen und sie freihändig oder auf eine Spritze montiert in die Vene einzustechen, um sicher zu sein, daß man das Venenlumen getroffen hat. Nachdem man sich von der richtigen Lage der Kanüle überzeugt hat, setzt man sie wieder vorsichtig an den Schlauch an und öffnet die Schlauchklemme. Die Strömungsgeschwindigkeit wird durch Heben und Senken der Bürette reguliert, die entweder von einer Hilfsperson gehalten oder in einem besonderen Ständer befestigt ist. Beim Infusionskolben wird mit

Hilfe des Gebläses der für eine bestimmte Strömungsgeschwindigkeit erforderliche Überdruck im Kolben erzeugt.

Um den *Wärmeverlust* der Flüssigkeit in der Bürette bei länger dauernder Infusion zu verhindern, empfiehlt es sich, ein elektrisches Heizkissen oder in Ermangelung eines solchen, wollene Tücher um die Bürette zu wickeln. Durch Stromregulierung läßt sich mit einem Heizkissen beliebig lange die erforderliche Temperatur halten.

Bei subkutaner Infusion muß von Zeit zu Zeit die Lage der Kanüle geändert werden, da sonst durch die entströmende Flüssigkeit ein schmerzhafter Druck verursacht wird. Bei größeren Flüssigkeitsmengen muß nach 250 bis 300 ccm die Kanüle an einer neuen Stelle eingeführt werden. Bei intravenöser Infusion ist darauf zu achten, daß die Strömungsgeschwindigkeit nicht zu groß ist, da sonst Herz- und Kreislauf durch die zu rasche Zunahme der kreisenden Blutmenge geschädigt werden könnte.

Bei Anwendung des Luftdruckverfahrens muß gegen Ende der Infusion das Eindringen von Luft in den Schlauch unbedingt vermieden werden, denn beim Eindringen von Luft in das subkutane Gewebe werden unnötige Schmerzen auftreten und im Falle einer intravenösen Infusion wird eine gefährliche, unter Umständen tödliche Luftembolie die Folge sein. Bei Anwendung der Infusionsbürette kommt diesem Zwischenfall bei subkutaner Infusion gar keine und bei intravenöser nur eine untergeordnete Bedeutung zu, denn eine Luftembolie durch Luftaspiration in die Vene ist wohl möglich, doch nur selten und dann auch leichterer Natur. Sonst sind bei der Infusion die für die Injektion maßgebenden Vorschriften einzuhalten.

Das gelegentlich eintretende kurzdauernde Fieber (Salzfieber), das mit Frösteln und ausnahmsweise auch mit Schüttelfrost verbunden sein kann, ist für den Kranken unangenehm, doch objektiv ohne Bedeutung.

Um dem Körper fortlaufend über längere Zeit eine bestimmte Flüssigkeitsmenge parenteral zuzuführen, wählt man als sicherstes Verfahren die **intravenöse Dauertropfinfusion.** Mit dieser Infusionsart soll nicht die dem Körper fehlende Flüssigkeit ersetzt oder das Gefäßsystem mit Blutersatzflüssigkeit aufgefüllt werden, sondern der bestehende Flüssigkeitsbedarf laufend gedeckt werden. Darum gilt als Indikation für die intravenöse Dauertropfinfusion nicht die hochgradige Austrocknung des Körpers oder die Verminderung der zirkulierenden Blutmenge, sondern die Notwendigkeit, die perorale Flüssigkeitszufuhr eine zeitlang einzustellen (z. B. nach bestimmten Operationen bzw. bei einigen Magen-Darmaffektionen). In manchen Fällen wird es angezeigt sein, eine Dauertropfinfusion mit einer gewöhnlichen Infusion zu kombinieren, was technisch leicht durchzuführen ist (s. unten).

Für die Dauertropfinfusion verwendet man das gleiche Gerät wie für die gewöhnliche Infusion, es wird lediglich in den oberen Teil des Abflußschlauches eine MARTINsche Tropfkugel eingeschaltet, über der am Schlauch eine Schraubklemme angebracht sein muß (s. Abb. 12). Statt der MARTINschen Tropfkugel (s. Abb. 13 a) kann auch die von BRAUN angegebene, die mit einem Hahn versehen ist (s. Abb. 13 b) benutzt werden. Der Vorteil dieser Kugel besteht darin, daß die Regulierung des Zuflusses mit einem Hahn bequemer und einfacher als mit einer Klemme ist, der Nachteil liegt darin, daß bei Anwendung klebriger Flüssigkeiten (Traubenzuckerlösung) der Hahn sperren kann.

Nachdem das Infusionsgefäß in der oben beschriebenen Weise mit der vorgesehenen Flüssigkeit gefüllt und die Luft aus dem Schlauch entfernt ist, wird die Kanüle in die Vene eingeführt. Man achte darauf, daß zu Beginn des Eingriffes der untere Teil der Tropfkugel im Bereich des Abflusses mit Flüssigkeit gefüllt ist, und daß während der Infusion dieser Spiegel unverändert bestehen bleibt. Sein Steigen zeigt an, daß der Abfluß gestört ist und macht eine evtl. Korrektur der Lage der Kanüle erforderlich. Um einer Verschiebung oder gar einem Herausrutschen der Kanüle aus der Vene durch eine Bewegung des Armes vorzubeugen, empfiehlt es sich, den Arm auf einer Schiene zu fixieren. Die Kanüle und der untere Teil des Schlauches müssen ebenfalls so gelegt und befestigt werden, daß eine Verschiebung oder Abknickung nicht möglich ist. Um ein Anlegen der Kanüle an die Venenwand und eine damit verbundene Störung des Zuflusses zu verhindern, ist es angezeigt, das freie Ende der Kanüle mit einer kleinen Zellstoff- oder Mullrolle etwas anzuheben. Die Bürette muß am besten auf einem Gestell (s. Abb. 12), etwa 1 m höher als die Kanüle angebracht werden. Zur Erhaltung einer konstanten Temperatur der Infusionsflüssigkeit muß bei der langen Dauer der Infusion unbedingt ein Heizkissen um die Bürette gelegt und die Wärmeintensität desselben entsprechend reguliert werden.

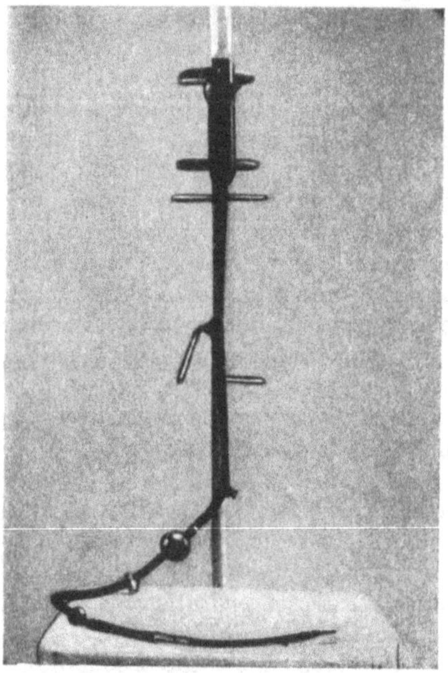

Abb. 12. Gerät zur Dauertropfinfusion

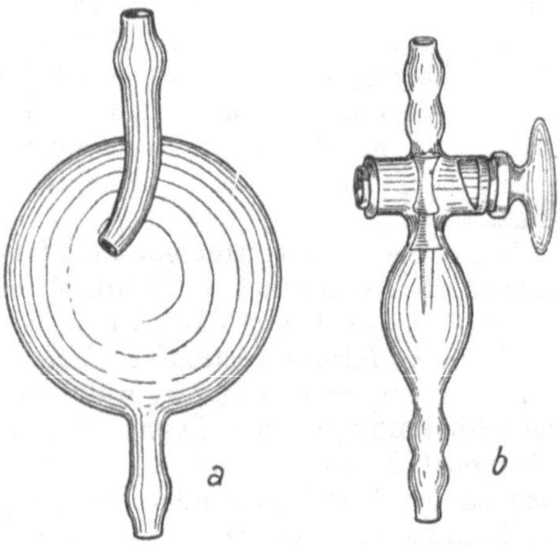

MARTINsche Tropfkugel BRAUNsche Tropfkugel

Abb. 13

Je nach dem bestehenden Flüssigkeitsbedarf des Körpers wird der Zufluß eingestellt. Meistens beginnt man mit einer gewöhnlichen Infusion, indem man 250 bis 500 ccm schnell einlaufen läßt, um dann den Tropfenfall auf 40—60 Tropfen in der Minuten einzustellen, was einer Flüssigkeitszufuhr von $^3/_4$—1 Liter in 6 Stunden entspricht. Die einzige ernste Gefahr bei der Dauertropfinfusion ist die Luftembolie, die aber nur bei unsachgemäßer Vorbereitung und Durchführung des Eingriffes möglich ist. Auf Luftfreiheit des Schlauchsystems zu Beginn und Vermeidung des Lufteindringens während der Infusion muß unbedingt geachtet werden. Eine sorgfältige Kontrolle des Flüssigkeitsspiegels in der Bürette und ihre rechtzeitige Nachfüllung gehört daher zu den wichtigsten und verantwortungsvollsten Aufgaben des Krankenbetreuers.

Die bei der Dauertropfinfusion in Frage kommende Störung ist die Unterbrechung oder Verlangsamung des Zuflusses, erkennbar am Steigen des Flüssigkeitsspiegels in der Tropfkugel, durch Verlegung der Kanüle oder Abknickung des Schlauches. Das Auffinden und die Beseitigung des Fehlers ist meist einfach. Das beim Herausrutschen der Kanüle aus der Vene entstehende paravenöse Infiltrat erzeugt von Anfang an unangenehme Empfindungen, gelegentlich, und zwar bei differenten Lösungen, sogar Schmerzen und wird infolgedessen selten übersehen. Nur bei benommenen Kranken, besonders wenn sie unruhig sind, muß die Einflußstelle von der Pflegeperson genau überwacht werden.

Als Infusionsflüssigkeiten werden in der Regel benutzt: Physiologische Kochsalzlösung, 5,6% Traubenzuckerlösung, Normosal und Tutofusin. Die beiden letzten Lösungen enthalten die wichtigsten Blutsalze in physiologischen Mengen und werden gebrauchsfertig in Ampullen zu 250 und 500 ccm geliefert, die direkt an den Infusionsschlauch angeschlossen werden können.

Die Transfusion

Mit Transfusion bezeichnet man die Übertragung von Blut, ausnahmsweise auch von Plasma oder Serum von einem Individuum auf ein anderes gleicher Art (von Mensch zu Mensch). Versuche, das Blut verschiedener Tiere auf den Menschen zu übertragen, schlugen fehl, da sie schwere Reaktionen und Gesundheitsschäden hervorriefen. Im Gegensatz zur intramuskulären erwies sich die intravenöse Blutübertragung von Mensch zu Mensch auch nicht selten recht gefährlich, da sie ebenfalls mit schweren Reaktionen, die bisweilen tödlich verliefen, einherging. Erst nachdem man erkannte, daß alle Menschen zu bestimmten Blutgruppen (A [A 1 und A 2], B, AB und 0) gehören, und daß nur das Blut der gleichen Blutgruppe bei der Übertragung ohne nennenswerte Reaktion vertragen wird, konnte sich die Blutübertragung zu einem der wichtigsten und gebräuchlichsten Heilverfahren entwickeln. Die Zwischenfälle bei der Blutübertragung kommen bei richtiger Technik nur noch selten vor und wenn, dann sind sie unbedeutender Natur (Schüttelfrost mit kurz anhaltendem Fieber). Schwere Reaktionen nach einer Blutübertragung beruhen meist auf falscher Blutgruppenbestimmung und Außerachtlassen der Vorsichtsmaßnahmen (s. weiter unten). Neuerdings wird dem Rh-Faktor im Blut eine größere Bedeutung für das Zustandekommen von Zwischenfällen bei der Blutübertragung beigemessen und eine Prüfung des Blutes sowohl des Spenders als auch des Empfängers auf das Vorhandensein dieses Faktors gefordert. Demgegenüber kommt den Blutfaktoren M und N bei der Bluttransfusion keine Bedeutung zu.

Für die Blutgruppenbestimmung besitzen wir Testsera verschiedener pharmazeutischer Fabriken (Sächsisches Serumwerk, Anhaltisches Serumwerk Asid, Hamburgisches Serumwerk u. a.) die staatlich geprüft sind und eine Wirksamkeitsdauer von 6 Monaten haben. Nach dieser Zeit sind die mit ihnen erzielten Ergebnisse nicht als unbedingt einwandfrei anzusehen.

Die für Einzelbestimmungen vorgesehenen Testsera sind in zugeschmolzenen Kapillarröhrchen enthalten und zwar das der Blutgruppe A in einem weißen, das der Blutgruppe B in einem braunen und das der Blutgruppe 0 in einem blauen Röhrchen. In jeder Packung sind alle drei Sera enthalten.

Zur Bestimmung der Blutgruppe wird je ein Tropfen der genannten Sera auf einen Objektträger gebracht, und um Verwechslungen zu vermeiden, entsprechend gekennzeichnet. Zu jedem dieser Tropfen wird je ein Tropfen des Blutes des Probanden zugesetzt und mit diesem vermischt. Die Entnahme der Bluttropfen, ihre Übertragung auf den Objektträger mit den Testsera sowie ihre Vermischung mit den Testsera, kann mit der Ecke eines sauberen Objektträgers erfolgen. Es ist nur darauf zu achten, daß für jeden Bluttropfen eine neue unbenutzte Ecke genommen wird, damit ein Bluttropfen nur mit einem Testserum in Berührung kommt.

Je nach der Zugehörigkeit des Blutes zu der oder jener Blutgruppe tritt in den einzelnen Testsera eine Agglutination auf oder sie bleibt aus. Im Falle der Agglutination nimmt der Bluttropfen einen mehr oder weniger körnigen Charakter an — die Blutkörperchen trennen sich gewissermaßen von dem Serum. Bleibt die Agglutination aus, so behält der Tropfen seine ursprüngliche homogene Beschaffenheit. Um ein deutliches Ergebnis zu erzielen darf der Bluttropfen nur klein im Vergleich zum Serumtropfen sein, so daß die Farbe des Gemisches blaßrosa ist. Läßt sich das Ergebnis mit bloßem Auge nicht mit Sicherheit feststellen, dann versuche man es mit einer Lupe oder mit der schwächsten Vergrößerung des Mikroskopes. Im Zweifelsfalle muß die Probe noch einmal, am besten mit einem andern Testserum angesetzt werden.

Auf die theoretischen Voraussetzungen der Blutgruppenbestimmungen kann an dieser Stelle nicht eingegangen werden. Es soll hier nur ein Schema zur schnellen Orientierung über die Zugehörigkeit des zu prüfenden Blutes zu einer bestimmten Blutgruppe angegeben werden (s. Abb. 14).

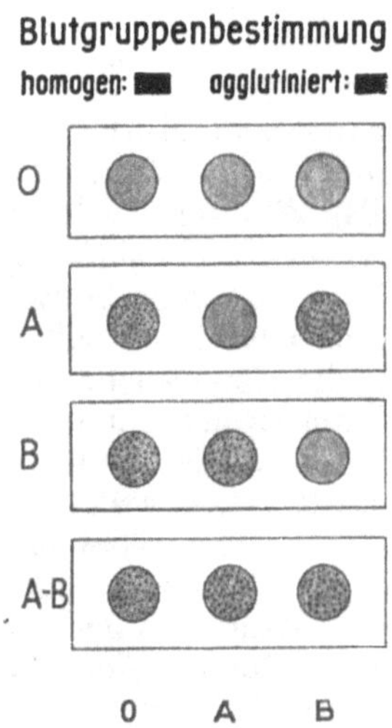

Abb. 14

Aus diesem Schema geht hervor, daß das Blut der Blutgruppe 0 von keinem der drei Testsera agglutiniert wird, das Blut der Gruppe A und B wird von dem Serum der eignen Blutgruppe nicht agglutiniert — was biologisch verständlich ist, dafür von dem Serum der beiden anderen Gruppen, und schließlich das Blut der Gruppe AB wird von allen drei Testsera agglutiniert. Mit Rücksicht auf das Agglutinationsergebnis wird der Träger der Blutgruppe 0 als Universalspender bezeichnet, was, wie die Praxis lehrt, nur eine bedingte Gültigkeit hat. Man soll daher den Blutspender 0 nur mangels gruppeneigner Blutspender für die Blutübertragung bei anderen Blutgruppen verwenden.

Die angeführte Methode der Blutgruppenbestimmung kann strenggenommen nur als orientierende angesehen werden. Für die genaue Blutgruppenbestimmung kommt nur die Reagenzglasmethode mit Feststellung des Agglutinationstiters in Frage. Mit dieser Methode lassen sich auch die schwach agglutinablen Blutgruppen mit Sicherheit feststellen und außerdem auch die Untergruppen (A_1, A_2) bestimmen. Darum müssen mit dieser Methode die Blutgruppen der ständigen Blutspender untersucht werden, was allerdings nur in darauf eingerichteten Laboratorien möglich ist.

Um das mit der Objektträgermethode gewonnene Ergebnis zu sichern, wird der sog. *Kreuzversuch* angewandt. Bei diesem Versuch wird das Blut, d. h. die Blutkörperchen des Probanden mit den üblichen Testsera, wie bereits beschrieben, geprüft, daneben werden die Agglutinationseigenschaften des Probandenserums gegenüber den Blutkörperchen der Blutgruppe A und B untersucht.

Da diese Methode am Krankenbett bzw. in der Sprechstunde Anwendung finden soll, muß sie mit möglichst einfachen Hilfsmitteln durchzuführen sein. Die Gewinnung des Probandenserums kann durch Blutentnahme aus der Vene und Stehenlassen bzw. Zentrifugieren des Blutes erfolgen. Man kann die Venenpunktion vermeiden, wenn man U-förmige Kapillarröhrchen in einer Länge von etwa 10 cm und einer Lichte von etwa 2 mm besitzt. (Sie lassen sich einfach herstellen, wenn man ein Glasrohr von entsprechender Lichte hat.) Mit diesem Röhrchen wird Blut aus der Fingerbeere oder aus dem Ohrläppchen aufgefangen; dazu braucht man das Röhrchen nur an das hervorquellende Blut heranzuhalten, das dank der Kapillarkraft in das Röhrchen hineingesogen wird. Man fülle nur einen Schenkel des Röhrchens mit Blut und lege es dann solange hin, bis das Blut geronnen ist. Daraufhin wird das Röhrchen in eine Zentrifuge gebracht und kurz zentrifugiert — das Serum setzt sich in beiden Schenkeln scharf von den Blutkörperchen ab. An der Serumblutkörperchengrenze wird das Röhrchen mit einer Ampullenfeile angeritzt und danach abgebrochen. Von dem im oberen Teil enthaltenen Serum werden 2 Tropfen auf einen Objektträger gebracht und der eine davon mit einem kleinen Bluttropfen der Blutgruppe A und der andere mit einem der Blutgruppe B versetzt. Man kann auch erst einen Bluttropfen von durchschnittlicher Größe mit 0.5 ccm physiologischer Kochsalzlösung verdünnen und von dieser Aufschwemmung einen Tropfen von der Größe des Serumtropfens mit diesem versetzen. Als Spender dieser Bluttropfen kommen nur Personen in Frage, die mit Sicherheit den genannten Blutgruppen angehören. Darum ist es ratsam, im Kreise seiner Mitarbeiter oder in erreichbarer Nähe solche Personen zur Verfügung zu haben.

Auf Grund des Ergebnisses dieser beiden Versuche, in dem einmal die Blutkörperchen, das andere Mal das Serum getestet werden, kann man die Blutgruppe des Probanden ermitteln. Die Zugehörigkeit zu einer bestimmten Blutgruppe kann als gesichert angesehen werden, wenn in beiden Versuchen die gleiche Blutgruppe festgestellt worden ist. Der Kreuzversuch muß selbstverständlich sowohl beim Empfänger als auch beim Spender ausgeführt werden. Es wird allerdings meist nur beim Empfänger notwendig sein, da bei den ständigen Spendern die Blutgruppe feststeht.

Um die Sicherheit einer komplikationslosen Bluttransfusion zu erhöhen, kann noch ein dritter Serumtropfen des Blutempfängers mit einem Bluttropfen des Spenders gemischt werden. Die Blutübertragung ist nur dann zulässig, wenn bei diesem Versuch keine Agglutination auftritt. Kann der Kreuzversuch aus irgendwelchen Gründen nicht ausgeführt werden, dann empfiehlt sich, den zuletzt geschilderten Versuch in vereinfachter Form vorzunehmen. Zu diesem Zweck wird ein Tropfen des Spenderblutes mit neun Tropfen des Empfängerblutes und fünf Tropfen einer 3,8%igen Natrium-citricum-Lösung vermischt und ein Tropfen dieses Gemisches auf einem Objektträger unter dem Mikroskop auf evtl. Agglutination beobachtet. Nur wenn keine Agglutination auftritt ist der Blutspender als geeignet anzusehen.

Als letzte Vorsichtsmaßnahme ist die biologische Vorprobe anzuwenden, die darin besteht, daß vor der eigentlichen Transfusion 10—20 ccm des Spenderblutes dem Empfänger intravenös gegeben werden. Wenn in den nächsten zwei Stunden (die von einigen Autoren angegebene Wartezeit von einigen Minuten halte ich für zu kurz) keine Reaktion auftritt, dann kann die Blutübertragung vorgenommen werden. Diese letzte Sicherheitsmaßnahme empfehle ich in jedem Fall, gleichgültig auf welche Weise die Blutgruppenbestimmung beim Spender und Empfänger bestimmt worden ist, durchzuführen. Da bei der Blutgruppenbestimmung ein Fehler unterlaufen kann und da abgesehen von der Blutgruppe auch andere Blutfaktoren (z. B. der Rh-Faktor) für Zwischenfälle bei einer Bluttransfusion verantwortlich sein können, sollte *keine Sicherheitsmaßnahme unterlassen* werden, um eine gefährliche Reaktion zu verhindern.

Um die Möglichkeit eines Zwischenfalles durch die Anwesenheit des Rh-Faktors auszuschließen, wird folgende Probe angegeben: Ein Tropfen des Spenderblutes wird mit 0,5 ccm Serum der Blutgruppe AB gemischt und ein Tropfen davon mit einem großen Tropfen des Empfängerserums zusammengebracht. Der Spender ist als geeignet anzusehen, wenn keine Agglutination auftritt.

Nur wenn *äußerste Lebensgefahr* besteht, die jede Verzögerung der Transfusion verbietet, ist es gerechtfertigt, sich auf das Notwendigste zu beschränken, d. h. die Blutgruppenbestimmung nur mit der Objektträgermethode auszuführen und bei der biologischen Vorprobe, sich mit einer Wartezeit von wenigen Minuten zu begnügen.

Bei der **Wahl** des **Blutspenders** muß sein **Gesundheitszustand** einer genauen Prüfung unterzogen werden. Erste Bedingung ist, daß er frei von akuten und chronischen Infektionskrankheiten ist, namentlich von Tuberkulose, Malaria und Lues. Auch andere schwere Krankheiten wie z. B. Krebs, Blutkrankheiten, Nierenkrankheiten schließen den Betreffenden als Blutspender aus. Aber auch Gesunde mit niedrigen Hämoglobin- und Erythrozytenwerten (unter 60% und 3,0 Mill.) eignen sich nicht als Spender. Bei ständigen Blutspendern muß eine eingehende Anfangsuntersuchung, einschließlich der Röntgenuntersuchung der Brustorgane, und Kontrolluntersuchungen in regelmäßigen Zeitabständen vorgenommen werden. Bei Gelegenheitsspendern wird man sich auf Anamnese, Feststellung des allgemeinen Kräftezustandes und Bestimmung des roten Blutbildes beschränken können. Bei **jedem** Spender muß **aber unbedingt** eine serologische Untersuchung auf Lues vorgenommen werden. Nur bei Lebensgefahr wird man beim Fehlen eines ständigen Spenders auf diese Untersuchung verzichten dürfen. Man wählt dann als Spender einen Verwandten des Blutempfängers, der den oben angeführten Voraussetzungen entspricht und bei dem anamnestisch und klinisch keine Lues besteht. Bei der Ermittlung seiner Vorgeschichte muß mit Nachdruck auf die Folgen, die für den Empfänger durch eine evtl. Verheimlichung einer bestehenden Lues auftreten könnten, hingewiesen werden.

Sehr bewährt hat sich die Einrichtung von Blutspenderzentralen, die meist an Krankenhäuser angeschlossen sind und die über einen Stamm von Blutspendern verschiedener Blutgruppen verfügen.

Die bereits vor dem letzten Krieg, namentlich aber während dieses gesammelten Erfahrungen mit der Übertragung von konserviertem Blut berechtigen zu einer breiteren Anwendung dieses Verfahrens auch in Friedenszeiten. Die Vorteile dieses Verfahrens liegen erstens darin, daß in dringenden Fällen die Blutkonserve sofort zur Verfügung steht, und zweitens, daß das bei therapeutischen Aderlässen gewonnene Blut nicht verloren geht, sondern für eine spätere Transfusion verwertet werden kann. Trotz der verschiedenen Veränderungen, die das konservierte Blut im Laufe der Zeit erfährt, ist es in den ersten 8 Tagen dem frischen Blut als nahezu gleichwertig zu bezeichnen. Auch bei längerer Lagerung büßt es nur wenig an seiner Wirksamkeit ein und wird bei der Übertragung in den ersten 3 Wochen gut vertragen. Unbrauchbar ist die Blutkonserve, wenn eine sichtbare Hämolyse auftritt, die man an einem hämolytischen Saum oberhalb der abgesetzten Erythrozyten erkennt, durch den die scharfe Grenze zwischen Erythrozyten und Plasma verwischt wird. Diese Erscheinung darf aber nicht verwechselt werden mit der leichten Trübung der unteren Plasmaschicht durch aufgeschüttelte Erythrozyten, was beim Tragen der Konserve auftreten kann. Zur Konservierung des Blutes werden gerinnungshemmende Lösungen, sog. Stabilisatoren, angewandt, die neben einer gerinnungshemmenden Substanz, z. B. dem Natrium citricum, meist noch Traubenzucker und Kochsalz enthalten. Sie können von den Herstellern von Konservenflaschen bezogen werden oder selbst angefertigt werden. Als Beispiel nenne ich folgende Zusammensetzung: 2,0 g Natr. citric., 4,0 g Dextrose puriss. und 0,4 g Natr. chlorat. auf 200,0 g Aq. dest. Dieser Menge werden 300,0 ccm Blut zugesetzt. Die Konserve soll bei der optimalen Kühlschranktemperatur von +2 bis 4° gelagert werden, wobei Erschütterungen, wegen ihrer hämolysefördernden Wirkung, unbedingt zu vermeiden sind.

Die Konservenflasche wird in verschiedenen Modellen hergestellt. Die erste Bedingung, die an eine derartige Flasche gestellt werden muß, ist die Gewährleistung einer sterilen Entnahme und Konservierung des Blutes. Daneben kommen Handlichkeit bei der Blutentnahme und Übertragung, Wirtschaftlichkeit und manches andere in Betracht. Auf die Einzelheiten kann hier nicht eingegangen werden, sie sind den beigefügten Vorschriften zu entnehmen. Jeder Flasche ist eine kleine Eprouvette beigefügt, die mit wenigen Kubikzentimeter Blut zu dem Kreuzversuch gefüllt wird. Auf der Konserve werden angegeben Name des Spenders, seine Blutgruppe, wobei nach Möglichkeit auch der Rh-Faktor anzugeben ist, und Tag der Entnahme. Für die Blutübertragungen gelten die für die Bluttransfusionen angegebenen Richtlinien.

Zur Frage einer möglichen Übertragung von Krankheitskeimen ist folgendes zu sagen: Bei sterilem Arbeiten dürfen keine Erreger von außen in die Konserve hereinkommen, sollten einzelne Keime doch ins Blut gelangen, dann werden sie dank der hohen Bakterizidie des Blutes in kurzer Zeit abgetötet. Auch die Lebensdauer der Luesspirochäten beträgt bei der üblichen Aufbewahrung des Blutes nicht mehr als 72 Stunden, so daß nach 4 Tagen das Blut nicht mehr infektiös ist. Aus diesem Grunde wurde in Amerika bei Anwendung von mindestens 4 Tage altem Blut teilweise sogar eine spezielle Untersuchung des Spenders auf Lues nicht mehr vorgenommen. Trotzdem wird es sich empfehlen, zur Sicherheit in jedem Fall eine WASSERMANNsche Reaktion ausführen zu lassen. Ernstere Schäden durch Übertragung von Konservenblut kommen bei vorschriftsmäßigem Arbeiten und richtiger Aufbewahrung des Blutes nicht vor.

Als Hauptindikation für eine Bluttransfusion ist eine starke äußere oder innere Blutung zu nennen. Wenn man auch mit der Infusion einer der üblichen Infusionslösungen, die nach der Blutung aufgetretenen Störungen mehr oder weniger beseitigen kann, so ist doch die Blutübertragung das am sichersten wirkende Mittel, das einen vollwertigen Ersatz für das verlorene Blut liefert. Auch bei den Anämien ist die Bluttransfusion oft angezeigt. Sie kann bei schwerer BIERMERscher Anämie in der Anlaufszeit der Lebertherapie lebensrettend sein, und auch den toten Punkt, der im Laufe der Lebertherapie nicht selten auftritt, überwinden helfen. Bei verschiedenen andern Formen der Anämie (der aplastischen, hämolytischen, toxischen u. a.) kommt der Blutübertragung eine große, oft entscheidende Bedeutung zu. Bei einer Reihe von Blutkrankheiten (WERLHOFFsche Krankheit, Hämophilie, Agranulozytose, akute Leukämie) wird die Bluttransfusion ebenfalls mit vorübergehendem oder bleibendem Erfolg angewandt. Sie ist auch bei akuten und chronischen Infektionskrankheiten gelegentlich von Nutzen, namentlich, wenn die Abwehrkräfte des Organismus infolge der Schwere oder Dauer der Infektion nicht ausreichen, um mit den Krankheitserregern oder ihren Toxinen fertig zu werden. Das bezieht sich besonders auf die septischen Prozesse, namentlich die Endokarditis und zuweilen auch auf die Pneumonie. Mit Rücksicht auf das in Mitleidenschaft gezogene Herz- und Gefäßsystem empfiehlt sich bei diesen Krankheiten, der Blutübertragung einen entsprechend großen Aderlaß vorauszuschicken, um eine Überfüllung des Kreislaufes und damit verbundene Mehrbelastung des Herzens zu vermeiden.

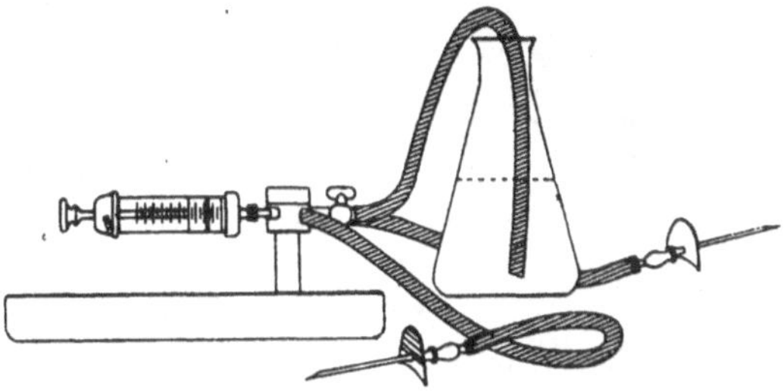

Abb. 15. BRAUNsches Gerät zur Bluttransfusion

Für die eigentliche Transfusion kommen zwei Verfahren in Betracht — das direkte und das indirekte.

Bei der **direkten Transfusion** wird das Blut aus der Vene des Spenders in die Vene des Empfängers mit Hilfe von Gummischläuchen und einer dazwischen geschalteten, besonderen Spritze oder einem Apparat direkt überführt. Gerinnungshemmende Mittel werden bei diesem Verfahren dem Blut nicht zugesetzt, höchstens enthält die Spülflüssigkeit ein solches Mittel.

Das Prinzip der von OEHLECKER angegebenen Spritze beruht auf einem Dreiwegehahn am Ansatzteil der Spritze, der es ermöglicht, bei *einer* Einstellung das Blut aus der Vene des Spenders in die Spritze aufzuziehen und bei der *andern* Einstellung das Blut aus der Spritze in die Vene des Empfängers einzuspritzen. Bei der dritten Einstellung kann die Spülflüssigkeit in die Spritze aufgezogen werden, um von da in die Schläuche zur Verhinderung der Blutgerinnung und Bildung von Thromben hineingespritzt zu werden. Mit diesem nach OEHLECKER benannten Verfahren läßt sich bei richtiger Technik die erforderliche Blutmenge bequem vom Spender auf den Empfänger übertragen.

Ich selbst benutze jetzt die von BRAUN modifizierte OEHLECKERsche Spritze, die in ihrer Handhabung einfacher und bequemer ist (s. Abb. 15). Die Dreiwegevorrichtung ist auf einem besonderen Ständer angebracht und kann mit Hilfe eines Gewindes fest mit einer Spritze verbunden werden. Durch Schwenkung der Spritze wird die erforderliche Verbindung mit einem der drei Gummischläuche hergestellt,

d. h. mit den zur Vene des Spenders und des Empfängers und mit dem zum Gefäß mit der Spülflüssigkeit. In der Praxis wird bei der Transfusion folgendermaßen vorgegangen: Empfänger und Spender werden nebeneinander ungefähr in gleicher Höhe auf zwei Betten oder Bahren gelagert. Der Zwischenraum zwischen ihnen muß so groß sein, daß ein Tischchen mit dem Infusionsgerät und der die Transfusion ausführende Arzt bequem Platz haben. An den zueinander gerichteten Armen des Empfängers und des Spenders werden mit kräftigen Hohlnadeln Venenpunktionen vorgenommen, und zwar wenn Assistenz vorhanden ist, gleichzeitig, sonst zuerst beim Spender und dann beim Empfänger. In diesem Fall muß in der Zeit, in der die Punktion beim Empfänger durchgeführt wird, die Stauung beim Spender gelöst werden. Wenn beide Venen punktiert sind, wird die Stauung beim Empfänger gelöst, beim Spender wieder angelegt und beide Hohlnadeln werden mit den entsprechenden Schläuchen, die mit steriler physiologischer Kochsalzlösung gefüllt sein müssen, verbunden. Jetzt kann die Blutübertragung beginnen.

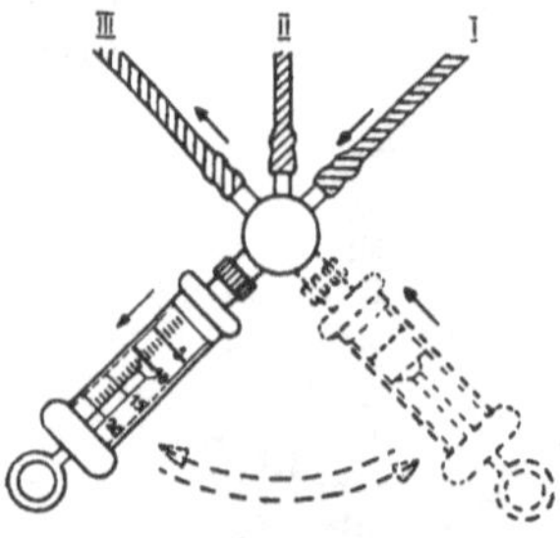

Abb. 16. Schema zur Bedienung des BRAUNschen Gerätes (s. Abb. 15)

Die Spritze wird in Stellung I gebracht (s. Abb. 16) und das Blut des Spenders in die Spritze aufgezogen, dann wird die gefüllte Spritze in Stellung III gebracht und der Inhalt dem Empfänger injiziert, woraufhin die Spritze wieder in Stellung I zurückgeführt wird und der Vorgang bis zum Erreichen der erforderlichen Blutmenge wiederholt. Zwischendurch (nach 3—4 Injektionen) müssen die Spritze und der zum Empfänger führende Schlauch mit der im Gefäß enthaltenen sterilen physiologischen Kochsalzlösung, der evtl. Natriumzitrat (2—3%) oder Heparin zugesetzt sind, durchgespült werden, um eine mögliche Blutgerinnung im Transfusionssystem zu verhindern. Zu diesem Zweck wird die Spritze in Stellung II gebracht, die Spülflüssigkeit aufgezogen und dann aus der Stellung III in den Empfängerschlauch injiziert. In größeren Zeitabständen wird auch der zuführende Schlauch durchgespült, wobei man ähnlich verfährt, nur vor der Injektion noch die Staubinde beim Spender lösen muß. Es ist darauf zu achten, daß durch zu rasches Blutaufziehen keine Luftblasen in die Spritze hineinkommen. Tritt es doch einmal ein, so spritzt man die Luftblasen mit dem Rest des Blutes aus der Spritze in die Spülflüssigkeit. Da die im Spülschlauch enthaltenen Luftblasen beim nächsten Spülen wieder in die Spritze eintreten würden, empfiehlt es sich, sie durch Nachspritzen von Blut aus dem Schlauch auszutreiben. Gelingt es auf diese Weise nicht, dann muß der Spülschlauch mit einer Pinzette aus dem Gefäß herausgehoben und mit der Öffnung nach oben während eines nochmaligen Nachspritzens von Blut gehalten werden. Daraufhin wird der Schlauch wieder in die Spülflüssigkeit eingetaucht und die Spritze mit dem im Schlauch enthaltenen Blut und mit Spülflüssigkeit aufgefüllt. Anschließend an die Entleerung dieser Spritze in die Vene des Empfängers, ist eine Spülung zu empfehlen.

Für die direkte Bluttransfusion eignet sich auch das von BECK angegebene Gerät, das sehr bequem und handlich ist. Es hat gegenüber dem OEHLECKER-BRAUNschen Gerät den Nachteil, weniger übersichtlich zu sein. Die Fortbewegung des Blutes im Schlauchsystem wird durch einen besonders dazu konstruierten Zylinder unterhalten, der bei seiner Umdrehung eine bestimmte Menge Blut aus dem Schlauch, den er komprimiert, heraustreibt. Aus der Zahl der Umdrehungen kann die transfundierte Blutmenge errechnet werden.

Für die **indirekte Bluttransfusion** werden dieselben Gefäße wie für die Infusion angewandt (s. oben S. 23), auch das Verfahren entspricht dem dabei beschriebenen nur mit dem Unterschied, daß als Infusionsflüssigkeit Blut verwendet wird. Die Blutentnahme beim Spender muß unter strenger Einhaltung der Sterilitätsvorschriften durch Venenpunktion gewonnen werden (s. den Abschnitt über Aderlaß). Als Auffanggefäß benutzt man am besten einen sterilen Meßzylinder von etwa 500 ccm Inhalt. Zur Verhütung der Blutgerinnung wendet man entweder eine 3,8%ige Natriumzitratlösung im Verhältnis 1 : 10 oder Heparin an, das im Handel unter dem Namen Vetren in speziell für diesen Zweck abgefüllten Ampullen erhältlich ist. Der Inhalt einer Ampulle verhindert die Gerinnung von 150—200 ccm Blut für die Dauer von 2 Stunden. Um vorzubeugen, daß kleine Blutgerinnsel, die sich beim Stehen im Blut bilden können, in die Blutbahn gelangen, ist es angezeigt, das Blut noch kurz vor der Übertragung durch eine 4fache Schicht steriler Gaze durchzuseihen. Bei Anwendung einer Transfusionsbürette hängt man die Gaze sackförmig in sie hinein und befestigt sie mit Klemmen am Rande, bei Benutzung eines Kolbens wird zu diesem Zweck ein Trichter mit eingelegter Gaze genommen.

Bei sehr schlechten, besonders bei kollabierten Venen des Empfängers, bleibt oft keine andre Wahl übrig, als die Vene freizulegen und eine Kanüle einzubinden. Man wendet dieses Verfahren nur ungern an, da die Vene meist unbrauchbar für spätere Injektionen wird. Man kann bei ungeeigneten Venen auch eine Sternaltransfusion, die relativ einfach ist, vornehmen (s. Sternalpunktion).

Bei genauem Einhalten der oben genannten Vorschriften ist mit ernsten Folgen oder Gefahren bei der Bluttransfusion nicht zu rechnen. Relativ häufig kommen Schüttelfröste vor, die meist nur kurze Zeit anhalten und das Befinden des Kranken nicht wesentlich beeinträchtigen. Schwere Zwischenfälle sind immer auf eine falsche Blutgruppenbestimmung (wobei der Rh-Faktor nicht zu vergessen ist) oder auf grobe Mißachtung der Transfusionsregel zurückzuführen.

Die **intramuskuläre Bluttransfusion,** besser gesagt Injektion, kommt für Übertragung großer Blutmengen, aus den früher genannten Gründen, nicht in Frage. Sie wird zur Anregung der Blutbildung angewandt. Die Blutgruppenbestimmung ist bei dieser Darreichungsart überflüssig, die Ausführung der WASSERMANNschen Reaktion dagegen unerläßlich.

Ein Zusatz von gerinnungshemmenden Mitteln zum Blut ist bei schnellem Arbeiten nicht notwendig. Im übrigen sind die für die intramuskuläre Injektion geltenden Regeln einzuhalten.

Die **Eigenblutinjektion** bildet nur eine Untergruppe des letztbeschriebenen Verfahrens, wobei das zur intramuskulären Injektion bestimmte Blut demselben Individuum aus der Vene entnommen wird.

Die Autotransfusion

Um eine bessere Durchblutung der lebenswichtigen Organe nach starken Blutverlusten zu erzeugen, legt man an die Glieder elastische Binden so an, daß man sie von unten nach oben wickelt. Mit diesem Verfahren, das man Autotransfusion nennt, wird das Blut aus der Peripherie nach den inneren Organen abgeleitet. Die Kompression durch die Binden muß so stark sein, daß auch die arterielle Zirkulation unterbrochen wird, was man am Verschwinden des peripheren Pulses erkennt. Mit Rücksicht auf die dadurch bestehende Gefahr einer hochgradigen Gewebsschädigung, dürfen die Binden nicht zu lange liegen bleiben. Das Verfahren kann infolgedessen nur als eine Notmaßnahme provisorischer Art angesehen werden.

Krampfaderverödung

Zweck dieses Eingriffes ist die Unterbrechung des Blutstromes im krankhaft erweiterten Gefäß durch Erzeugung eines thrombotischen Gefäßverschlusses. Dieses wird durch intravenöse Injektion einer die Venenwand stark reizenden Lösung, die zu einer obliterierenden Thrombophlebitis führt, erreicht. Als besonders geeignet und verhältnismäßig wenig gefährlich gelten konzentrierte Kochsalz- und Traubenzuckerlösungen, und zwar in einer Konzentration, die erste von 20—30%, die zweite von 60—70%. Von den im Handel befindlichen Präparaten nenne ich das Varicophthin (20% Kochsalzlösung in Ampullen zu 5 ccm), Varicosmon (66% Traubenzuckerlösung in Ampullen zu 10 ccm), Varico-Calorose (50—60% Traubenzuckerlösung in Ampullen zu 5—10 ccm).

Die Injektion einer dieser Lösungen, die selbstverständlich steril sein muß, kann in die leere oder in die gefüllte Vene erfolgen. Jede der beiden Methoden hat ihre Vorteile und Nachteile, auf die hier nicht eingegangen werden soll. Als das einfachere und für die Praxis geeignetere Verfahren ist die Injektion in die gefüllte Vene zu bezeichnen. Sie ist folgendermaßen durchzuführen: Der Patient wird auf ein Bänkchen, hinter dem sich ein Untersuchungsdivan befindet, gestellt, und die Injektionsstelle mit Alkohol gereinigt. Zur stärkeren Füllung der Vene kann oberhalb der Injektionsstelle eine Staubinde angelegt werden. Die Injektion erfolgt mit einer 10-ccm-Spritze, die mit einer kurzgeschliffenen Kanüle versehen ist. Nach dem Einstich überzeugt man sich, wie üblich, von der richtigen Lage der Kanüle im Venenlumen, und injiziert dann je nach der Größe der Krampfader 2—8 ccm der Injektionslösung. Die Einspritzung muß langsam erfolgen, die Menge der injizierten Flüssigkeit darf namentlich bei fehlender Erfahrung, nicht zu groß sein. Besonders achte man darauf, daß es nicht zu einer paravenösen Injektion kommt, da die konzentrierten Lösungen, wie bekannt, starke Gewebsreaktionen verursachen.

Nach dem Schluß der Injektion wird ein steriler Tupfer auf die Einstichstelle gedrückt und dann erst die Kanüle herausgezogen. Daraufhin setzt sich der Kranke auf den Diwan und schiebt sich langsam hinauf bis er bequem liegen kann. Der Tupfer wird während dieser Zeit mit dem Finger gegen die Einstichstelle gedrückt. Nachdem die Staubinde gelöst ist, wird auch der Tupfer vorsichtig abgehoben und die Einstichstelle auf eine evtl. Nachblutung geprüft. Wenn dieses nach 3 bis 4 Minuten noch der Fall ist, dann muß das Bein hochgelagert und die Einstichstelle weiter komprimiert werden, worauf die Blutung nach kurzer Zeit zum Stehen kommt. Ein kleiner Heftpflasterschutzverband bildet den letzten Akt des Eingriffes. Bei stark entwickelten Krampfadern empfiehlt es sich, das Bein von unten nach oben bis über die Injektionsstelle zu wickeln.

Der Eingriff verursacht, abgesehen von leichtem Ziehen und Brennen im Bein, keine Beschwerden und keine Funktionsstörungen. Der Patient kann wie immer seiner Beschäftigung nachgehen. Die im Bereiche der Injektionsstelle aufgetretene Verhärtung nimmt im Laufe der Zeit an Konsistenz zu und führt nach etwa 14 Tagen zur Obliteration des Gefäßes.

Sollen noch andere Venen in demselben Bereiche verödet werden, so wiederholt man den Eingriff erst nach 2—3 Wochen, da erfahrungsgemäß in dieser Zeit eine Anzahl von Venen von selbst verschwinden kann. Die Gefahr einer Embolie bei diesem Verfahren ist geringer als bei dem operativen Vorgehen. Eine *Kontraindikation* für den Eingriff bildet die Anwesenheit eines Infektionsherdes im Körper (Tonsillitis, Furunkel, eitrige Prozesse in der Umgebung der Krampfader u. a.), sowie das Überstehen einer Thrombophlebitis in dem letzten halben Jahr. Durch Ruhe und Hochlagerung des Beines nach dem Eingriff wird die Emboliegefahr erhöht.

Für die Injektionstherapie eignen sich nur Kranke mit oberflächlichen Krampfadern. Sind auch die tiefliegenden Venen befallen, dann ist diese Therapie, genau so wie die operative, zwecklos und nicht selten sogar schädlich. Die Durchgängigkeit der tiefliegenden Venen wird nach Perthes folgendermaßen geprüft: Man legt unterhalb des Knies eine Staubinde an und läßt den Patienten gehen. Laufen die oberflächlichen Venen dabei aus, so sind die tiefen Venen durchgängig und der Eingriff angezeigt, im gegenteiligen Fall hat die Verödung zu unterbleiben. Venen über der Tibia dürfen nicht verödet werden.

Die intraneurale und perineurale Injektion

Diese Art von Injektion kommt als therapeutische Maßnahme in erster Linie bei Neuralgie und Neuritis des Nervus ischiadicus in Betracht. Der Eingriff bezweckt eine möglichst nahe Heranbringung von antineuralgischen und anästhetischen Mitteln an den Nerv, um auf ihn unmittelbar einzuwirken. Bei der Injektion richtet man sich entweder nach den Druckpunkten oder nach den topographischen Punkten. Letztere kommen besonders dann in Frage, wenn die Druckpunkte fehlen oder uncharakteristisch sind. Der topographische Punkt für den Nervenstamm, der wichtigste für die intraneurale Therapie, wird folgendermaßen festgestellt: Man zieht eine Verbindungslinie zwischen dem Trochanter major und dem Tuber ischii und findet drei Querfinger von dem hinteren Trochanterrande entfernt, etwa in der Mitte der Linie, den Punkt, der die Lage des Nervenstammes nahe seiner Austrittsstelle anzeigt (s. Abb. 17).

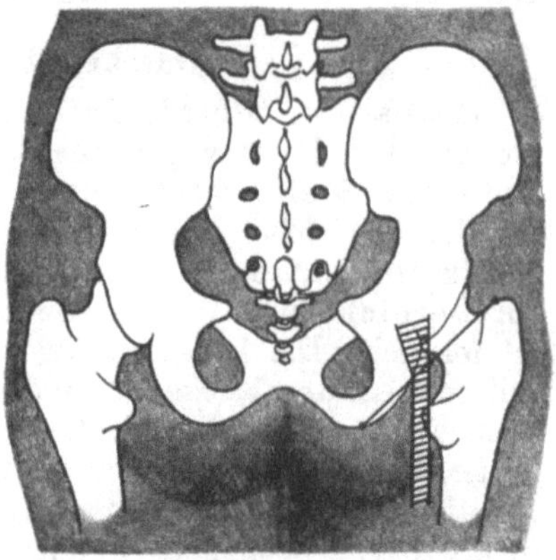

Abb. 17. Schema zur intraneuralen Ischiadikusinjektion

Zum Eingriff wird der Kranke auf die gesunde Seite, und zwar in eine Mittelstellung zwischen Seiten- und Bauchlage gebracht. Die Beine müssen in den Knie- und Hüftgelenken leicht gebeugt sein. Nach sorgfältiger Desinfektion der Haut wird an dem schon vorher festgestellten Punkt senkrecht zur Oberfläche eingestochen. Eine vorherige Lokalanästhesie ist in den meisten Fällen nicht notwendig, nur bei sehr empfindlichen Kranken ist sie angebracht. Die Kanüle muß etwa 10 cm lang und möglichst dünn sein (sie darf allerdings nicht so dünn sein, daß sie sich beim Einstechen verbiegt). Die Tiefe des Einstiches hängt von der Beschaffenheit des Fettpolsters ab, sie beträgt durchschnittlich 7—8 cm. Zur Injektion benutzt man eine der Menge der Injektionslösung entsprechende Spritze.

Trifft man beim Einstich den Nerv, dann empfindet der Kranke einen plötzlichen lebhaften Schmerz, der ins Bein und manchmal sogar bis in den Fuß ausstrahlt und von einer Zuckung begleitet sein kann. Bleiben diese Erscheinungen aus, so versucht man den Nerv zu treffen, indem man die Kanüle zurückzieht und in einer anderen Richtung vorgeht. Gelingt es bei 1—2maliger Wiederholung nicht, dann beschränkt man sich auf die Injektion in die Umgebung des Nerven.

Bei Anwendung von Novocain kann man 10—20 ccm einer 1—2%igen, oder besser noch 50—100 ccm einer $^1/_4$%igen Lösung in physiologischer Kochsalzlösung, injizieren.

Die mechanische Wirkung der großen Flüssigkeitsmenge auf den Nerv summiert sich in diesem Fall mit der anästhesierenden Wirkung des Novocains. Bei großer Injektionsmenge wird mit derselben Spritze mehrmals durch die steckengelassene Kanüle die erforderliche Menge eingespritzt. Ist der Nerv mit Sicherheit getroffen, dann bleibt die Kanüle unverändert liegen, sonst wechselt man die Lage, um evtl. näher an den Nerv heranzukommen und infiltriert ein möglichst großes Gebiet seiner Umgebung.

Bei Neuralgien oder Neuritiden *anderer Nerven* wird analog verfahren. Bei oberflächlich liegenden Nerven wie z. B. dem 1. Ast des Nervus trigeminus oder beim Nervus peroneus ist ihr Auffinden und die Durchführung der Injektion einfach. Beim ersten Trigeminusast wird nahe seiner Austrittsstelle am Stirnbein und beim Nervus peroneus am Wadenköpfchen injiziert. Bei tiefliegenden Nerven oder Nervenästen wird man sich auf eine perineurale Injektion beschränken.

Gefahren und Komplikationen ernsterer Art sind bei diesem Eingriff nicht zu befürchten, vorausgesetzt, daß man die für Injektionen geltenden Regeln genau befolgt.

Interkostale (paravertebrale) Injektion

Die paravertebrale Injektion im Bereich des Brustkorbes ist in ihrer ursprünglichen Form wegen der damit verbundenen Gefahren nicht zu empfehlen. An ihrer Stelle wende man die wirbelnahe interkostale Injektion an, mit der die gleichen Erfolge ohne Gefährdung des Patienten erzielt werden.

Als Indikation für diesen Eingriff gelten alle Neuralgien und Neuritiden im Bereiche der Wirbelsäule und der Interkostalräume. Die Technik ist folgende: Die Injektion wird an dem sitzenden oder auf der gesunden Seite mit gekrümmten Rücken liegenden Patienten ausgeführt. Der Einstichpunkt liegt 6 cm von der Mittellinie, d. h. von dem in gleicher Höhe liegenden Dornfortsatz entfernt und entspricht dem Gebiet des Angulus costalis. Zur Lokalisation der Einstichstelle zählt man entweder die Rippen von unten nach oben, oder die Dornfortsätze von oben nach unten, ab. Für die Orientierung ist wichtig zu wissen, daß der im Bereiche der unteren Halswirbelsäule vorspringende Dornfortsatz dem 7. Halswirbel (Vertebra prominens) angehört und daß im mittleren Brustwirbelabschnitt ein Dornfortsatz (z. B. der 6.) in gleicher Höhe wie die nächstfolgende Rippe (die 7.) liegt.

Der Einstich wird mit einer dünnen, kurz geschliffenen Kanüle vorgenommen, wobei man senkrecht in die Tiefe bis auf die Rippe vordringt und von da sich vorsichtig an den unteren Rippenrand vortastet. Unter fortwährendem Spritzen der Injektionslösung darf man die Nadel von hier aus höchstens nur 2—3 mm vorschieben, da beim Tieferstechen die Gefahr einer Pleuraverletzung besteht. Bei der nächsthöheren oder tieferen Injektion wird in gleicher Weise verfahren. Zur leichteren Auffindung der Einstichstelle ist der Rippenabstand, der bei den oberen Rippen 3 cm und bei den unteren Rippen 3,5—4 cm beträgt, zu berücksichtigen. Das Steckenlassen der letztbenutzten Kanüle als Markierung für den folgenden Einstich unterstützt das Vorgehen.

Bei der paravertebralen Injektion in der Lendengegend zur Anästhesie des Grenzstranges wird der Kranke flach auf den Bauch gelegt, unter den in Höhe des Nabels eine etwa 20 cm hohe Rolle geschoben wird. Der Injektionspunkt liegt 6 cm von der Mittellinie in Höhe des Dornfortsatzes des 3. Lendenwirbels, was etwa dem Rand des Darmbeinkammes entspricht. Von diesem Punkt aus wird, nach vorheriger Anlegung einer Novocainquaddel, mit einer 15 bis 20 cm langen Nadel in einem Winkel von etwa 60° zur Basis in Richtung auf die

Wirbelsäule eingegangen. In einer bestimmten Tiefe, die von der Dicke des Fettpolsters und der Muskulatur abhängt und im Durchschnitt 10 bis 12 cm beträgt, stößt man auf den Wirbelkörper. Stößt man schon bei einer geringeren Tiefe auf einen Widerstand, so hat man einen Querfortsatz getroffen, an dem man durch geringe Höhenänderung der Richtung, ohne die Nadel herauszuziehen, meist vorbeikommt. Bei Berührung des Wirbelkörpers zieht man die Nadel etwas zurück und schiebt sie dann in einer etwas steileren Stellung noch etwa 2 cm vor, wodurch man näher an den Grenzstrang herankommt. Vor der Injektion muß aspiriert werden, um sicher zu sein, daß die Nadel nicht in einem Gefäß (Vena cava oder Aorta) liegt. Gelegentlich vorkommende Gefäßverletzungen bleiben in der Regel ohne Folgen, vorausgesetzt, daß die Patienten nicht an schweren Gefäßschädigungen (Arteriosklerose) oder einer hämorrhagischen Diathese leiden, bei denen es zu größeren Blutungen kommen kann.

Als Injektionsflüssigkeit kommt 0,5—1,0% sterile Novocainlösung oder eine andere gleichwertige anästhesierende Lösung in Betracht. Die Menge der bei jedem Einstich notwendigen 1%igen Novocainlösung beträgt etwa 10 ccm.

Die Hauptgefahr bei der oben beschriebenen Injektionstechnik besteht darin, daß bei zu tiefem Eindringen der Kanüle die Pleura und evtl. auch die Lunge verletzt werden können. Um dieses zu vermeiden, ist es erforderlich, sich genau an die Vorschrift zu halten und mit der Kanüle nicht tiefer als 3 mm über den Rippenrand vorzudringen. Die Wahrscheinlichkeit einer Verletzung einer Interkostalarterie ist bei Anwendung dünner Nadeln und behutsamen Vorgehen sehr gering. Andere, bei der eigentlichen paravertebralen Injektion beobachtete Schäden, kommen bei der interkostalen Injektion nicht vor.

Epidurale Injektion

Für die Behandlung der Ischias kommt neben der intraneuralen die epidurale Injektion, bei der das Arzneimittel in den Kreuzbeinkanal eingebracht wird, in Betracht. Dieser Eingriff, bei dem die Injektionslösung in unmittelbare Berührung mit den Nervenwurzeln kommt, eignet sich besonders für die *Wurzelischias*.

Für die richtige Ausführung der Injektion ist die Kenntnis der anatomischen Verhältnisse des Kreuzbeinkanals unerläßlich. Dieser verläuft in der Mitte des Kreuzbeins und geht oben in den Wirbelkanal über, unten endet er dagegen mit einer Öffnung — dem Hiatus sacralis, der durch eine ziemlich feste Membran verschlossen ist (s. Abb. 18). Dieser Zugang zum Kreuzbeinkanal hat eine Breite von etwa 1 cm, an seinem unteren Rande erheben sich zwei kleine Höcker — die Cornua sacralia, die für seine Auffindung durch Palpation wichtig sind. Gelegentlich kann der Hiatus sacralis sehr eng und sogar ausnahmsweise völlig verschlossen sein. Der Kanal selbst verläuft innerhalb des Kreuzbeins in einem Bogen, der von der individuell verschiedenen Krümmung des Kreuzbeins abhängt (s. Abb. 19). Auch diese Tatsache ist bei der Ausführung des Eingriffes von Bedeutung. Der Lumbalsack tritt aus dem Wirbelkanal in den Kreuzbeinkanal über und erstreckt sich meist bis zum 2. Kreuzbeinwirbel; von hier aus verlaufen die Nervenwurzeln, eingebettet, in das epidurale Gewebe.

Die in den Kreuzbeinkanal eingeführte Kanüle muß etwa das Ende des Lumbalsackes erreichen, darf aber in diesen selbst nicht eindringen, da sonst Schädigungen des Zentralnervensystems möglich sind.

Zum Eingriff nimmt der Kranke die Knie-Ellenbogenlage oder die Seitenlage mit stark gekrümmtem Rücken und angezogenen Beinen ein. Noch vor der Hautdesinfektion orientiert man sich über die topographische Lage des Hiatus sacralis, indem man den Kreuzbeinkamm nach abwärts abtastet und die Lage der Kreuzbeinhöcker feststellt. Bei schlanken Menschen ist dieses nicht schwer, bei stark ausgebildetem Fettpolster dagegen ist es zuweilen unmöglich, sie mit Sicherheit zu finden.

Für den Eingriff benutzt man eine- 10- oder 20-ccm-Spritze und eine 8—10 cm lange Kanüle oder Lumbalnadel (s. Lumbalpunktion), die wohl stabil, aber nicht zu dick sein sollen. Bei Verwendung einer gewöhnlichen Kanüle wird es zweckmäßig sein, sie auf die bereits mit der Injektionslösung gefüllte Spritze aufzusetzen und dann einzustechen, bei Benutzung einer Lumbalnadel sticht man diese nach Einführung und richtiger Einstellung des Mandrins ein.

Nachdem die Haut im Bereiche der Einstichstelle mit Jodtinktur oder einem ihrer Ersatzmittel desinfiziert ist, stellt man nochmals genau die Lage der Kreuzbeinhöcker fest. Es ist selbstverständlich, daß bei diesem Eingriff die Hände besonders sorgfältig gewaschen und die Fingerkuppen mit Jodtinktur betupft sein müssen. Der Einstich erfolgt zwischen beiden Kreuzbeinhöckern oder etwas oberhalb dieser. Man sticht so ein, daß man mit der Nadel in die Tiefe dringt, dabei aber die Richtung entsprechend der Oberfläche des Kreuzbeins einhält. Bei zu steiler Führung stößt die Nadel sehr bald auf die vordere Wand des Kanals, dagegen verfehlt sie bei zu flachem Eindringen den Kanal und gleitet an der Oberfläche des Kreuzbeins im subkutanen Gewebe nach oben. Das Finden der erforderlichen Richtung ist bei Personen mit geringem Fettpolster einfach. Schwierigkeiten ergeben sich bei stark entwickeltem Fettpolster, da man hierbei leicht die Orientierung verliert. Stößt man beim Vordringen mit der Nadel auf einen Widerstand, dann zieht man sie etwas zurück und versucht in einer anderen Richtung weiter zu kommen. In den meisten Fällen gelingt es, die Nadel bis zu einer Tiefe von etwa 7—8 cm einzuführen, die als Durchschnittstiefe anzusehen ist. Tieferes Eindringen ist wegen der Gefahr, in den Lumbalsack zu gelangen, nicht zu empfehlen. Um dieses auszuschließen, saugt man mit der Spritze den Inhalt des Kreuzbeinkanals an. Bei richtiger Lage der Nadel fällt der Versuch negativ aus, tritt helle Flüssigkeit in die Spritze über, dann hat man den Lumbalsack angestochen, fließt dagegen Blut ein, dann hat man eine Vene getroffen. In beiden Fällen muß die

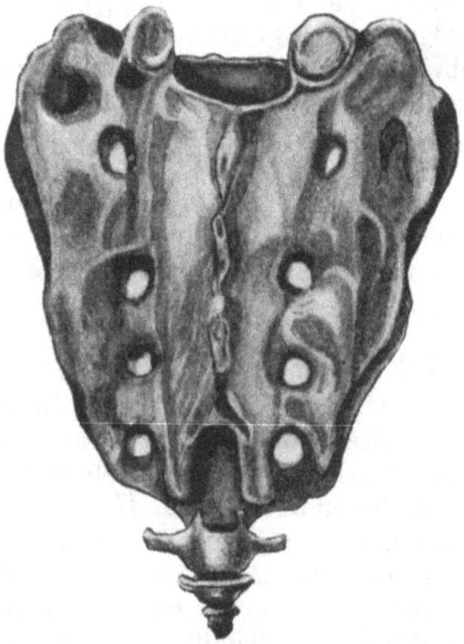

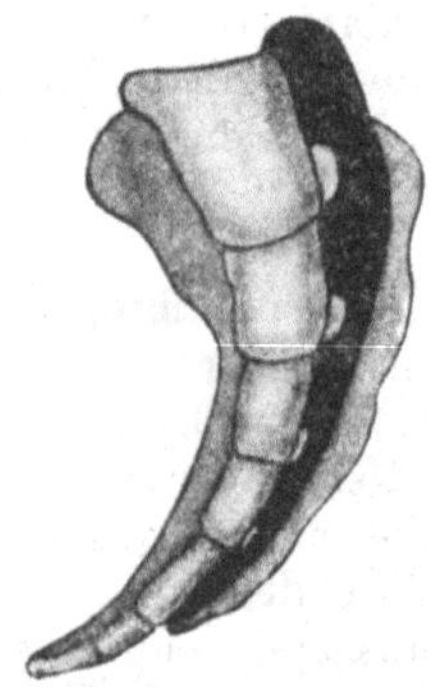

Abb. 18 Kreuzbeinkanal **Abb. 19**

Nadel soweit zurückgezogen werden, daß bei erneutem Ansaugen nichts mehr in die Spritze einströmt. Erst jetzt darf die Injektion ausgeführt werden. Die Injektionsflüssigkeit muß körperwarm sein und langsam (2—3 Minuten) eingespritzt werden, da sonst unangenehme Empfindungen auftreten können, namentlich ein starkes Druckgefühl in der Kreuzbeingegend, das sich bis zum heftigen Schmerz steigern kann. Durch den beim schnellen Einspritzen auftretenden hohen Innendruck im starren Kreuzbeinkanal wird auch die Resorption der zugeführten Lösung gefördert, wodurch unter Umständen, wie z. B. beim Novocain, Vergiftungen auftreten können. Aus Sicherheitsgründen sollte man deswegen beim Novocain die Dosis von 0,4 g nicht überschreiten. Im Durchschnitt werden 20 ccm einer 1%igen Novocainlösung oder einer gleichartigen Lösung injiziert. Ich wende gern folgende Lösung an: β-Eucain 0,05, Antipyrin 0,4, Natr. chlorat. 0,2, Aq. dest. ad 50,0 (steril!).

Während der Injektion achtet man darauf, ob die Haut über dem Kreuzbein sich nicht vorzuwölben beginnt, was für eine fehlerhafte Lage der Kanüle im subkutanen Gewebe sprechen würde.

Angaben des Patienten über geringen Druck in der Kreuzbeingegend und Ziehen in den unteren Extremitäten ist ein Zeichen des gelungenen Eingriffes, sonst aber ohne Bedeutung, da diese Erscheinungen nach dem Ende der Injektion wieder abklingen.

Nach dem Herausziehen der Nadel wird die Injektionsstelle mit Jodtinktur betupft und durch einen Heftpflasterstreifen verschlossen.

Die einzige nennenswerte Gefahr bei der epiduralen Injektion besteht in der Möglichkeit einer Injektion von stark wirkenden Lösungen in den Lumbalsack bei zu tiefem Einstich der Hohlnadel. Die in den Wirbelkanal hereingebrachte Lösung kann bis zum Gehirn aufsteigen und durch Einwirkung auf lebenswichtige Zentren schwere Krankheitserscheinungen und sogar den Tod verursachen. Zur Vermeidung solcher Zwischenfälle ist es unbedingt notwendig, sich jedesmal vor der Injektion zu überzeugen, daß die Nadel nicht in dem Lumbalsack steckt.

In Befolgung der allgemeinen Regel über Asepsis ist es selbstverständlich unzulässig, bei einem Dekubitus im Bereich des Kreuzbeines eine epidurale Injektion vorzunehmen. Das Gleiche gilt auch für alle anderen infektiösen Prozesse in dieser Gegend.

Anhang: **Die Skarifikation**

In der Injektion haben wir ein Verfahren kennengelernt, mit dessen Hilfe man Substanzen in verschiedene Körpergewebe (Haut, Unterhautgewebe, Muskeln, Blut) einbringen kann. Soll ein bestimmter Stoff in die Haut eingeführt werden, so kann man dazu statt der intrakutanen Injektion die Skarifikation wählen. Schon die Bezeichnung (σκαριφεύω, scarifico = ritze) weist darauf hin, daß bei der Skarifikation die Haut geritzt wird. Zur Ausführung dieses Eingriffes eignet sich am besten ein mit zwei Schneiden versehenes Messerchen, die sog. Lanzette, dessen einfachste und gebräuchlichste Form heutzutage die einer Stahlfeder ist. Diese Lanzetten sind aus Stahl und werden am besten im strömenden Dampf sterilisiert, sie können aber auch durch Auskochen keimfrei gemacht werden. Besonders praktisch ist die mit einer Platiniridiumspitze versehene Lanzette, die durch Ausglühen sterilisiert werden kann, was einfach ist und wenig Zeit in Anspruch nimmt.

Die Skarifikation ist die Methode der Wahl bei der **Pockenschutzimpfung,** sie findet aber auch für andere therapeutische Zwecke Anwendung, z.B. bei der PONNDORF-Impfung.

Die **Technik** der Skarifikation hängt von dem Zweck des Eingriffes ab. In jedem Fall beginnt man mit der Desinfektion der Haut, die man durch Abreiben mit

Alkohol oder einem anderen Desinfektionsmittel ausführt. Soll eine Pockenschutzimpfung vorgenommen werden, dann taucht man die vorher sterilisierte Impflanzette in die Lymphe ein und überträgt sie in die obere Hautschicht, indem man die Haut vorsichtig mit der Lanzette ritzt. Die Haut wird an der vorgesehenen Stelle leicht gespannt und dann in einer Länge von etwa 5 mm geritzt, wobei es zur Durchtrennung der Haut kommen muß, eine Blutung aber nicht auftreten darf. Die Zahl der Ritzungen beträgt 2 bis 4, ihr Abstand soll etwa 2 cm voneinander entfernt sein. Als Impfstelle kommt die Außenseite der oberen Hälfte des Oberarms oder die entsprechende Stelle des Oberschenkels in Frage.

Das Impfergebnis ist als positiv zu bezeichnen, wenn mindestens an einer Ritzung eine Reaktion entsteht, die der Entwicklung einer Pocke entspricht, d. h. wenn am 2. bis 4. Tag nach der Impfung eine Papel entsteht, die etwa am 6. Tag in ein Bläschen übergeht, das sich am 7. bis 8. Tage in eine genabelte Pocke umwandelt, deren Inhalt sich sehr bald trübt und vereitert und die um den 11. Tag einzutrocknen beginnt. Gegen Ende der 1. Woche nach der Impfung kann auch geringes Fieber und schmerzhafte Schwellung der regionären Lymphknoten auftreten. Nicht selten wird bei einem positiven Impfergebnis auch ein Impf-Rash (ein kleinfleckiges, morbilliformes Exanthem) am ganzen Körper beobachtet. Dagegen ist die Vakzinegeneralisation, die am 9. bis 11. Tag aufzutreten pflegt und als Exanthem mit kleinen, schnell eintrocknenden Pusteln in Erscheinung tritt, eine ausgesprochene Seltenheit.

Bei der Wiederimpfung hängt der Verlauf der Impfreaktion von dem Grad des noch bestehenden Impfschutzes ab. Ist noch ein voller Impfschutz vorhanden, so heilen die Ritzungen rasch und reaktionslos ab, oder es entstehen nur geringe entzündliche Veränderungen, die sich in 2 bis 3 Tagen wieder zurückbilden. Bei fehlendem Schutz zeigt die Impfreaktion den gleichen Verlauf wie bei der Erstimpfung, gelegentlich sind die dabei auftretenden entzündlichen Veränderungen noch stärker.

Gefahren, die bei Pockenschutzimpfungen auftreten können, sind sekundäre, von der Impfpocke ausgehende Infektionen, wie z. B. Erysipel, Phlegmone, Sepsis und die Übertragung der Pockeninfektion auf andere Hautstellen, besonders auf das Augenlid und von da auf die Hornhaut. In seltenen Fällen kann es auch zu einer postvakzinalen Enzephalitis kommen.

Zur Verhütung einer sekundären Infektion und einer Autoinokulation des Pockeneiters ist die Einhaltung der bei der Behandlung von eitrigen Prozessen üblichen Maßnahmen erforderlich. Besonders wichtig ist die Anlegung eines gut sitzenden Schutzverbandes und sichere Vorkehrungen gegen das Aufkratzen der Impfpusteln (Festbinden der Hände bei kleinen Kindern).

Bei der *Ponndorfschen Impfung* muß die Skarifikation so tief sein, daß ganz wenig Blut aus den Ritzungen hervortritt. Dieses ist der Fall, wenn der Schnitt bis zum Papillarkörper der Haut reicht. Das aus den Ritzungen hervorgetretene Blut wird mit dem Impfstoff vermischt und mehrere Minuten lang mit einem Glasstäbchen in die Haut hineinmassiert. Nach Eintrocknen des Blut-Impfstoffgemisches wird ein Schutzverband angelegt.

Die Punktion

Der Einstich einer Hohlnadel oder eines ähnlichen Instrumentes in eine Körperhöhle oder ein Körpergewebe mit anschließender Entnahme des Inhalts bzw. der Gewebssubstanz nennt man Punktion. Werden dabei kleine Mengen entnommen, die meist zu diagnostischen Zwecken bestimmt sind, dann spricht man von einer Probepunktion. Handelt es sich um eine Entleerung großer Flüssigkeits- bzw. Gasmengen, so bezeichnet man den Eingriff einfach als Punktion oder als Entlastungs- bzw. Entleerungspunktion. In diesem Fall ist es üblich, wenn möglich, die entleerte Menge zu messen und zu notieren, da es für die Beurteilung der therapeutischen Wirkung von Bedeutung ist. Soll bei einem Kranken sowohl eine Punktion als auch eine gleichartige Injektion (z. B. Venenpunktion und intravenöse Injektion) vorgenommen werden, dann wird man nach Möglichkeit beide Eingriffe aus Rücksicht auf den Kranken und die Zeitersparnis miteinander verbinden, indem man die Injektion sofort an die Punktion anschließt.

Das für die Punktion erforderliche Gerät entspricht im Prinzip dem für die Injektion angegebenen. Seine wesentlichen Bestandteile sind eine Hohlnadel und evtl. eine Saugvorrichtung (Spritze). Je nach der Punktionsart bestehen an der Hohlnadel aus Bequemlichkeits- und Sicherheitsgründen technische Änderungen, auf die in den folgenden Kapiteln näher eingegangen wird. Auch statt der gewöhnlichen Spritze werden spezielle Sauggeräte verwendet, die bei den einzelnen Eingriffen noch genau beschrieben werden.

Die Venenpunktion und der Aderlaß

Zwischen der Venenpunktion und dem Aderlaß besteht sinngemäß derselbe Unterschied wie zwischen der Injektion und der Infusion, er bezieht sich auf die Menge, einmal des entnommenen Blutes, das andere Mal der zugeführten Flüssigkeit. Ist die entnommene Blutmenge gering, so spricht man von einer Venenpunktion oder einer Blutentnahme, handelt es sich um einen großen Blutentzug, so bezeichnet man den Eingriff als einen Aderlaß. Die Grenze zwischen Venenpunktion und Aderlaß ist keine scharfe, sie liegt bei etwa 50 ccm und es gilt für sie das bereits früher im Abschnitt über Injektion und Infusion (s. S. 9) gesagte.

Die Venenpunktion in der eben angegebenen Definition wird vorwiegend für diagnostische Zwecke, bei denen man mit möglichst kleinen Blutmengen auszukommen versucht, angewandt. In der Therapie kommt sie bei der intramuskulären Transfusion und bei der biologischen Vorprobe der intravenösen Transfusion in Betracht.

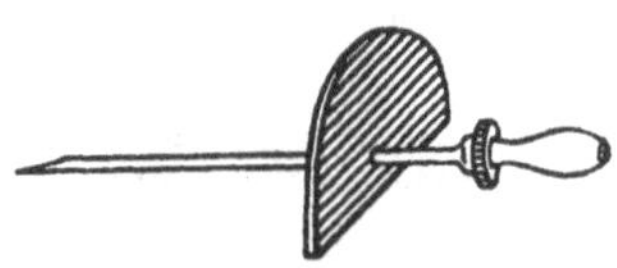

Abb. 20. Flügelkanüle

Für den Eingriff selbst haben die bei der intravenösen Injektion angegebenen Richtlinien mit geringen Abweichungen Geltung. Die Blutentnahme wird mit einer Hohlnadel ausgeführt, die entweder mit einer der erforderlichen Blutmenge entsprechenden Spritze verbunden ist oder mit ihrem freien Ende über einem Auffanggefäß gehalten wird. Bei Anwendung der Kanüle allein ist es üblich, eine Flügelkanüle, man nennt sie auch STRAUSSsche Kanüle, zu nehmen, da sie sich sicherer und bequemer handhaben läßt (s. Abb. 20). In diesem Fall wird man auch eine größere Bohrung der Kanüle wählen, da sonst das Blut zu langsam fließen und unter Umständen vorzeitig in der Kanüle gerinnen wird. Beim Gebrauch einer Spritze ist diese Gefahr nicht so groß, da der Einstrom des Blutes in die Spritze sowohl durch den intravenösen Stauungsdruck als auch durch den Spritzensog unterhalten wird. Infolgedessen kann auch eine dünnere Kanüle gewählt werden.

Der Eingriff wird in der früher beschriebenen Weise ausgeführt, wobei man aus theoretischen Erwägungen die Hohlnadel gegen den Blutstrom einstechen müßte, da bei dieser Nadelführung der Blutabfluß ungehindert und infolgedessen auch schneller erfolgen würde. Meistens wird aber in der Praxis aus Bequemlichkeitsgründen wie bei der Injektion in Richtung des Blutstromes eingestochen, wobei wesentliche Nachteile nicht beobachtet werden. Nur, wenn die Vene sehr eng und die Stauung ungenügend ist, werden bei der Lage der Kanüle in Richtung des Blutstromes Abflußschwierigkeiten entstehen können. Es ist selbstverständlich, daß bei der **Blutentnahme** im Gegensatz zur Injektion die **Stauungsbinde nicht abgenommen werden darf**, sei es denn, daß besondere Gründe, die fast ausschließlich für die Blutdiagnostik in Frage kommen, vorliegen.

Bei Venenpunktionen mit einer Flügelkanüle fließt das Blut beim Eindringen der Kanüle in die Vene meist in einem starken Strahl aus der Kanülenöffnung heraus. Darum muß beim Einstich der Kanüle an ihrer Öffnung ein geeignetes Gefäß bereit gehalten werden, in dem das ausströmende Blut aufgefangen wird. Ist Assistenz vorhanden, dann übernimmt diese das Auffanggefäß, ist man auf sich selbst angewiesen, dann nimmt man am besten ein Reagenzglas, stülpt es über das Außenende der Kanüle und indem es in dieser Lage festgehalten wird, führt man die Punktion aus. Dabei halten Daumen und Zeigefinger den Flügel der Kanüle, der Mittelfinger drückt das Reagenzglas gegen das Kanülenansatzstück und fixiert es auf diese Weise, der Ring- und kleine Finger umfassen das Reagenzglas von unten und unterstützen die Fixation (s. Abb. 21).

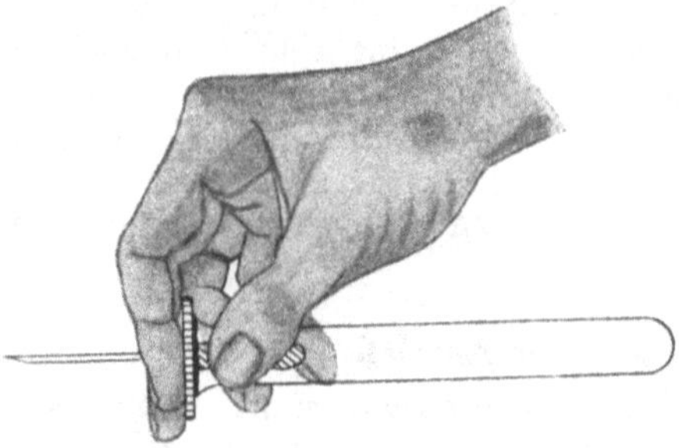

Abb. 21. Blutentnahme mit der Flügelkanüle

Soll das Blut *steril* entnommen werden, dann müssen alle in Frage kommenden Geräte (für die Kanüle gilt es bei jeder Punktion) sorgfältig entkeimt sein und der Eingriff muß unter Einhaltung der oben beschriebenen Regeln der Asepsis ausgeführt werden. In diesem Fall bietet die Anwendung einer Spritze aus verständlichen Gründen eine größere Sicherheit für die einwandfreie Ausführung des Eingriffes als die Flügelkanüle.

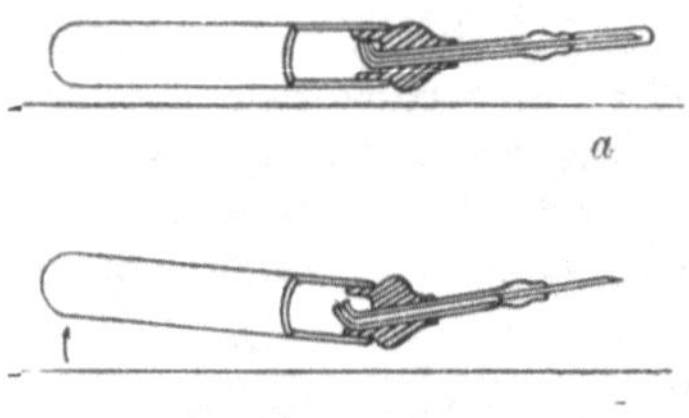

Abb. 22. Venüle
a geschlossen, *b* offen

Sehr geeignet für eine sterile Blutentnahme ist die von den Behringwerken hergestellte *Venüle* (s. Abb. 22). Sie ist besonders bequem in der Außenpraxis, da sie wenig Platz beansprucht, immer gebrauchsfertig und einwandfrei steril ist. Der Inhalt der kleinen Venülen, die sich besonders für diagnostische Zwecke eignen, beträgt etwa 8 ccm. Für die Entnahme von Rekonvaleszentenblut werden Venülen bis zu 100 ccm Inhalt hergestellt.

In der Venüle sind Spritze und Auffanggefäß vereinigt, ihre Wirkung beruht auf dem negativen Druck eines luftverdünnten Raumes und dem dadurch bedingten Sog. Das starkwandige reagenzglasähnliche Glasgefäß, in dem der Luftdruck stark vermindert ist, wird durch einen Gummistopfen fest von der Außenluft abgeschlossen. Durch den Stopfen geht ein starkwandiges Glasrohr, das innerhalb des Gefäßes mit einem gebogenen Ende fest dem Rande des Gummistopfens anliegt. Außerhalb des Gefäßes geht dieses Rohr in eine Hohlnadel über, die von einer Glashülle umgeben ist.

Beim Gebrauch wird die Hülle an der markierten Stelle angefeilt und von der Nadel abgehoben, ohne daß die Nadel mit den Fingern berührt wird. Darauf sticht man in üblicher Weise die Nadel in die Vene ein und fixiert sie in dieser Lage. Man achte beim Einstich darauf, daß der im Gefäß abgebogene Teil des Glasrohres nach oben gerichtet ist. Durch Heben des Gefäßes bei unveränderter Lage der Kanüle wird der Verschluß geöffnet und das Blut in der Vene der Sogwirkung des Gefäßes ausgesetzt, was zum raschen Einströmen des Blutes ins Gefäß führt. Bei weiten und gut gefüllten Venen fließt das Blut ohne Schwierigkeiten ein. Sind dagegen die Venen zart und wenig gefüllt, dann laufen sie infolge des starken Soges in kürzester Zeit leer und kollabieren, da nicht genügend Blut aus der Peripherie nachfließt. Dieses erkennt man daran, daß der Bluteinstrom in die Venüle nicht mehr fortlaufend, sondern in Schüben erfolgt oder ganz aufhört. Es empfiehlt sich in diesem Fall, die Verbindung des Gefäßes mit der Hohlnadel und damit auch mit der Vene zu unterbrechen, was durch Senkung des Gefäßes in seine Ausgangslage erfolgt. Nach kurzer Zeit, die zum Nachfließen des Blutes in die Vene genügt, wird der Verschluß wieder geöffnet und das in der Vene vorhandene Blut angesaugt. Dieses Verfahren wird wiederholt bis genügend Blut entnommen ist. Man vermeide es aber beim Aufhören des Blutzustromes, die Hohlnadel zu verschieben, um dadurch vielleicht den ins Stocken geratenen Zustrom wieder in Gang zu bringen. Nicht selten wird das Ergebnis dieser Versuche das Herausgleiten der Hohlnadel aus der Vene und das Scheitern des Eingriffes entweder durch Einströmen von Luft in die Venüle oder durch Gerinnselbildung in der Kanüle sein.

Ist der Eingriff beendet, so empfiehlt es sich, das aus dem Gummistopfen herausragende Glasrohr direkt über dem Stopfen anzufeilen und abzubrechen, wodurch die Gefahr einer Verletzung beim Transport der Venüle und Verarbeitung ihres Inhaltes vermieden wird.

Nach Abschluß der Blutentnahme muß vor dem Herausziehen der Kanüle aus der Vene die Stauung gelöst werden, da im umgekehrten Fall das Blut aus der gestauten Vene durch den Stichkanal zum Teil nach außen, zum Teil in das subkutane Gewebe eindringen würde.

Die beim **Aderlaß** anzuwendende Technik entspricht der eben beschriebenen, es muß nur die Hohlnadel ein weiteres Lumen haben, da es sonst bei der längeren Dauer des Eingriffes leicht zu einer Blutgerinnung und Verstopfung der Kanüle kommen kann. Selbstverständlich darf die Beschaffenheit der Vene bei der Wahl der Kanüle nicht außer acht gelassen werden, und es muß die Stärke der letzten dem Durchmesser der ersten entsprechen. Da die dicken Kanülen an und für sich schwer in die Haut und Vene eindringen, so müssen sie besonders scharfe Spitzen haben und darum häufiger als die üblichen Kanülen geschliffen werden. Die Anwendung von stumpfen Kanülen verursacht nicht nur dem Kranken große Schmerzen, sondern kann auch Schuld am Mißlingen des Eingriffes sein.

Auch der *Venenstauung* muß beim Aderlaß besondere Aufmerksamkeit gewidmet werden, und zwar nicht nur zu Beginn des Eingriffes beim Anlegen der Stauungsbinde sondern auch in seinem weiteren Verlauf. Durch den Blutentzug kann der arterielle Blutdruck unter den durch die Stauungsbinde erzeugten Druck sinken, was zur Unterbrechung des Blutzuflusses zu den Venen, d. h. auch des Abflusses durch die Kanüle führen muß. Die Prüfung des Radialispulses läßt sofort die Ursache der Störung erkennen und die Lockerung der Stauungsbinde ermöglicht ihre schnelle Beseitigung. Versiegt trotz richtiger Stauung der Blutquell, dann ist meist eine in der Kanüle eingetretene Blutgerinnung daran schuld. Ein Versuch, mit einer größeren Spritze das Gerinnsel aus der Kanüle zu aspirieren, führt meist nicht zum gewünschten Erfolg, und es bleibt nichts anderes übrig, als die verstopfte Kanüle zu entfernen und den Eingriff am anderen Arm zu wiederholen.

Der im Mittelalter und noch im vorigen Jahrhundert beim Aderlaß übliche *Venenschnitt* (*Venaesektio*) findet heute kaum noch Anwendung. Er wurde früher mit einem kurzen und breiten zweischneidigem Messerchen, der sog. Aderlaßlanzette, ausgeführt. Statt dessen kann auch jedes spitze Messer verwendet werden, besonders geeignet ist das spitze Sehnenmesser — das Tenotom. In der heutigen Zeit kommt dieses Verfahren höchstens in Notlagen in Betracht und zwar beim Fehlen einer geeigneten Kanüle bei dringend erscheinender Indikation zum Aderlaß (Vergiftung, Lungenödem).

Beim Eingriff umfaßt der Arzt nach Anlegen der Staubinde den Unterarm des Patienten mit der linken Hand von hinten und spannt mit dem Daumen auf der einen Seite und mit den andern Fingern auf der andern Seite die Haut der Ellenbeuge so an, daß die Venen fixiert, aber nicht entleert werden. Das mit der rechten Hand geführte Messer wird mit der Spitze an die Innenseite der Vene angesetzt, wobei seine Schneide nach außen gerichtet sein muß. Durch einen kurzen, von innen nach außen geführten Schnitt müssen die über der Vene liegende Haut und die Vorderwand der Vene quer durchgetrennt werden, worauf das Blut im Strahl herausspritzt. Es ist zweckmäßig, bei diesem Verfahren die ganze Umgebung der Schnittstelle mit einem großen Tuch aus Gummi oder undurchlässigem Stoff abzudecken, da die Richtung des Blutstrahles nicht vorausbestimmt werden kann.

Bei schlecht ausgebildeten oberflächlichen Venen wird man gezwungen sein, eine tiefe Vene freizulegen und sie entweder zu punktieren oder anzuschneiden.

Nach Beendigung des Aderlasses durch Venenpunktion genügt das Auflegen eines sterilen Tupfers und seine Befestigung durch Heftpflaster oder Mullbinde. Nach einem Venenschnitt empfiehlt es sich, die Wundränder mit einer Klammer oder Naht miteinander zu vereinigen und dann mit einem sterilen Schutzverband zu versehen.

Die Größe des Aderlasses hängt von der jeweiligen Indikation und einer Reihe von Untersuchungsbefunden ab, die sich namentlich auf die Beschaffenheit des Blutes, des Herzens und Kreislaufes u. a. m. beziehen. Als durchschnittlicher Blutentzug beim Aderlaß werden 5 ccm Blut je 1 kg Körpergewicht angegeben. Im allgemeinen wird die Menge von 500 ccm nur selten überschritten.

Als **Indikation zum Aderlaß** kommt in erster Linie der Zustand bei drohender Gefahr des Versagens des rechten Herzens, erkennbar an der zunehmenden Zyanose der Haut und der Schleimhäute, an der Überfüllung der Venen und an dem kleinen und sehr beschleunigten Puls in Betracht. Dabei ist es gleichgültig, ob dieses Herzversagen durch eine Erkrankung des Herzens (Mitralvitium, Insuffizienz des linken Herzens), der Lunge (Emphysem, Pneumonie), der großen Gefäße (speziell der Pulmonalsklerose oder besser Endangiitis obliterans pulmonalis) oder schließlich durch eine Brustkorbdeformität (Kyphoskoliose) bedingt ist. Ein ausgiebiger Aderlaß kann durch Entlastung des rechten Herzens wieder normale Kreislaufverhältnisse herstellen und selbst ein beginnendes Lungenödem wieder beseitigen.

Darum ist der Aderlaß auch bei Vergiftungen, die zu einem Lungenödem infolge einer Lungenschädigung führen, angezeigt (Phosgen). Die Verminderung der Blutmenge durch den Aderlaß veranlaßt einen Zustrom von Gewebsflüssigkeit in die Blutbahn, was im Falle eines Lungenödems einer Rückresorption der in die Alveolen aus der Blutbahn eingetretenen Flüssigkeit gleichkommt.

Auch bei anderen Vergiftungen und speziell bei der chronischen Urämie einer Vergiftung mit körpereigenen Abbaustoffen, kann der Aderlaß angezeigt sein. Man muß aber bei der chronischen Urämie Rücksicht auf die meist bestehende Anämie nehmen und darf nur in beschränktem Maße, was Größe und Häufigkeit betrifft, vom Aderlaß Gebrauch machen. Der bei akuter Urämie ebenfalls angezeigte und oft sehr wirksame Anlaß kann ohne Gefahr ausgiebiger und häufiger angewandt werden, da der Blutbefund in diesem Krankheitsstadium noch völlig normal ist.

Übrigens beruht die günstige Wirkung des Aderlasses in diesem Fall auf einem ähnlichen Mechanismus wie beim Lungenödem, nur mit dem Unterschied, daß die Flüssigkeit nicht der Lunge sondern dem ödematösen Gehirn entzogen wird.

Eine günstige, wenn auch nur symptomatische Wirkung hat der Aderlaß bei essentieller Hypertonie und bei Polyglobulie. Wenn auch die objektiven Veränderungen meist nur für kurze Zeit eine Besserung zeigen, so wirkt sich doch der Eingriff wohltuend auf das subjektive Befinden der Kranken aus. Man wird vom Aderlaß bei diesen Krankheiten nur Gebrauch machen, solange andere therapeutische Möglichkeiten einem nicht zur Verfügung stehen.

Über die Anwendung des Aderlasses bei Gehirnblutungen sind die Ansichten noch geteilt. Er ist kontraindiziert bei Thrombosen und Embolien der Gehirngefäße.

Soll einem Aderlaß eine Transfusion angeschlossen werden, was z. B. bei der Pneumonie oder auch bei anderen Infektionskrankheiten gelegentlich angezeigt ist, dann darf die Aderlaßkanüle zur Transfusion nur verwendet werden, wenn die Sicherheit besteht, daß sie kein Blutgerinnsel enthält. Bestehen Zweifel hierüber, dann muß die Transfusion als selbständiger Eingriff, am besten an dem andern Arm, ausgeführt werden, wenn man nicht Gefahr laufen will, evtl. eine Embolie zu verursachen.

Ernstere **Gefahren** bestehen bei einem sachgemäß durch Venenpunktion ausgeführten Aderlaß nicht. Es ist selbstverständlich, daß ein zu großer Aderlaß bei einem geschwächten Menschen zu Kreislaufstörungen während des Aderlasses, namentlich aber im Anschluß daran, führen kann. Darum ist Vorsicht bei der Vorausbestimmung der Aderlaßgröße geboten. Verletzung einer Arterie beim Venenschnitt gehören bei sachgemäßem Vorgehen zu den größten Seltenheiten.

Blutentnahme durch Schröpfen

Blutentziehung mit Hilfe von Schröpfköpfen war früher ein beliebtes und sehr verbreitetes Verfahren, das zur Schmerzlinderung besonders bei Myalgien und Rippenfellentzündungen bzw. Lungenentzündungen mit Rippenfellbeteiligung, angewandt wurde. Heute ist das blutige Schröpfen durch andere weniger eingreifende Verfahren fast vollständig verdrängt worden und findet nur noch ausnahmsweise Anwendung zur Blutgewinnung bei schlecht entwickelten Venen, deren Punktion aussichtslos ist, was besonders oft für kleine Kinder zutrifft.

Das Verfahren setzt sich aus zwei getrennten Eingriffen zusammen, beim ersten werden kleine Schnittwunden an einer bestimmten Hautstelle angebracht und beim zweiten wird Blut diesen Wunden mit Hilfe eines Saugverfahrens entzogen.

Zur Erzeugung der Schnittwunden dient ein besonderer Schnepper — ein würfelförmiges Metallkästchen von etwa 4 cm Seitenlänge, an dessen unterer Fläche kleine abgerundete Messerchen aus schmalen Schlitzen hervortreten. Durch eine Stellschraube kann die Höhe der über die Oberfläche herausragenden Messerschneiden und damit auch die Schnittiefen geändert werden. Die Messerchen sind mit einer Stahlfeder verbunden, bei deren Spannung sie in den Schlitzen verschwinden und bei deren Entspannung sie wieder mit ziemlicher Gewalt vorschnellen.

Zum Aussaugen des Blutes dient der Schröpfkopf — ein glockenförmiges Gefäß aus Glas oder Metall. Vor seinem Aufsetzen auf die mit dem Schnepper behandelte Hautstelle wird die in ihm enthaltene Luft mit einer Spiritusflamme angewärmt. Durch ihre nachträgliche Abkühlung in dem fest auf die Haut aufgesetzten Schröpfkopf entsteht in diesem ein Unterdruck, der eine Saugwirkung auf das aus den Schnittwunden fließende Blut ausübt. Statt dieses älteren Modells empfiehlt sich die Anwendung eines Schröpfkopfes, bei dem der Sog durch einen aus festem Gummi angefertigten Ball erzeugt wird und der zum Abflusse des Blutes in ein geeignetes Gefäß einen besonderen röhrenförmigen Ansatz besitzt (s. Abb. 23).

Vor dem Eingriff wird der Schnepper durch Einstellen in ein Gefäß mit Alkohol und die Glasteile (falls es sich um eine sterile Blutentnahme handelt) durch Auskochen sterilisiert. Nachdem der Alkohol von der Unterfläche des Schneppers verdunstet ist, die Messer auf die vorgesehene Tiefe eingestellt sind und die Feder gespannt ist, wird der Schnepper mit seiner Unterfläche fest auf die desinfizierte Hautstelle, am besten des Rückens, aufgesetzt. Durch Druck auf einen Knopf oder Hebel wird die Feder entspannt, wodurch die Messerchen vorschnellen und kleine Schnittwunden erzeugen. Auf diese Hautstelle wird unmittelbar darauf der Schröpfkopf aufgesetzt, wobei seine Ränder überall der Haut fest anliegen und der Gummiball zusammengedrückt sein muß. Zum besseren Anliegen des Glockenrandes kann man ihn mit Vaseline oder einem ähnlichen indifferenten Mittel einschmieren. Durch Loslassen des Gummiballes tritt im Schröpfkopf ein Unterdruck ein, der ein schnelleres Tropfen des Blutes aus den Schnittwunden verursacht. Nachdem genügend Blut in das Auffanggefäß eingeflossen ist, wird durch Zusammenpressen des Balles der Unterdruck im Schröpfkopf wieder ausgeglichen und dieser ohne Schwierigkeit von der Haut abgehoben. Ein kleiner Schutzverband beschließt den Eingriff.

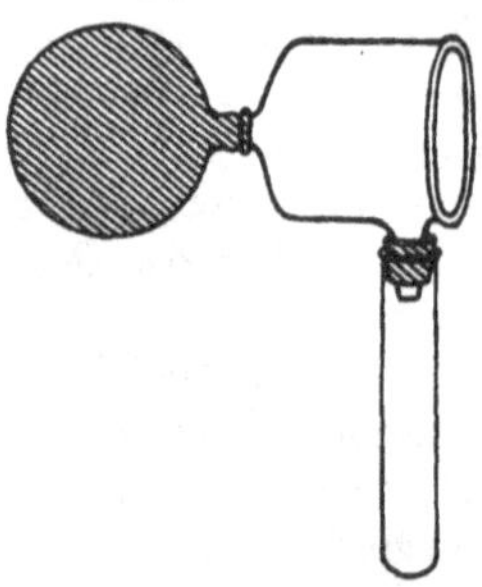

Abb. 23. Schröpfkopf

Die Punktion bzw. Dränage des Unterhautgewebes

Zur Beseitigung wassersüchtiger Schwellungen des Unterhautgewebes werden im allgemeinen Herzmittel oder harntreibende bzw. schweißtreibende Mittel angewandt. Die mechanische Beseitigung der Flüssigkeit aus dem Unterhautgewebe mittels der Dränage ist nur angezeigt, wenn die obenerwähnten Verfahren zu keinem oder nur unbefriedigendem Erfolg geführt haben. Mit Hilfe der Dränage kann in diesen Fällen nicht nur eine vorübergehende Erleichterung für die Kranken erzielt werden, sondern es kann bisweilen erreicht werden, daß die in letzter Zeit unwirksam gewordenen Mittel wieder ihre anfängliche Wirksamkeit erlangen. Oft von entscheidender Bedeutung für den Erfolg dieses Eingriffes ist seine rechtzeitige Ausführung. Da der Eingriff selbst mit gewissen Unbequemlichkeiten für den Kranken und sogar mit einigen Gefahren verbunden ist, soll er nicht zu früh angesetzt werden. Versagen die üblichen Mittel auch bei hoher Dosierung, dann soll mit der Dränage nicht gewartet werden bis der Kranke sich in extremis befindet, sondern versucht werden, durch Entlastung des Herzens und des Kreislaufes ihn wieder für die medikamentöse Behandlung ansprechbar zu machen.

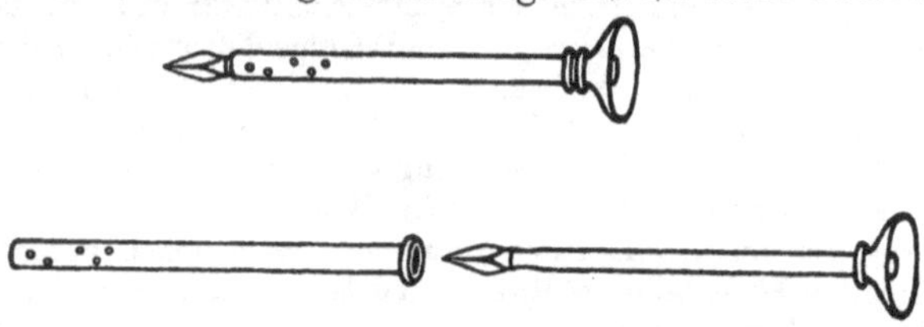

Abb. 24. CURSCHMANNscher Troikart

Bei örtlichen Schwellungen, die durch mechanische Abflußhindernisse bedingt sind, wie z. B. bei Venenthrombosen, bei Venenkompression durch Tumor oder Narbe und ähnlichen Vorgängen, ist von der Dränage ein längerer Zeit dauernder Erfolg nicht zu erwarten. Trotzdem schafft sie auch in solchen Fällen eine für den Kranken, wenn auch nur vorübergehende, so doch wohltuende Erleichterung.

Der Eingriff selbst kann auf verschiedene Weise ausgeführt werden, meist verwendet man hierzu den CURSCHMANNschen Troikart (s. Abb. 24). Dieser stellt ein flachovales Röhrchen von etwa 5—6 cm Länge dar. An seinem oberen Ende befindet sich ein Wulst, über den der Abflußschlauch fest herübergezogen wird, die am unteren Ende vorhandenen kleinen Öffnungen sollen einen besseren Flüssigkeitsabfluß ermöglichen. Durch das Röhrchen geht ein seiner Länge und seinem

Durchmesser nach genau passendes Stilett durch, das mit einer lanzenförmigen, zweischneidigen Spitze endet, die das Röhrchen überragt. Das andere Ende des Stiletts hat die Form eines flachen und etwas ausgehöhlten Knopfes.

Zum Abfluß der Flüssigkeit aus dem Troikart dient ein Gummischlauch, der über den Troikartwulst herübergezogen, luftdicht dem Röhrchen anliegen muß. Werden zwei Troikarts angelegt, dann empfiehlt es sich, ein T-Stück aus Glas zu verwenden, mit dem die beiden Röhrchen durch Gummischläuche verbunden werden. Von dem T-Stück führt dann ein gemeinsamer Schlauch die Flüssigkeit ab.

Der Einstich soll möglichst an der Stelle des stärksten Ödems erfolgen, wobei folgende Voraussetzungen zu berücksichtigen sind:

Die Einstichstelle muß so tief als möglich gewählt werden, denn nur dann ist ein vollständiger Flüssigkeitsabfluß gewährleistet. Es darf aber wegen der Gefahr einer Drucknekrose diese Stelle nicht dauernd der Unterlage aufliegen. Sie darf auch nicht nahe einem oberflächlichen Knochen gewählt werden, da nach Abfluß des Ödems der Troikart durch Druck auf das Periost Schmerzen auslösen würde. Das gleiche gilt auch für oberflächliche Nervenstämme; auch die Nähe von großen Gefäßen muß gemieden werden, da Druckschädigungen der Gefäßwand durch den Troikart verursacht werden könnten.

Die geeignetsten Stellen für die Dränage sind die seitlichen Teile der Unter- und Oberschenkel, sowie des Leibes.

Die Dränage des Hodensackes ist auch bei starkem Ödem nicht zu empfehlen, da einerseits die Stichwunde nach Entfernung der Kanüle schlechte Heilungsneigung besitzt und zweitens die Gefahr einer Infektion durch Verunreinigung der Wunde mit Harn und Kot relativ groß ist. Meist genügt zur Beseitigung des Ödems eine Hochlagerung des Hodensackes mit Hilfe einer Rolle oder einer gepolsterten Schiene, besonders wenn gleichzeitig eine Dränage am Bein vorgenommen wird.

Der Eingriff wird meist am liegenden, ausnahmsweise auch am sitzenden Kranken ausgeführt. Die Wahl der Lage richtet sich nach dem Zustand des Kranken und nach der von ihm bis zum Eingriff bevorzugten Lage. Beim liegenden Kranken wird die Kanüle am Ober- oder Unterschenkel angelegt, je nach dem, wo das Ödem vorherrscht. Es können auch zwei Kanülen und zwar beide am Oberschenkel oder eine am Oberschenkel und die andere am Unterschenkel angelegt werden. Dagegen ist die gleichzeitige Dränage beider Beine nicht zu empfehlen, einerseits wegen des zu raschen Abflusses und anderseits wegen der Beeinträchtigung des Befindens des Kranken durch stundenlanges Verharren in derselben Lage. Beim sitzenden Kranken wird es mit Rücksicht auf die Abflußbedingungen zweckmäßig sein, am Unterschenkel zu punktieren.

Vor dem Eingriff wird die vorgesehene Punktionsstelle sorgfältig mit den üblichen Mitteln desinfiziert. Der Troikart wird in die rechte Hand genommen, und zwar so, daß der Daumen auf der Höhlung des Knopfes liegt und der Zeigefinger und Mittelfinger unterhalb des Knopfes das Röhrchen von beiden Seiten festhalten. Darauf wird der Troikart mit seiner flachen Seite der Hautoberfläche zugewandt und die Spitze in das subkutane Gewebe, am besten in der Richtung gegen den Lymphstrom, d. h. von oben nach unten eingestochen. Im Gegensatz zur Bauchpunktion wird dieser Einstich ohne Drehung des Troikarts ausgeführt. Nachdem der Troikart bis zur erforderlichen Tiefe in das Unterhautgewebe eingeführt ist, wird das Stilett herausgezogen und über den Troikartwulst ein steriler Gummischlauch herübergezogen, dessen freies Ende mit einem kleinen Gewicht beschwert und in ein auf dem Boden stehendes Gefäß eingeführt wird.

Werden gleichzeitig zwei Kanülen eingelegt, so wird man erst beide Eingriffe durchführen und dann erst die Verbindungsschläuche und den Abflußschlauch unter Verwendung eines T-Stückes in der eben beschriebenen Weise anbringen. Bei dieser Prozedur muß das Röhrchen mit der linken Hand so festgehalten werden, daß es sich nicht verschiebt, da jede größere Veränderung der Lage Schmerzen erzeugt und gelegentlich eine Blutung verursachen kann.

Bei starkem Ödem füllt sich der Schlauch sehr schnell mit Flüssigkeit, die nach kurzer Zeit in das untergestellte Gefäß abfließt. Sollte ein spontaner Abfluß der Ödemflüssigkeit nicht oder nur langsam erfolgen, was bei alten verhärteten Ödemen (Sklerödem) vorkommen kann, dann empfiehlt es sich, den Schlauch mit abgekochtem Wasser zu füllen, an beiden Enden abzuklemmen und dann an das Röhrchen anzubringen. Nach Lösung beider Klemmen tritt eine Heberwirkung ein, die den Abfluß in Gang bringt.

Der Eingriff wird damit abgeschlossen, daß die Umgebung des Einstiches mit einem desinfizierenden Puder bestreut (Dermatol, Marfanilprontalbin oder Penicillinpuder) und mit steriler Gaze bedeckt wird. Die Gazelage in Größe eines Handtellers wird von einer Seite bis zur Mitte eingeschnitten und so angebracht, daß die Kanüle in der Mitte derselben zu liegen kommt. Mit einigen Heftpflasterstreifen wird die Gaze befestigt, worauf eine Schicht Watte zum Schutz gegen Druck auf die Kanüle und Schlauch kommt, die durch eine Binde fixiert wird. Der Abflußschlauch dessen Länge von der Lage des Kranken und der Höhe seines Lagers abhängt und im Durchschnitt 1—1½ m beträgt, wird beim liegenden Kranken an der Matratze befestigt. Zu diesem Zwecke wird er durch die Öffnung einer großen, an der Matratze befestigten Sicherheitsnadel durchgezogen und um diese mehrmals umschlungen. Der zwischen der Sicherheitsnadel und dem Kranken liegende Schlauch darf nicht zu kurz sein, um dem Kranken eine gewisse Bewegungsfreiheit zu ermöglichen, ohne Gefahr zu laufen, die Kanüle aus ihrer Lage zu bringen. Bei Fixierung des Schlauches ist darauf zu achten, daß er bei evtl. Lageänderung des Kranken nicht abgeknickt wird, weil dadurch Abflußstörungen verursacht werden.

Beim sitzenden Kranken wird der Schlauch mit Heftpflasterstreifen am Unterschenkel befestigt. Es erscheint mir allerdings in diesem Fall zweckmäßiger, statt der Dränage eine Skarifikation (s. weiter unten) vorzunehmen.

Die Dauer bis zur Entfernung des Troikarts beträgt im Durchschnitt 24 Stunden und nur ausnahmsweise darf sie bis auf 36 Stunden verlängert werden.

Bei der Entfernung des Troikarts und in der darauffolgenden Zeit ist der Verhütung einer Sekundärinfektion besondere Aufmerksamkeit zu schenken. Zu diesem Zweck ist ein steriler, die nachsickernde Flüssigkeit gut aufsaugender Verband anzulegen, der erneuert werden muß, sobald er durchnäßt ist. Geringe Absonderung von Flüssigkeit aus dem Stichkanal schadet nicht, ist sie dagegen stark, so legt man einen Druckverband an.

Statt der Dränage kann die Entwässerung des subkutanen Gewebes auch durch **Skarifikation** erreicht werden. Zu diesem Zweck werden im Bereich der stärksten Ödeme oberflächliche Schnittwunden von etwa 1—2 cm Länge angelegt. Wie bei der Pockenimpfung darf es auch bei der Skarifikation nicht zu einem Blutaustritt aus den Einschnitten kommen. Zur Ausführung eines Eingriffes kann jedes Skalpell benutzt werden, sehr geeignet dafür ist die Impflanzette. An Stelle von Einschnitten können auch Einstiche mit einer dickeren Kanüle vorgenommen werden.

Bei diesem Verfahren ist der Abfluß der Ödemflüssigkeit reichlich und steht dem bei der Dränage nicht nach. Der Nachteil der Skarifikation besteht darin, daß die aus dem Gewebe heraustretende Flüssigkeit nicht abgeleitet werden kann und infolgedessen die ganze Umgebung der Einschnitte oder Einstiche überschwemmt. Dieses hat das Auftreten von Ekzemen und eine schlechte Heilungstendenz der Einschnitte zur Folge, was wiederum die Gefahr der Sekundärinfektion erhöht. Zum Aufsaugen der aus dem Schnitt oder Stich hervorquellenden Flüssigkeit muß ein möglichst poröser Verband angelegt werden, der allerdings so beschaffen sein muß, daß er trotz der klebrigen Beschaffenheit der Ödemflüssigkeit leicht und vollständig von dem von ihm bedeckten Körperteil entfernt werden kann. Es empfiehlt sich, zu diesem Zweck eine in sterile Gaze eingeschlagene Lage von Watte oder Zellstoff zu verwenden, die den gestellten Anforderungen am besten entspricht.

Bei einem sitzenden Kranken erübrigt sich solch ein Verband, es genügt, wenn die Unterschenkel mit einem keimfreien Tuch abgedeckt sind, über das zum Schutz gegen Abkühlung Wolldecken gelegt sind. Die Füße des Kranken ruhen auf einer kleinen Fußbank, die in einer Wanne steht, die zur Aufnahme der herabtropfenden Flüssigkeit dient.

Die größte Gefahr bei der Dränage der Subkutis bildet die Sekundärinfektion, die sehr leicht in dem ödematösen und infolgedessen für die Ansiedlung von Bakterien sehr geeigneten Gewebe auftreten kann. Am häufigsten kommt es zu einer Wundrose in der Umgebung des Einstiches. Zur Verhütung der Infektion ist strengste Asepsis während der Dränage und in der Folgezeit bis zur Heilung der Einstichwunden unbedingt erforderlich. Mit Rücksicht auf die Infektionsgefahr ist auch das lange Liegenlassen des Troikarts zu vermeiden.

Eine weitere Nebenerscheinung der Dränage, die bei zu raschem Abfluß großer Flüssigkeitsmengen auftreten kann, ist die Trübung des Sensoriums, die ausnahmsweise sich bis zum Delirium steigern kann. Diese psychische Störung ist nicht charakteristisch für die Dränage sondern kann bei jedem starken und schnellen Flüssigkeitsverlust auftreten, wie z. B. nach ausgiebiger Diurese. Sie ist, so bedrohlich ihr Erscheinungsbild auch sein mag, meist nicht gefährlich und klingt von selbst wieder ab, wenn der Flüssigkeitsabfluß sofort gestoppt wird.

Die Bauchpunktion

Als therapeutischer Eingriff kommt die Bauchpunktion nur bei Ergüssen der Bauchhöhle in Frage. Zu diagnostischen Zwecken wird sie dagegen bei einer Reihe von allgemeinen und örtlichen Krankheiten als Punktion der Leber, der Milz oder des Nierenlagers angewandt.

Die in therapeutischer Hinsicht manchmal sehr wichtige Punktion der Harnblase wird in einem der nächsten Kapitel besprochen.

Eine unbedingte Indikation zur Punktion besteht bei großen Ergüssen der Bauchhöhle, die durch Druck auf die Nachbarorgane und ihre evtl. Verdrängung hochgradige subjektive und objektive Symptome, besonders Atemnot und Herzklopfen, hervorrufen. In diesen Fällen muß die Punktion vorgenommen werden, gleichgültig welcher Ätiologie der Erguß auch sein mag. Bei mittelgroßen Ergüssen ist dagegen die Ursache ihrer Entstehung von großer Bedeutung für die Entscheidung über die Notwendigkeit der Punktion.

Bei Ergüssen, die im Verlaufe von *Herz- und Nierenkrankheiten* aufgetreten sind, muß zunächst mit der üblichen medikamentösen Therapie versucht werden, ihre Rückbildung herbeizuführen. Nur im Falle eines Versagens dieser Bemühungen kann und soll sogar eine Punktion vorgenommen werden, denn sie bringt nicht nur eine vorübergehende Erleichterung für den Patienten, sondern stellt auch nicht selten die verlorengegangene Wirksamkeit der Arzneibehandlung wieder her.

Bei Stauungsergüssen, die als Folge von Abflußstörungen im Pfortadergebiet, namentlich bei der *atrophischen Leberzirrhose,* auftreten, ist die Bauchpunktion angezeigt, wenn die gebräuchlichen Entwässerungsmittel versagen und die durch den Aszites hervorgerufenen Beschwerden sehr hochgradig sind. Auch in diesem Fall empfiehlt sich unmittelbar nach der Punktion ein stark wirkendes Diuretikum (Salyrgan) anzuwenden, mit dem es gelegentlich gelingt, eine gute diuretische Wirkung zu erzielen, die vor der Punktion nicht oder nur unvollkommen zustande kam.

Bauchergüsse, die bei *karzinöser Bauchfellaussaat* auftreten, sollen nur bei Bestehen starker, durch den Erguß bedingter Beschwerden punktiert werden. Dagegen wird empfohlen, den Aszites bei *tuberkulöser Peritonitis* häufiger zu punktieren, da angeblich hierdurch der Heilungsprozeß gefördert wird. Ich habe mich allerdings hiervon nicht überzeugen können und punktiere einen tuberkulösen Aszites nur, wenn die Beschwerden des Kranken durch den Erguß eine Entlastung notwendig erscheinen lassen.

Zur Punktion benutzt man einen Troikart, dessen Stilett mit einem kräftigen Handgriff versehen ist und dessen Kanüle am Handgriffende eine runde Scheibe trägt, die ein evtl. Hereinrutschen der Kanüle in die Bauchhöhle verhindern soll (s. Abb. 25). Es gibt diese Troikarts mit Rücksicht auf die ungleiche Beschaffenheit der Bauchdecke in verschiedener Länge und Dicke, und es empfiehlt sich, vor jeder Punktion das geeignete Instrument auszusuchen, das bei geringster Belästigung des Kranken einen sicheren Erfolg des Eingriffs gewährleistet. Durchschnittlich wähle ich einen Troikart, dessen Kanüle eine Länge von 8,5 cm und eine Dicke von 5 mm hat.

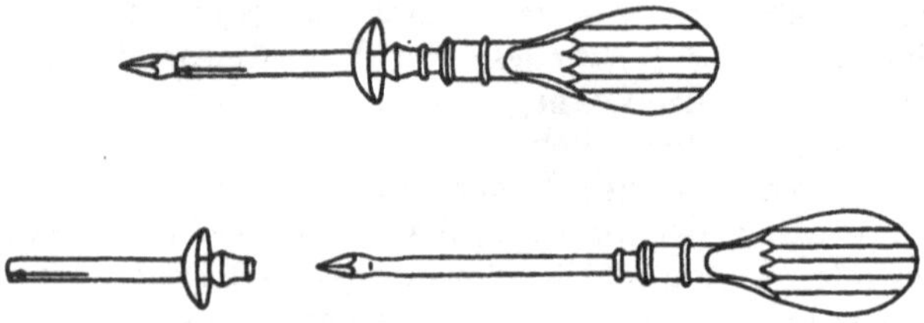

Abb. 25. Troikart zur Bauchpunktion

Außer diesem Troikart gibt es eine Anzahl anderer mit kleinen zusätzlichen Vorrichtungen, so z. B. einen mit einem zweiten Abfluß, an dem schon vor Beginn der Punktion ein Gummischlauch angebracht werden kann, oder einen mit einem Hahn versehen, der es ermöglicht, jederzeit den Abfluß des Ergusses zu unterbrechen oder zu drosseln. Wesentliche Vorteile bieten diese Verbesserungen nicht.

Bei der Wahl der Punktionsstelle ist darauf zu achten, daß kein größeres Gefäß und kein Organ angestochen wird. Als wichtigstes Gefäß, das in diesem Gebiet verläuft ist die Arteria epigastrica inferior zu nennen, die am Außenrande des Musculus rectus verläuft und bei starker Dehnung der Bauchdecken und Auseinanderweichen dieser Muskel (Diastase) stark nach außen verschoben wird. Dieser Tatsache muß bei der Punktion Rechnung getragen und auf keinen Fall in unmittelbarer Nähe des Außenrandes dieses Muskels punktiert werden.

Von den Organen, die bei der Punktion getroffen werden können, ist in erster Linie die Leber zu nennen, die bei starker Vergrößerung weit herunterreicht und von dem Aszites nicht abgegrenzt werden kann. Darum ist bei der ersten Punktion, bei der eine sichere Beurteilung der Lebergröße nicht möglich ist, der Einstich an der rechten Bauchseite nicht statthaft. Sollte sich nach erfolgter Punktion und nun möglicher einwandfreier Palpation der Leber herausstellen, daß die Leber nicht vergrößert ist, dann ist der Eingriff auch an der rechten Bauchseite zulässig. Die Milz ist in den seltensten Fällen so vergrößert, daß sie bei der Punktion gefährdet werden könnte.

Vorbedingung für die Ausführung der Punktion an einer bestimmten Stelle ist der sichere Nachweis eines Ergusses, der durch Feststellung einer absoluten Dämpfung, die bei entsprechendem Lagewechsel verschwindet und wiederkehrt, bewiesen wird. Auch das sichere Vorhandensein einer Fluktuation, deren Erkennung allerdings eine gewisse Übung erfordert, spricht für das Bestehen eines Ergusses.

Läßt sich ein Aszites nicht mit Sicherheit nachweisen, fehlt namentlich die Aufhellung der Dämpfung bei Lagewechsel, was besonders bei Verwachsungen vorkommt, dann muß eine *Probepunktion* mit einer dünnen Kanüle vorgenommen werden, um das Bestehen einer evtl. Verwachsung zwischen Darm und Bauchwand auszuschließen.

Als übliche Punktionsstelle kommt einerseits der linke seitliche Unterbauch und zwar der außerhalb der Verbindungslinie zwischen Nabel und der Spina iliaca anterior superior (RICHTER-MONROÉsche Linie) liegende Teil, in Frage, und anderseits die Mittellinie zwischen Nabel und Symphyse. Bei der Wahl der Mittellinie ist es notwendig, sich genau an diese zu halten, da beim Abweichen leicht größere Äste der Arteria epigastrica getroffen werden könnten. Es besteht auch bei einer Punktion nahe der Symphyse die Gefahr des Anstechens einer übermäßig gefüllten Harnblase. Darum ist ihre Entleerung vor der Punktion, notfalls durch Katheterisieren erforderlich.

Meist wird die Punktion an der Außenseite des Bauches ausgeführt, die den Vorzug gegenüber der Mittellinie hat, das die Stichwunde sich infolge dickerer Bauchwand besser schließt. Die Punktion in der Mittellinie ist nur dann angezeigt, wenn eine Verwachsung an der Bauchseite eine Punktion hier unmöglich macht oder gefährlich erscheinen läßt.

Die seitliche Bauchpunktion wird im Liegen, die Punktion in der Mittellinie im Sitzen durchgeführt. Der liegende Kranke wird in Rückenlage mit leicht erhöhtem Oberkörper nahe dem linken Bettrand gebracht. Für den sitzenden Kranken wählt man einen Sessel mit Armlehnen, in dem er bequem sitzen kann. Nach der Lagerung des Patienten wird die Haut an der Punktionsstelle in üblicher Weise desinfiziert und örtlich betäubt. Um den intraabdominellen Druck während des Abflusses des Ergusses aufrechtzuerhalten und dadurch einem möglichen Kollaps vorzubeugen, wird der Oberbauch des Patienten durch ein langes Tuch zusammengepreßt. Zu diesem Zweck muß die eine Hälfte des Tuches unter dem Rücken, die andere über dem Oberbauch verlaufen und beide Enden sich an der der Punktion gegenüberliegenden Seite treffen, wo sie durch eine Hilfsperson festgehalten werden. Während der Punktion wird entsprechend der Abnahme des Bauchinhaltes das obere Tuch immer fester angezogen, wodurch der Bauchinnendruck annähernd gleich bleibt. Vor der Punktion mit dem Troikart ist eine Probepunktion mit einer dünnen Kanüle angezeigt, wenn Zweifel bestehen, daß an der Punktionsstelle Aszites vorhanden ist.

Der **Eingriff** selbst wird auf folgende Weise ausgeführt: Man faßt den Troikart fest in die Hand und schiebt den Zeigefinger bis zu einem Punkt vor, der die beabsichtigte Tiefe des Einstiches angibt. Danach setzt man die Spitze des Troikarts genau auf die Punktionsstelle auf (s. Abb. 26) und sticht mit einem Ruck unter leichter Drehung des Instrumentes dieses bis zu der durch den Zeigefinger markierten Stelle in die Bauchhöhle ein. Da die Bauchdecke dem Druck des Troikarts bis zu einer bestimmten Grenze nachgibt, muß der zum Einstich erforderliche Kraftaufwand ein ziemlich großer sein. Der Einstich gelingt am leichtesten, je stärker und schneller er ausgeführt wird. Hiermit verbindet sich aber die Gefahr eines zu tiefen Eindringens des Troikarts in die Bauchhöhle, weswegen das Auflegen des Zeigefingers auf die Kanüle, gewissermaßen als eine Arretiervorrichtung, unbedingt zu empfehlen ist.

Da die Haut und Faszie als feste Gewebe dem Troikart den größten Widerstand leisten und nach ihrer Überwindung die darunterliegende Muskulatur verhältnismäßig leicht zu durchbohren ist, halte ich es für angebracht, die Haut an der Punktionsstelle mit dem Skalpell zu durchtrennen. Der Einschnitt braucht nur eine Länge von etwa 1 cm zu haben und so weit in die Tiefe zu dringen, bis die Muskulatur erreicht ist, was am Nachlassen des Widerstandes leicht erkennbar ist. Dieser kleine vorbereitende Eingriff erleichtert die nachfolgende Punktion und macht sie für den Kranken erträglicher.

Nach erfolgtem Einstich des Troikarts wird das Stilett herausgezogen, worauf der Erguß meist im starken Strahl aus der Kanüle herausfließt und in einem, am

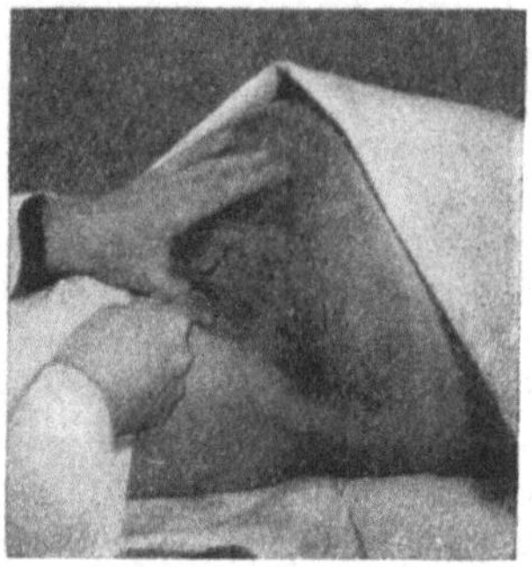

Abb. 26. Bauchpunktion: Einstich

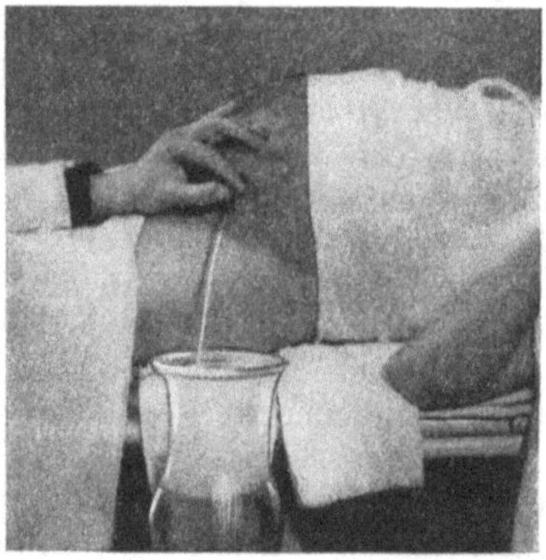

Abb. 27. Bauchpunktion: Ablassen des Aszites

besten graduierten Gefäß, aufgefangen wird (s. Abb. 27). Man kann die Flüssigkeit direkt aus der Kanüle in das Auffanggefäß ablaufen lassen, man kann aber auch über den Ansatzteil der Kanüle einen Gummischlauch herüberziehen und durch diesen die Flüssigkeit in das Auffanggefäß ableiten. Aus diesem wird der Inhalt in einen Eimer gegossen, während der Flüssigkeitsstrahl durch Abknickung des Schlauches bzw. Verschluß der Troikartöffnung mit dem Finger für diese Zeit unterbrochen wird.

Es ist üblich, die Menge der entleerten Flüssigkeit zu messen und ihr spezifisches Gewicht zu bestimmen.

Ist genügend Flüssigkeit entleert oder läuft keine mehr ab, so wird die Kanüle herausgezogen, die Einstichstelle mit Jodtinktur betupft und mit einem Druckverband versorgt. Wurde vor der Punktion ein Hautschnitt angelegt, so wird dieser mit einer Klammer oder einer Naht verschlossen und darüber ein Schutzverband angelegt. Ist die Punktionsstelle versorgt, dann wird das über den Oberbauch gespannte Tuch entfernt und der ganze Leib mit einer starken Binde fest umwickelt, um die Auffüllung des Ergusses zu verzögern. Der Druckverband wird nach spätestens 48 Stunden erneuert, die Klammer nach 5—6 Tagen entfernt. Mußte die Punktion aus irgendeinem Grunde vorzeitig abgebrochen werden, so kann eine langsame Entleerung des Ergusses durch Nachsickern fortgesetzt werden. In diesem Fall darf kein Druckverband, sondern nur ein aufsaugender Verband, bestehend aus einer dicken Lage steriler Watte oder Mull, auf die Punktionsstelle aufgelegt werden. Dieser Verband muß, sobald er durchnäßt ist, gewechselt werden und soll nach 24—48 Stunden durch einen Druckverband ersetzt werden, da bei länger anhaltender Benetzung der Punktionsstelle leicht Hautveränderungen (Ekzem) auftreten können.

Über die Höchstgrenze der Entleerung lassen sich keine zahlenmäßigen Angaben machen. Sie hängt einerseits von der Größe des Ergusses und von dem Zustand des Kranken ab. Handelt es sich um einen *Herzkranken*, so wird man die zu entleerende Flüssigkeitsmenge nicht zu hoch bemessen dürfen, da durch eine zu starke Abnahme des Bauchdruckes es zu einer so beträchtlichen Überfüllung der Gefäße des Splanchnikusgebietes kommen kann, daß hierdurch schwere Störungen des Herzens und des peripheren Kreislaufes eintreten können. Durchschnittlich wird man bei einem großen kardialen Aszites etwa 5 l auf einmal ohne Gefährdung des Kranken ablassen dürfen. Es ist aber in jedem Fall eine genaue Beobachtung des Gesamtzustandes und namentlich des Pulses des Kranken unbedingt erforderlich. Treten subjektive Erscheinungen, wie Schwächegefühl, Benommenheit, Beklemmung und Gefühl der Leere im Kopf oder objektive Zeichen, wie Blässe, Schweißausbruch und Unruhe, verbunden mit Kleiner- und Schnellerwerden des Pulses auf, dann muß die Punktion sofort unterbrochen werden, auch wenn die abgelassene Flüssigkeitsmenge nur gering ist. Ein Fortsetzen der Entleerung könnte in solchem Falle zu einem bedrohlichen Kollaps führen.

Bei *blutigen Ergüssen*, deren Blutbeimengung einerseits durch den Krankheitsprozeß (Tuberkulose, Karzinom), anderseits durch eine bei der Punktion verursachte Gefäßverletzung bedingt sein kann, soll man in bezug auf die abzulassende Menge sehr zurückhaltend sein. Man wird sich nach der Stärke der Blutbeimischung richten — ist sie nur gering, d. h. die Flüssigkeit nur leicht rosa gefärbt, dann kann man $1^1/_2$—2 l ablassen, ist sie dagegen stark und hat der Erguß einen ausgesprochen blutigen Charakter, dann bricht man die Punktion am besten sofort ab.

Ein Aszites bei *atrophischer Leberzirrhose* kann demgegenüber meist ohne Gefahr auf einmal vollständig entleert werden, wobei es sich um Mengen von 10—15 l und noch mehr handeln kann. Man tut gut, in solchen Fällen die Flüssigkeit nicht zu schnell ablaufen zu lassen, evtl. von Zeit zu Zeit für 1—2 Minuten den Abfluß zu unterbrechen. Das gleiche gilt auch besonders für Herzkranke und für elende bzw. kachektische Kranke.

Störungen des Abflusses kommen meist nach Entleerung größerer Flüssigkeitsmengen dadurch zustande, daß sich eine Darmschlinge oder das Netz vor die Kanüle legen und den Abfluß behindern kann. Gelegentlich beobachtet man einen intermittierenden Verschluß, der im Zusammenhang mit der Atmung steht. Durch Lagewechsel des Kranken oder Änderung der Richtung und der Tiefe der Kanüle gelingt es oft, den Abfluß wieder in Gang zu bringen. Bleiben diese Maßnahmen ohne Erfolg, dann muß durch Einführung einer Knopfsonde oder eines Seidenkatheters in die Kanüle das Hindernis beseitigt werden. Die Anwendung des Stiletts ist wegen der Gefahr einer Verletzung des Darmes nicht zulässig. Sollte trotz mehrmaliger Versuche das Hindernis immer wieder in Erscheinung treten, dann muß die Sonde oder der Katheter bis zum Abschluß der Punktion in der Kanüle liegen bleiben, um den Darm von derselben abzudrängen.

Eine Behinderung des Abflusses durch ein Fibringerinnsel, das die Kanüle verstopft, kommt nur äußerst selten vor, da die Gerinnsel meist klein sind und durch die verhältnismäßig weite Kanüle glatt durchgehen. Sollte einmal ein Gerinnsel in der Kanüle steckenbleiben, dann läßt es sich leicht mit einer Sonde entfernen.

Sollte eine Punktion gleich von Anfang an versagen, d. h. es fließt aus der Kanüle überhaupt keine Flüssigkeit heraus, dann muß die Kanüle entfernt und eine Probepunktion mit einer dünnen Hohlnadel vorgenommen werden. Das Mißlingen des Eingriffes könnte in diesem Fall darauf beruhen, daß der Troikart nicht genügend tief eingestochen wurde und infolgedessen die Bauchhöhle noch nicht erreicht hat, oder daß er auf Verwachsungen gestoßen ist. Bei sorgfältiger Untersuchung des Kranken dürfte allerdings ein derartiges Punktionsergebnis nicht vorkommen, denn bei einwandfreiem klinischem Nachweis eines Aszites müßte auch die Punktion gelingen und bei zweifelhaftem Befund sollte erst eine Probepunktion vorgenommen werden. Liefert die Probepunktion ein positives Ergebnis, dann wird genau an derselben Stelle bis zur gleichen Tiefe mit dem Troikart eingegangen.

Als einzige ernste **Gefahr** bei der Bauchpunktion ist das Anstechen des Darmes zu nennen. Zum Glück kommt dieses nur selten vor und ist, wie bereits ausgeführt, die Folge einer unzulänglichen Untersuchung. Besteht der begründete Verdacht einer Darmverletzung durch den Troikart, dann muß eine Probelaparotomie und evtl. Übernähung der verletzten Stelle vorgenommen werden.

Auf die Gefahr einer peripheren Kreislaufstörung, unter Umständen in Form eines Kollapses, die bei zu raschem Abfluß des Ergusses und einer damit verbundenen Erweiterung der Gefäße des Splanchnikusgebietes auftreten kann, wurde bereits hingewiesen. Genaue Beobachtung des Kranken und sofortige Unterbrechung des Abflusses bei den ersten Zeichen eines Kreislaufversagens sind die sichersten Vorbeugungsmaßnahmen gegen diese Gefahr. Bei drohendem Kollaps müssen sofort die üblichen peripheren Kreislaufmittel (Sympatol, Cardiazol, Koffein, Veritol u. ä.) subkutan verabfolgt werden. Darum müssen diese Mittel sowie eine gebrauchsfähige Injektionsspritze griffbereit zur Verfügung stehen.

Die Pleurapunktion

Die Pleurapunktion findet als Probepunktion oder als Entlastungspunktion Anwendung. Erste wird vorwiegend zu diagnostischen, letzte dagegen ausschließlich zu therapeutischen Zwecken ausgeführt. Sie unterscheiden sich voneinander grundsätzlich durch die Menge der entnommenen Flüssigkeit, was schon in der Bezeichnung des Eingriffes zum Ausdruck kommt, denn bei der Probepunktion werden nur geringe, dagegen bei der Entleerungspunktion große Mengen des Pleuraergusses entleert. Obwohl der Probepunktion keine therapeutische Bedeutung zukommt, soll sie doch hier eingehend besprochen werden, da sie meist eine unerläßliche Vorbedingung für die Entlastungspunktion darstellt und in technischer Hinsicht weitgehend mit dieser übereinstimmt.

Die Probepunktion wird vorgenommen:

1. Zur Klärung eines pathologischen Prozesses im Bereiche des Brustkorbes, bei dem auf Grund physikalischer und evtl. auch röntgenologischer Untersuchung die Entscheidung, ob es sich um ein Lungeninfiltrat oder einen Pleuraerguß handelt, nicht möglich ist. Wenn dieses auch nicht häufig zutrifft und in der Regel die reinen Krankheitsbilder allein mit der Perkussion und Auskultation leicht zu erkennen sind, so entstehen auch für den Erfahrenen diagnostische Schwierigkeiten bei einer evtl. Kombination beider Prozesse oder Auftreten von Komplikationen (Pleuraschwarte, Atelektase). In diesen Fällen kann nur eine Punktion die Diagnose sichern. Darum punktiere man lieber einmal zu viel als zu wenig.

2. Zur Feststellung der Natur des Ergusses, insbesondere ob es sich um einen

eitrigen oder serösen Erguß handelt, in letzterem Falle, ob er durch eine Entzündung oder Stauung hervorgerufen ist. Bei eitrigen Ergüssen ist auch der Nachweis der Art der Krankheitserreger für die einzuschlagende Therapie von großer Bedeutung.

3. Zur Bestimmung der Stelle, an der die Entlastungspunktion vorzunehmen ist.

Aus dem Gesagten ergibt sich, daß man fast jeder Entlastungspunktion eine Probepunktion schon mit Rücksicht auf Punkt 3 vorausschicken wird, um so mehr, da dieser Eingriff keine Mehrbelastung des Kranken bedeutet und sich technisch einfach in den Haupteingriff einfügen läßt.

Die Entlastungspunktion wird bei entzündlichen Ergüssen und bei Stauungsergüssen angewandt.

Bei beiden Arten von Pleuraerguß ist die **Indikation** zur Entleerung von Flüssigkeit als eine unbedingte zu bezeichnen, wenn der Erguß so groß ist, daß Lebensgefahr besteht. Diese erkennt man an subjektiven und objektiven Zeichen, wie Atemnot, Blaufärbung der Haut und der Schleimhäute, an deutlicher Verdrängung des Herzens und in vorgeschrittenen Zuständen an einem kleinen und schnellen Puls. In diesen Fällen darf keine Zeit verloren, sondern es muß sofort punktiert werden. Aber auch, wenn bei großen Ergüssen keine augenscheinlichen Zeichen bedrohlicher Art vorhanden sind, was besonders bei langsamer Entwicklung des Ergusses die Regel ist, so darf doch mit der Punktion nicht zu lange gewartet werden, da die Gefahr eines plötzlichen Auftretens schwerer Kreislaufstörungen und sogar eines plötzlichen Todes immer dabei besteht. Dieses trifft besonders für die linksseitigen Ergüsse zu, bei denen sich die Beeinträchtigung der Herzfunktion stärker als bei rechtsseitigen Ergüssen geltend macht. Als groß ist ein Erguß zu bezeichnen, wenn er hinten bis zur Spina scapulae und vorn bis zur 2. und 3. Rippe reicht.

Bei kleineren Ergüssen hängt das Vorgehen davon ab, ob es sich um entzündliche oder Stauungsergüsse handelt. Bei letzteren wird im allgemeinen anfangs nicht punktiert, sondern es wird versucht, mit der üblichen Behandlung, speziell mit Herz- und Kreislaufmitteln sowie mit harntreibenden Mitteln, sie auszuschwemmen. Nur wenn diese Therapie versagt oder unbefriedigende Ergebnisse liefert, wird eine Entleerung des Ergusses und zwar des größeren von den meist auf beiden Seiten vorhandenen Ergüssen, angezeigt sein. Bei dieser Situation kann eine Entlastungspunktion sowohl die schon durch kleine Stauungsergüsse verursachte Atemnot beseitigen oder lindern, als auch die Wirksamkeit der Herzmittel fördern und die Kreislaufstörungen beseitigen.

Der Zeitpunkt für die Punktion kleinerer entzündlicher Ergüsse hängt davon ab, ob es sich um einen spezifischen tuberkulösen oder einen unspezifischen Erguß handelt. Bei einem frischen spezifischen Erguß, der keine Neigung zur Zunahme zeigt, kann mit der Entlastungspunktion gewartet werden, bis der entzündliche Prozeß seine Aktivität verloren hat und die Körpertemperatur annähernd normal geworden ist. Dann ist zur Beschleunigung der Heilung eine evtl. mehrmalige Entleerung des Ergusses am Platze. Bei früherem Vorgehen wird man mit einem Nachlaufen des Ergusses und mit der Möglichkeit einer tuberkulösen Streuung in der Lunge zu rechnen haben. Wenn die letztgenannte Folgeerscheinung auch nur selten ist, so wiegt sie so schwer, daß alles versucht werden muß, um sie zu vermeiden. Darum ist eine zu große therapeutische Aktivität bei einer tuberkulösen Pleuritis im frischen Zustand nicht angebracht. Später dagegen, im Stadium der Rückbildung der Krankheit, ist eine, in 10—14tägigen Abständen bis zur Heilung ausgeführte Pleurapunktion angezeigt.

Es ist selbstverständlich, daß beim Größerwerden eines Ergusses und Auftreten von damit verbundenen Beschwerden oder Störungen eine Entlastungspunktion erforderlich sein wird, ungeachtet der Aktivität des Krankheitszustandes.

Bei eitrigen spezifischen Ergüssen, die eine Tendenz zum Größerwerden oder zum Nachlaufen besitzen, ist eine wiederholte Punktion das übliche Behandlungsverfahren. Die Dränage wird im allgemeinen wegen der Gefahr einer Fistelbildung nicht angewandt.

Bei unspezifischen Ergüssen, die meist gleichzeitig oder im Anschluß an unspezifische Lungenerkrankungen, am häufigsten Pneumonien, auftreten, hängt die einzuschlagende Behandlung von der Art des Ergusses (serös oder eitrig), von der Dauer seines Bestehens und von der Grundkrankheit ab. Handelt es sich z. B. um einen kleinen bzw. mäßig großen trüb-serösen Erguß bei einer Pneumonie im akuten Stadium, so wird man von einer Punktion zunächst absehen. Erst beim Fortbestehen des Fiebers über die für eine umkomplizierte Pneumonie gewöhnliche Zeit und besonders beim Eitrigwerden des Ergusses wird eine Entleerung desselben, verbunden mit einer Spülung der Pleurahöhle erforderlich sein (näheres s. weiter unten). Tritt dagegen bei einer Pneumonie von Anfang an ein Empyem auf, so ist eine baldmöglichste Entleerung und Spülung der Pleurahöhle angezeigt. Nur wenn diese Behandlung nicht zum Ziele führt wird eine einfache Dränage nach Bülau oder eine mit gleichzeitiger Rippenresektion notwendig sein.

Bei der Wahl der Punktionsstelle ist von Bedeutung, ob es sich um eine Probepunktion oder um eine Entlastungspunktion handelt, denn als entscheidenden Gesichtspunkt bei der ersten ist die Auffindung des Ergusses, bei der zweiten eine möglichst störungsfreie Entleerung desselben zu bezeichnen. Darum wird bei der Probepunktion diejenige Stelle gewählt, an der die größte Aussicht, einen Erguß zu treffen, besteht, und bei der Entlastungspunktion muß die Einstichstelle so liegen, daß von ihr aus die Entleerung großer Ergußmengen möglichst ohne Lagewechsel der Kanüle möglich ist.

Da der Probepunktion auch die Aufgabe zufällt, Wegweiser für die Entleerungspunktion zu sein, so ist es nur selbstverständlich, daß man bei der Ausführung der Probepunktion auch für die Entlastungspunktion geltenden Voraussetzungen mitberücksichtigen muß. Man wählt also für die Probepunktion diejenige Stelle, von der aus man die größte Chance hat, nicht nur einen Erguß zu finden, sondern ihn auch abzulassen.

Bei der Wahl einer Stelle für die Entlastungspunktion ist die Größe des Ergusses von Bedeutung, weil mit der Größe desselben auch die Auswahl geeigneter Punktionsstellen zunimmt. Da eine Punktion grundsätzlich nur im Bereiche des mit Hilfe physikalischer und wenn möglich auch röntgenologischer Methoden festgestellten Ergusses ausgeführt werden darf, so wird bei einem größeren Erguß auch die Punktionsfläche eine größere sein.

In der *Praxis* kommen allerdings für die Entlastungspunktion gewöhnlich nur zwei Stellen in Betracht, und zwar der 5. bzw. 6. Interkostalraum in der mittleren Achsellinie und der 7. bzw. 8. Zwischenrippenraum in der Schulterblattlinie. Die erste Stelle hat den Vorzug, eine dünne Weichteilschicht (Fett und Muskel) zu besitzen. Infolgedessen läßt sich der Zwischenrippenraum selbst bei Patienten mit gut entwickelter Muskulatur und reichlichem Fettpolster verhältnismäßig leicht auffinden und punktieren. Ein weiterer Vorteil dieser Stelle besteht darin, daß die Punktion am liegenden Kranken ausgeführt werden kann, was bei Schwerkranken recht wertvoll ist. Bei der Punktion in der Schulterblattlinie ist die Auffindung des Zwischenrippenraumes infolge des größeren Durchmessers der Weichteile schwieriger als in der Achsellinie. Dafür ist bei mittelgroßen und kleinen Ergüssen die Aussicht auf eine Auffindung und glatte Entleerung des Ergusses in der Schulterblattlinie größer als in der Achsellinie, da an jener Stelle seltener und später Verwachsungen und Schwartenbildungen aufzutreten pflegen. Sollte das Sitzen bei der Punktion für den Kranken zu anstrengend sein, dann kann die Punktion auch im Liegen durchgeführt werden, wobei der Kranke mit etwas erhöhtem Oberkörper auf die gesunde Körperseite gelegt werden muß.

Zur Vermeidung von Kunstfehlern bei der Wahl des Punktionsortes sind folgende Richtlinien zu beachten:

1. Lebenswichtige Organe, insbesondere das Herz dürfen bei der Punktion nicht der Gefahr einer Verletzung ausgesetzt werden. Bei frischen Ergüssen besteht diese Gefahr nicht, da die topographischen Verhältnisse klar und leicht festzustellen sind. Anders ist es bei chronischen oder rezidivierenden Prozessen, bei denen neben dem Erguß auch Schwarten und Verwachsungen bestehen können. Durch diese Veränderungen und die damit verbundenen Organschrumpfungen und Verziehungen kann die Erkennung der Lage der einzelnen Organe, speziell des Herzens, sehr erschwert sein. Es ist gut, in solchen Fällen immer die Möglichkeit einer starken Verlagerung des Herzens in Betracht zu ziehen und diesem Umstand bei der Wahl der Punktionsstelle Rechnung zu tragen. In der Praxis trifft dieses besonders für linksseitige Ergüsse zu, die beim Verschwarten das Herz stark nach links, bis in die Achsellinie verziehen können. Eine Punktion in der vorderen oder mittleren Achsellinie ist deswegen in solchen Fällen zu vermeiden. Muß trotzdem einmal, und zwar beim Verdacht auf das Bestehen eines herznahen abgekapselten Ergusses, eine Probepunktion in dieser Gegend vorgenommen werden, dann bediene man sich einer möglichst dünnen Kanüle, mit der man selbst beim Anstechen des Herzens keinen wesentlichen Schaden anrichtet.

Von anderen Organen kommt höchstens eine Verletzung der Leber in Frage, und zwar wenn zu tief punktiert wird oder die Leber durch Zwerchfellverwachsungen nach oben verzogen ist (näheres hierüber im folgenden Absatz).

2. Die Punktion darf nur im Bereiche des Pleuraraumes ausgeführt werden, d. h. sie muß oberhalb der unteren Lungengrenze vorgenommen werden. Diese verläuft durchschnittlich in der Medioklavikularlinie am unteren Rand der 6. bzw. am oberen Rand der 7. Rippe, in der mittleren Achsellinie, entsprechend dem 7. Interkostalraum und in der Skapularlinie im Bereiche der 9. Rippe. Die angegebenen Punkte beziehen sich auf normale Lungenverhältnisse und auf die mittlere Atemlage und können durch pathologische Veränderungen der Lunge und ihrer Umgebung stark verschoben werden. So findet man die untere Lungengrenze bei Schrumpfungen der Lunge oder Pleuraschwarten höher gelegen als oben angegeben. Das gleiche gilt auch für raumbeengende subphrenische Prozesse, wie z. B. Geschwülste oder Abszesse bzw. eine stark vergrößerte Leber, die das Zwerchfell und damit auch den Pleuraraum nach oben verdrängen. Auch bei einer Lähmung des Nervus phrenicus tritt das Zwerchfell nach oben und verkürzt entsprechend den Pleuraraum. Bei allen diesen Veränderungen wird man auf Grund der physikalischen Untersuchungsergebnisse nicht sicher entscheiden können, ob es sich um einen Erguß oder einen der oben genannten Prozesse handelt. Am ehesten wird noch die röntgenologische Untersuchung eine Klärung herbeiführen können. Zur sicheren Entscheidung wird meist eine Probepunktion nicht zu entbehren sein. Allerdings muß bei ihrer Ausführung immer mit der Möglichkeit eines Verfehlens des Ergusses und einer Verletzung eines Organes, namentlich der Leber, gerechnet werden. Die Anwendung dünner Kanülen bei der Probepunktion ist hier angezeigt,

wenn auch beim Bestehen eines dickflüssigen Ergusses ihre Anwendung zu einem falschen Ergebnis führen wird. Darum ist bei erfolgloser Punktion und gleichzeitig bestehendem Verdacht auf ein Pleuraempyem eine Wiederholung der Punktion mit einer dicken Kanüle an derselben Stelle dringend zu empfehlen.

Die Wahl des **Instrumentariums** richtet sich danach, ob eine Probepunktion oder Entlastungspunktion gemacht werden soll.

Bei der Probepunktion verwendet man die üblichen Spritzen von 20 bzw. 10 ccm Fassungsvermögen, wobei darauf zu achten ist, daß sie gut „ziehen", da hiervon das Gelingen der Punktion unter Umständen abhängen kann (s. hierzu den Abschnitt über Injektionsspritze S. 10). Das gleiche gilt auch für den Sitz der Kanüle, deren Ansatz so gut auf den Konus der Spritze passen muß, daß keine Nebenluft bei Aspiration in die Spritze eindringt. Die Länge der Kanüle richtet sich nach der Dicke der Weichteile und beträgt gewöhnlich 8—10 cm bei einer Bohrung von 1,5—2 mm. Kurze und dünne Hohlnadeln, wie sie für die Injektionen benutzt werden, dürfen für die Punktion nicht verwendet werden, da sie unter Umständen den Erguß nicht erreichen und für dicken Eiter nicht durchgängig sind.

Für die Entlastungspunktion sind eine Reihe von Geräten und Verfahren angegeben worden, von denen die meisten auf demselben Prinzip beruhen und nur technische Varianten darstellen.

Bei der Entlastungspunktion können wir den Vorgang in zwei Akte zerlegen, bei dem ersten wird eine Hohlnadel in den Erguß eingeführt, bei dem zweiten wird der Erguß durch die Hohlnadel entleert. Die technischen Änderungen beziehen sich entsprechend dieser Einteilung einerseits auf die Gestalt der Nadel und anderseits auf das Entleerungsverfahren und die dazu verwendeten Vorrichtungen.

Für den Einstich kommt entweder eine Hohlnadel oder ein Troikart in Frage. Bei der Hohlnadel handelt es sich um die gleiche wie bei der Probepunktion, so daß bei der Aufeinanderfolge beider Eingriffe dieselbe Nadel verwendet werden kann, d. h. es braucht nur einmal gestochen zu werden, was für den Kranken eine große Annehmlichkeit bedeutet. Ist durch vorangegangene Punktionen die Beschaffenheit des Ergusses und seine Tiefenlage bekannt, so kann dementsprechend die Länge und der Durchmesser der Hohlnadel gewählt werden. Man würde z. B. bei dünnen serösen Ergüssen, die nahe der Körperoberfläche liegen, mit einer relativ kurzen und dünnen Nadel die Entlastungspunktion ausführen können und damit dem Kranken den Eingriff erträglicher machen.

Die für die Pleurapunktion bestimmten Troikarts unterscheiden sich von denen, die bei der Bauchpunktion angewendet werden, durch den geringeren Durchmesser und die Form des Stilettgriffes, der nicht so massiv und meist flügel- oder knopfartig ist. Die Länge der Troikartkanüle muß 6—8 cm, die Kanülenbohrung etwa 3 mm betragen. Weitere Kanülen sollen nicht angewandt werden, da das schnelle Abfließen des Ergusses nicht erwünscht ist. Nur bei einem sehr fibrinreichen Erguß, bei dem die Fibrinflocken- und -fäden die Kanüle leicht verstopfen können, ist die Anwendung eines dickeren Troikarts angebracht.

Von den zahlreichen Modellen des Pleuratroikarts, die im Prinzip alle übereinstimmen, ist in Abb. 28 eines wiedergegeben. Die Kanüle trägt an der Unterfläche eine Abzweigung (A), die mit einem Gummischlauch (B) in Verbindung gebracht wird und zum Ablassen der Flüssigkeit dient. Am Ansatzstück der Kanüle ist eine Vorrichtung (C) angebracht, die nach Zurückziehen des Stiletts automatisch die Kanüle am Ansatzstück schließt und der ausströmenden Flüssigkeit nur einen Weg durch die Abzweigung A freiläßt. Der vordere Rand der Kanüle muß sich fest an die Stilettspitze anlegen, da er sonst beim Einstechen den Widerstand vermehrt und dadurch den Eingriff erschwert.

Bei der Frage, ob man der Hohlnadel oder dem Troikart bei der Pleurapunktion den Vorzug geben soll, wird von mancher Seite darauf hingewiesen, daß die Hohlnadel leicht die Lunge verletzen kann, und daß sie durch Fibringerinnsel oder Eiterflocken verstopft, nur schwer oder gar nicht durchgängig gemacht werden kann. Hierzu ist folgendes zu sagen: Die Gefahr einer Verletzung der Lunge ist beim Einstich einer Hohlnadel und eines Troikarts gleich groß, beim Ablassen des Ergusses dagegen ist die Möglichkeit einer Verletzung durch die spitze Hohlnadel, nicht aber durch die stumpfe Troikartkanüle zuzugeben. Dieser Verletzung, die durch Entfaltung der Lunge während des Ablassens des Ergusses zustande kommen kann, ist leicht vorzubeugen, wenn man bei den ersten Zeichen einer Berührung der Nadel durch die Lunge, die der Kranke als Stich und der Arzt als feines Kratzen wahrnehmen, die Nadel etwas zurückzieht. Ich habe jedenfalls nie eine nennenswerte Lungenverletzung bei einer Punktion mit einer Hohlnadel erlebt. Aus Sicherheitsgründen empfehle ich möglichst kurzgeschliffene Kanülen anzuwenden. Was die Schwierigkeiten bei einer Verstopfung der Hohlnadel betrifft, so möchte ich hierzu sagen, daß man, von Ausnahmefällen abgesehen, mit ihnen fertig wird, wenn man eine genügend dicke Nadel anwendet und sie, wenn nötig, mit steriler physiologischer NaCl-Lösung freispült.

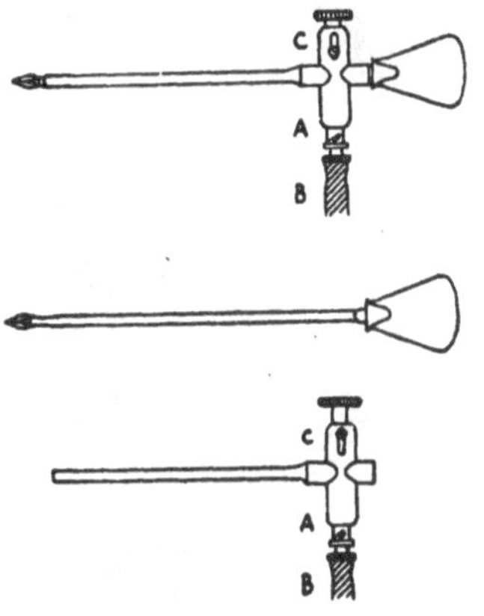

Abb. 28. Troikart zur Pleurapunktion

Ich persönlich halte den Troikart bei den meisten Pleurapunktionen für entbehrlich.

Für die Entleerung kommen im Prinzip zwei Verfahren in Betracht, das Saugverfahren und das Heberverfahren. Beim ersten wird die Flüssigkeit aus dem Rippenfellraum durch Aspiration, d. h. Erzeugung eines Unterdruckes, in eine Spritze oder Flasche überführt. Beim zweiten wirkt als treibende Kraft der im Hebersystem bestehende hydrostatische Druck.

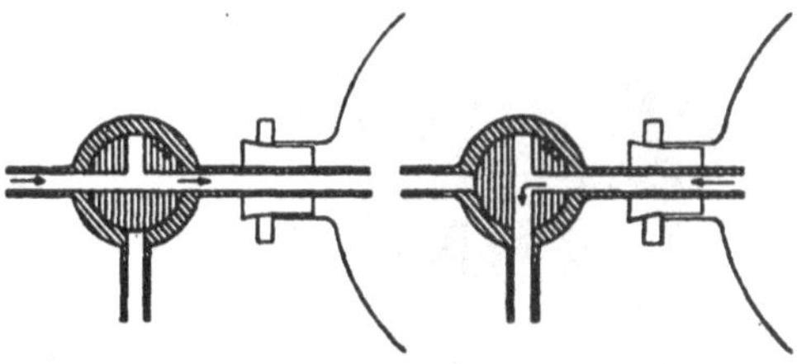
Ab. 29. Schema eines Zweiwegehahns

Das einfachste Gerät, das beim Saugverfahren verwendet werden kann, ist die Rekordspritze von 20 oder 50 ccm, die allerdings den Nachteil hat, daß sie beim Entleeren von der Hohlnadel abgenommen werden muß. Bequemer sind die Spritzen mit einem am Kanülenansatz angebrachten Zweiwegehahn und einem zweiten Abflußkanal. Mit Hilfe dieser Vorrichtung ist es möglich, die Flüssigkeit aus dem Pleuraraum in die Spritze anzusaugen und dann durch den zweiten Abflußkanal in ein Auffanggefäß zu bringen.

Das Schema des Zweiwegehahns gibt Abb. 29 wieder, wobei auf der ersten Zeichnung die Stellung des Hahnes beim Ansaugen der Flüssigkeit in die Spritze und auf der zweiten Zeichnung seine Stellung beim Entleeren der Spritze in das Auffanggefäß abgebildet ist.

Auch mit der sog. *Rotandaspritze* kann man den Erguß entleeren ohne die Spritze von der Kanüle abzunehmen. Diese Spritze (s. Abb. 30) besitzt zwei Kanülenansätze, die am Rande des Zylinderbodens sich gegenüber liegen und mit Gummischläuchen versehen sind. Der eine Gummischlauch steht mit der Punktionskanüle, der andere mit dem Auffanggefäß in Verbindung. Im Gegensatz zu den gewöhnlichen Rekordspritzen sitzt der Metallboden der Spritze nicht fest auf dem Glaszylinder, sondern läßt sich auf diesem hin und her drehen, wobei in der einen Endstellung der Zylinder mit einem Ansatz, in der anderen Endstellung mit dem anderen Ansatz in Verbindung steht. Zur Erkennung der jeweiligen Einstellung der Spritze ist am Zylinder ein Pfeil eingraviert, der die Verbindung des Zylinders mit dem Ansatz anzeigt, in dessen Verlängerung er sich befindet. Bei der Stellung des Pfeiles zwischen den Ansätzen, wie z. B. auf Abb. 30, besteht keine Verbindung zu diesen.

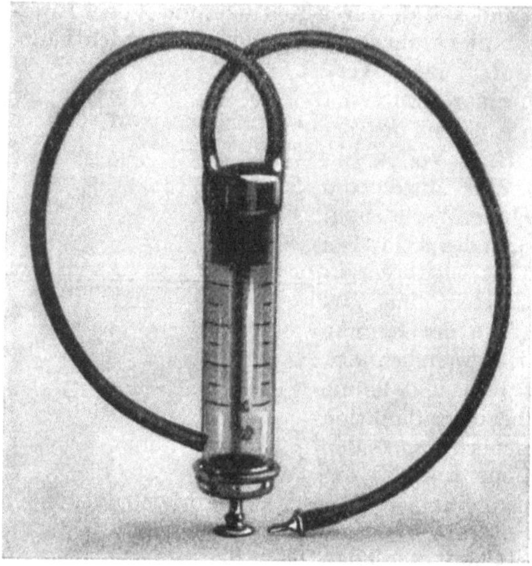

Abb. 30. Rotandaspritze

Zum Saugverfahren eignet sich neben der Spritze auch eine *dickwandige Flasche*, die als Auffanggefäß für den Erguß und gleichzeitig durch den in ihr bestehenden verminderten Luftdruck als Saugvorrichtung dient. Diese Flasche, die meist ein Fassungsvermögen von 1000—1500 ccm besitzt und graduiert ist, muß durch einen Gummistopfen luftdicht verschlossen sein. Durch den Gummistopfen gehen zwei mit Hähnen versehene Metallrohre oder ein Metallrohr, das zwei nebeneinander liegende Bohrungen und zwei ebenfalls mit Hähnen versehene Ansätze (Abb. 31) besitzt. Das eine Ansatzstück wird durch einen ziemlich dickwandigen Schlauch mit der Punktionskanüle verbunden, an das andere wird ein Blasebalg oder eine Pumpe (Potain) zur Evakuierung der Luft angeschlossen. *Vor dem Gebrauch der Flasche überzeuge man sich davon, daß in ihr auch wirklich ein Unterdruck und nicht*

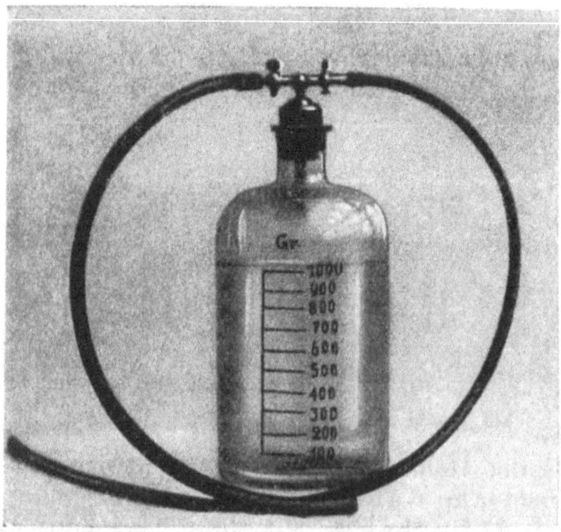

Abb. 31. Potainsche Flasche

Überdruck besteht, der durch Anwendung von Pumpen mit falscher Ventilrichtung erzeugt werden kann. Erst nach dieser Prüfung darf der Schlauch an die Punktionskanüle angeschlossen werden und durch Öffnen des Hahnes die Verbindung der Flasche mit dem Pleuraraum hergestellt werden.

Das zum **Heberverfahren** benötigte Gerät ist denkbar einfach und besteht aus einem 1,5 m langen Gummischlauch, der mit einem Ende an die Punktionskanüle angeschlossen wird und dessen anderes Ende den Boden eines mit einer bestimmten Menge destillierten Wassers gefüllten Auffanggefäßes berührt. Der Schlauch selbst wird vor der Anwendung durch Auskochen sterilisiert, mit sterilem destilliertem Wasser gefüllt und an beiden Enden durch Klemmen verschlossen. Die Füllung des Schlauches wird am einfachsten durch einen passenden Glastrichter vorgenommen, der vor dem Auskochen des Schlauches in diesen eingeführt und nach der Füllung wieder herausgezogen wird. Um den Abfluß des Ergusses im Schlauch beobachten zu können, empfiehlt sich ein mehrere Zentimeter langes Zwischenstück aus Glas etwa in der Mitte des Schlauches einzuschalten.

Der **Eingriff** selbst wird erst vorgenommen, nachdem das für das gewählte Verfahren notwendige Gerät in einen gebrauchsfertigen Zustand gebracht worden ist. Es ist zweckmäßig, bei einem Kranken, der zum ersten Mal punktiert wird und bei dem die Lage und namentlich die Beschaffenheit des Ergusses nicht genau feststehen, mit der Möglichkeit eines Versagers zu rechnen und sich für diesen Fall mit Ersatzgeräten zu versorgen. Als erstes kommt hierbei selbstverständlich eine größere Auswahl verschieden langer und dicker Kanüle bzw. Troikarts in Betracht, aber auch anderes Instrumentarium kommt gelegentlich in Frage. So kann z. B. bei einem dickflüssigen Erguß (altes Empyem) das Heberverfahren ganz versagen oder eine nur unvollständige bzw. zu langsame Entleerung zustande bringen, weshalb die Anwendung des Saugverfahrens notwendig wird. Steht eines der für dieses Verfahren erforderlichen Geräte zur Verfügung, so braucht die begonnene Punktion nicht abgebrochen zu werden, sondern kann in derselben Sitzung noch abgeschlossen werden. Man spare deswegen nicht mit den Instrumenten bei der Vorbereitung zu einer Entlastungspunktion bei einem noch nicht probepunktierten Kranken.

Allerdings ist heutzutage das Instrumentarium nicht nur manch eines Arztes sondern auch manch eines Krankenhauses aus zeitbedingten Gründen noch recht lückenhaft, was meinen wohlgemeinten Rat gegenstandslos erscheinen läßt. Zu meiner Rechtfertigung möchte ich aber nur einwenden, daß meine Empfehlungen sich auf normale instrumentelle ärztliche Verhältnisse, die hoffentlich bald eintreten werden, beziehen. Zum Trost für diejenigen, denen die für eine Pleurapunktion üblichen Geräte fehlen, sei es gesagt, daß man mit einer 20 ccm Spritze jede Punktion durchführen kann. Hierauf komme ich später noch einmal zurück.

Je nach der vorgesehenen Punktionsstelle wird der Kranke in die erforderliche Lage gebracht, wobei das Verweilen in dieser Lage keine Anstrengung für den Kranken sein darf. Darum muß bei Punktionen im Bereiche des Rückens, der auf dem Bettrand sitzende Kranke durch eine Pflegeperson so gestützt werden, daß er ohne Kraftaufwand und unangenehme Empfindungen in dieser Lage während der Punktion verharren kann. Bei ängstlichen oder erregten Kranken gibt man etwa $^1/_2$ Stunde vor der Punktion ein Beruhigungsmittel, am zweckmäßigsten Pantopon, Dicodid oder ein ähnliches Mittel, das neben der schmerzlindernden auch eine hustenherabsetzende Eigenschaft besitzt, die dem gelegentlich bei der Punktion auftretenden Reizhusten entgegenwirkt. Bei Kranken mit einem schlechten Kreislauf müssen zu gleicher Zeit mit den obengenannten Mitteln auch Kreislaufpräparate, z. B. Sympatol, Cardiazol, Veritol evtl. Strophantin verabreicht werden. Diese Mittel müssen für den Fall eines plötzlichen Versagens des Kreislaufes oder des Herzens während der Punktion gebrauchsfertig zur Injektion immer bereit stehen.

Nach diesen Vorbereitungen, zu denen noch die Desinfektion der Hände des Arztes und der Haut an der Punktionsstelle sowie die Lokalanästhesie hinzukommen, sucht man mit dem Zeigefinger der linken Hand den in Frage kommenden Zwischenrippenraum auf. Dieses ist bei einem normalen Brustkorb und schlankem Körperbau relativ einfach. Schwieriger ist es bei Personen mit stark entwickelter Muskulatur und namentlich reichlichem Fettpolster, besonders wenn der Brustkorb von gedrungener Form mit engen Interkostalräumen ist. Besonders schwierig ist aber die Auffindung des Zwischenrippenraumes an einem deformierten Brustkorb, der unter anderem auch bei chronischen Rippenfellprozessen durch Verschwartungen entstehen kann.

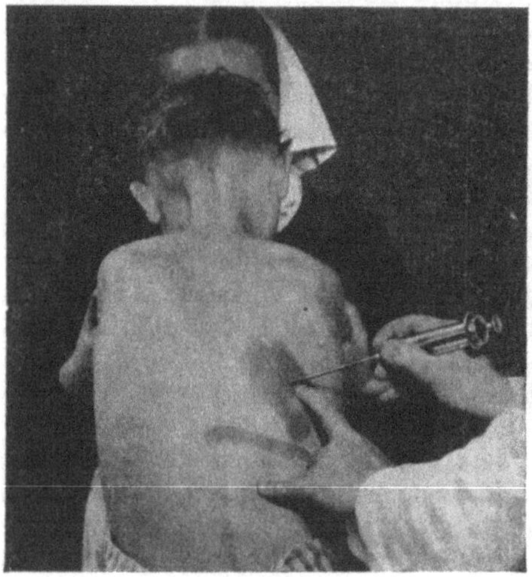

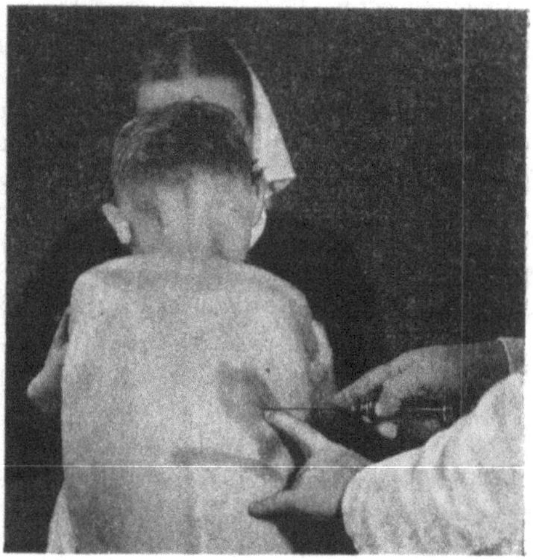

Abb. 32 Pleurapunktion Ab. 33

Ist der Interkostalraum mit Sicherheit oder mit Wahrscheinlichkeit aufgefunden, so läßt man den Zeigefinger an dieser Stelle verbleiben und setzt die Spitze der Kanüle direkt vor die Kuppe desselben auf die Haut auf (s. Abb. 32). Der Stich muß senkrecht zur Hautoberfläche erfolgen, damit die Punktionsnadel zwischen den Rippen in den Pleuraraum eindringt und nicht auf eine der Rippen stößt. Ist der Zwischenrippenraum weit und sind die Rippen gut tastbar, dann muß am oberen Rand der Rippe punktiert werden, um die am unteren Rande verlaufende Interkostalarterie nicht zu verletzen. Bei einem engen Interkostalraum wird man bestrebt sein, sich möglichst in der Mitte desselben zu halten, um an den Rippen vorbeizukommen.

Zur Ausführung einer Probepunktion nimmt man die mit einer geeigneten Kanüle versehene Spritze in die rechte Hand und zwar so, wie man einen Federhalter zu halten pflegt (s. Abb. 32). Diese Haltung verleiht der Hand ein feineres Gefühl für den anzuwendenden Druck, besonders wenn die Kanüle auf einen nicht vorgesehenen Widerstand, wie z. B. eine Schwarte, stößt. Bei sehr muskelkräftigen Patienten, bei denen ein größerer Kraftaufwand bei der Punktion erforderlich ist, wird man die Spritze fest in die Hohlhand nehmen müssen und den Zeigefinger auf die Kanüle aufsetzen und zwar an der Stelle, bis zu der im äußersten Fall eingegangen werden soll (s. Abb. 33). Der Einstich erfolgt wie bei den meisten Injektionen und Punktionen mit einem kurzen und energischen Ruck, wobei man sich von Anfang an unter Berücksichtigung der örtlichen Verhältnisse auf eine bestimmte Tiefe des Einstiches einstellt. Das Eindringen der Nadel in einen Erguß kann bei einer gewissen Erfahrung meist an dem plötzlichen Nachlassen des Widerstandes gefühlt werden. Man hat dabei den Eindruck als wenn die Nadel in einen leeren Raum hineingekommen ist. Im Vergleich zu dieser „Leere" ist der Widerstand, den man beim Eindringen der Nadel in die Lunge empfindet, sehr deutlich. Man kann also auf Grund der Gefühlswahrnehmungen bei der Punktion schon das Ergebnis vermuten.

Nach dem Einstich wird die Spritze an ihrem unteren Ende mit der linken Hand gefaßt und in der gegebenen Lage fixiert, wobei gleichzeitig auch der Ansatz der Kanüle festgehalten wird. Mit der rechten Hand wird der Spritzenkolben langsam zurückgezogen, worauf bei gelungener Punktion Flüssigkeit in die Spritze einströmt. Tritt beim Zurückziehen des Kolbens keine Flüssigkeit in die Spritze ein, dann wird die Kanüle etwas tiefer vorgeschoben, wobei es sich empfiehlt, während dieses Vorgehens einen dauernden leichten Zug am Kolben auszuüben. Dank diesem Sog in der Spritze wird sofort nach dem Eindringen der Kanüle in den Erguß Flüssigkeit in die Spritze eintreten und das Vorhandensein eines Ergusses anzeigen. Unterläßt man diesen kleinen Handgriff, dann kann es vorkommen, daß man bei einem schmalen Erguß (Mantelerguß) diesen unter Umständen nicht auffindet. Läßt sich durch tieferes Einstechen der Kanüle kein Erguß nachweisen, dann zieht man unter Aufrechterhaltung eines Soges in der Spritze die Kanüle zurück, bis Flüssigkeit in die Spritze eindringt. Läßt sich auch bei diesem Vorgehen kein Erguß nachweisen, dann muß an einer anderen Stelle, falls das Vorhandensein eines Ergusses wahrscheinlich ist, punktiert werden. Die benutzte Kanüle prüft man auf ihre Durchgängigkeit, da Fibrinflocken oder dicker Eiter sie verstopfen und dadurch das negative Ergebnis der Punktion verursachen können. Es empfiehlt sich außerdem, die Spritze von der Kanüle abzunehmen, den Kolben hochzuziehen und nach erneutem Aufsetzen der Kanüle auf die Spritze ihn schnell nach unten zu schieben. Der evtl. Inhalt der Kanüle wird dadurch herausgeschleudert, auf einem bereitgehaltenen Objektträger ausgestrichen und anschließend mikroskopisch untersucht.

Im Falle eines positiven Ergebnisses der Probepunktion merke man sich die Tiefe des Einstiches (Länge des Kanülenstückes von der Spitze bis zur Hautoberfläche), um bei der Entlastungspunktion keine Schwierigkeiten in dieser Hinsicht zu haben.

Am zweckmäßigsten ist es, wenn man die Entleerung des Ergusses gleich an die Probepunktion anschließt und dazu die bereits benutzte Kanüle verwendet. In diesem Fall läßt man die Kanüle im Brustkorb stecken und verbindet sie nach Absetzen der Spritze mit dem für die Entlastungspunktion vorgesehenen Gerät. Soll das Heberverfahren angewandt werden, so verbindet man den mit Flüssigkeit gefüllten Gummischlauch (s. S. 60) mit der Kanüle und löst danach die Klemmen. Die Füllung des Schlauches, am besten mit sterilem destilliertem Wasser, muß vor dem Beginn der Punktion ausgeführt werden, und zwar am einfachsten auf folgende Weise: Der an einem Ende des Schlauches angebrachte Glastrichter wird mit Flüssigkeit gefüllt, wobei er möglichst tief und das andere Ende des Schlauches hoch gehalten werden. Nach seiner Füllung wird der Trichter langsam gehoben und das andere Ende des Schlauches gleichzeitig gesenkt, wodurch die Flüssigkeit aus dem Trichter unter Verdrängung der Luft in den Schlauch eintritt. In dem Augenblick, wo aus dem freien Ende des Schlauches Flüssigkeit heraustritt, werden zwei Klemmen an den Enden des Schauches angelegt, der Trichter entfernt und dieses Ende des Schlauches in ein Auffanggefäß von 1—1½ l Fassungsvermögen, das 100—200 ccm steriles destilliertes Wasser enthält, eingeführt. Bei der Füllung des Schlauches achte man darauf, daß der Trichter bis zum Schluß mindestens soviel Flüssigkeit enthält, daß der Boden bedeckt ist, bei einem kleinen Trichter muß evtl. Wasser nachgegossen werden. Beim Außerachtlassen dieser Vorsichtsmaßnahme kann Luft in den Schlauch eindringen und die Wirkung der Hebervorrichtung beeinträchtigen.

Den Abfluß der Ergusses kann man einerseits im Zwischenstück, anderseits auch im Auffanggefäß beobachten. Die Zunahme der Flüssigkeit im Auffanggefäß, das graduiert sein soll, gibt die Möglichkeit, jederzeit die entleerte Menge und die Schnelligkeit der Entleerung zu beurteilen. Selbstverständlich muß dabei die im Auffanggefäß vorgelegte Flüssigkeitsmenge von der Geamtmenge abgezogen werden.

Wird die Entleerung mit einer *Saugflasche* ausgeführt, dann muß in dieser vor ihrer Anwendung ein Unterdruck erzeugt werden, und zwar mit Hilfe einer speziellen Luftpumpe oder Wasserstrahlpumpe. Der Unterdruck in der Flasche soll nicht zu groß sein, da durch den starken Sog eine zu schnelle, manchmal sogar eruptive Entleerung des Ergusses verursacht wird, die gelegentlich mit Komplikationen (Lungenverletzung) verbunden sein kann. Es ist ratsam, mit einem verhältnismäßig geringen Unterdruck zu beginnen und ihn im Verlaufe der Punktion nach Bedarf zu ergänzen. Nach Abschluß der Punktion ist der Hahn an dem mit der Kanüle in Verbindung stehenden Flaschenansatz zu schließen und dann erst die Kanüle herauszuziehen.

Bei Benutzung einer *Rotandaspritze* oder einer *Spritze mit einem Zweiwegehahn* ist die Handhabung einfach. Bei der Rotandaspritze wird durch Drehen des Zylinders am Ansatzteil zuerst eine Verbindung des Zylinders mit der Punktionskanüle hergestellt und der Erguß aspiriert, und dann wird nach entsprechender Einstellung des Zylinders sein Inhalt durch den Abflußschlauch (s. Abb. 30) in das Auffanggefäß ausgespritzt. Man wiederholt in gleicher Weise die Handlung, bis die vorhandene oder vorgesehene Ergußmenge entleert ist.

Bei Anwendung einer Spritze mit einem Zweiwegehahn verfährt man analog, indem man mit Hilfe des Hahnes einmal eine Verbindung mit der Kanüle, das andere Mal mit dem Abflußschlauch herstellt.

Besitzt man keines der eben beschriebenen Geräte für die Entleerungspunktion, dann kann man sie auch mit einer gewöhnlichen 20 ccm (oder auch 10 ccm) Spritze durchführen. Der Nachteil gegenüber den oben beschriebenen Sauggeräten besteht darin, daß die Spritze jedesmal zur Entleerung von der Kanüle abgenommen werden muß. Abgesehen davon, daß es zeitraubend ist, kann es auch für den Kranken dadurch unangenehm werden, daß durch Verschiebungen der Kanüle Schmerzen ausgelöst werden. Darum muß darauf geachtet werden, daß bei Abnahme und Ansetzen der Spritze die Kanüle so fest gehalten wird, daß Verschiebungen nicht auftreten. Man erleichtert sich in dieser Hinsicht die Arbeit, wenn man an die Kanüle einen passenden Gummischlauch von etwa 15 cm Länge anschließt und dessen freies Ende mit einem Ansatzstück versieht, an das die Spritze angeschlossen werden kann. Das Abnehmen und Ansetzen der Spritze wird dann dem Kranken keine Schmerzen verursachen können, wenn die Kanüle in ihrer Lage durch eine Hilfsperson fixiert wird. Bei der Wahl des Schlauches ist darauf zu achten, daß er dickwandig genug ist, um beim Aspirieren des Ergusses nicht zu kollabieren, aber auch elastisch genug, um beim An- und Absetzen der Spritze sich zu biegen, ohne diese Bewegung auch auf die Kanüle zu übertragen. Durch Einschalten des Gummischlauches, der jedesmal bei der Abnahme der Spritze durch Umbiegen oder Zusammendrücken abgeklemmt werden kann, läßt sich auch das Eindringen von Luft in den Pleuraraum vermeiden.

Über die Vorteile und Nachteile, die mit der Anwesenheit von Luft im Pleuraraum nach der Punktion verbunden sind, gehen die Ansichten noch auseinander. Während man früher ängstlich vermied, Luft während der Punktion in den Rippenfellraum eindringen zu lassen, da man eine sekundäre Infektion mit Luftkeimen befürchtete, wurde in neuerer Zeit die Lufteinblasung zur Förderung der Resorption des Ergusses und zur Vermeidung einer zu starken Entfaltung der Lunge, die gefährlich sein kann, sogar empfohlen. Hierzu ist folgendes zu sagen: Eine Infektion mit Luftkeimen ist beim Arbeiten unter gewöhnlichen Bedingungen, d. h. in Räumen, die nicht massiv verseucht sind, so gut wie ausgeschlossen. Aus der Praxis der Pneumothoraxbehandlung weiß man, daß durch Lufteinblasung eine Pleurareizung verursacht werden kann. Es darf aber nicht übersehen werden, daß die Verhältnisse im Pleuraraum bei der Anlage und Unterhaltung eines künstlichen Pneumothoraxes ganz andere sind, als bei einem Pleuraerguß. Beim künstlichen Pneumothorax handelt es sich meist um ein gesundes oder nur latent krankes (vielleicht allergisches) Rippenfell, das auf den neuartigen Reiz des Einstiches und der Verdrängung als auch des ungewöhnlichen Kontaktes mit der Luft durch Exsudatbildung reagiert. Beim Pleuraerguß ist das Rippenfell bereits so stark verändert, daß es zu einem Erguß gekommen ist, der eine mehr oder weniger starke Verdrängung der Lunge verursacht hat. Daß die Anwesenheit von Luft an Stelle des Ergusses eine zusätzliche Reizung auslösen könnte, die eine verstärkte Schwartenbildung und größere Verwachsungen zur Folge haben würde, ist meines Erachtens sehr unwahrscheinlich. Ich bin vielmehr der Ansicht, daß beim Aneinanderlegen der entzündlichen Pleurablätter nach Ablassen des Ergusses ausgedehntere Verwachsungen auftreten werden, als wenn die Pleurablätter durch die anwesende Luft voneinander getrennt bleiben, bis die Entzündung abgeklungen ist. Ich habe jedenfalls vom Eindringen kleinerer Luftmengen in den Pleuraraum während der Punktion keine nachteilige Wirkung auf den Verlauf des Pleuraprozesses gesehen und halte darum auch die Maßnahmen zur Verhütung des Luftzutrittes in den Pleuraraum für überflüssig. Daß bei besonders gelagerten Fällen, z. B. bei starker Verdrängung der Lunge, das Eindringen von Luft in den Rippenfellraum während der Punktion nicht erwünscht ist, ändert nichts an der geäußerten Ansicht. Auf die Frage der Vorbeugung eines Kollapses nach Pleurapunktion durch Lufteinblasung wird später noch eingegangen.

Während der Entleerung des Ergusses entfaltet sich allmählich die Lunge und berührt unter Umständen besonders in der Inspirationslage die Spitze der Punktionskanüle. Der Kranke empfindet dabei einen mehr oder weniger starken stechenden Schmerz und der die Kanüle haltende Arzt nimmt ein leises Kratzen wahr. Dieses bedeutet, daß entweder die Tiefe des Ergusses nur noch sehr gering ist oder daß die Kanüle zu tief in den Pleuraraum hineinragt. Auf jeden Fall muß die Kanüle um einige Millimeter zurückgezogen werden und die Entleerung erst dann fortgesetzt, wenn die erwähnten Erscheinungen verschwunden sind. Treten sie nach kurzer Zeit wieder auf und lassen sich durch weiteres Zurückziehen der Kanüle nicht oder nur vorübergehend beseitigen, dann muß die Punktion abgebrochen werden. Auf keinen Fall darf dieses „Anlegen“ der viszeralen Pleura an die Kanüle zu leicht genommen werden, denn es kann eine Verletzung der Lunge mit allen damit verbundenen Komplikationen zur Folge haben.

Die Menge der Flüssigkeit, die bei einer Punktion abzulassen ist, hängt von der Größe des Ergusses und von der Grundkrankheit ab. Es ist verständlich, daß bei einem großen Erguß, der mit starken Verdrängungserscheinungen einhergeht, die zu entleerende Menge größer sein muß als bei einem mittelgroßen Erguß. Bei Stauungsergüssen wird man, besonders wenn Zeichen einer Herzschwäche bestehen, vorsichtig mit der Entleerung sein müssen, da akute Verschlimmerungen des Herzleidens durch die herbeigeführten Änderungen der intrathorakalen Druckverhältnisse und der Blutverteilung bedrohliche Formen annehmen können. Man wird in der Regel bei Stauungsergüssen sich mit der Entleerung eines ½ l fürs erste begnügen. Oft genügt diese Menge nicht nur, um eine subjektive Erleichterung herbeizuführen, sondern um auch die Diurese wieder in

Gang zu bringen und damit auch den Resterguß auszuschwemmen. Auch bei blutigen Ergüssen ist eine Entleerung von mehr als einem $\frac{1}{2}$ l nicht zu empfehlen. Bei allen anderen Ergüssen liegt die Höchstgrenze bei 1—$1\frac{1}{4}$ l. Man lasse sich durch den glatten Verlauf der Punktion und das bestehende Wohlbefinden des Kranken nicht verleiten, größere Mengen abzulassen, da die gefährlichen und zuweilen sogar lebensbedrohlichen Folgeerscheinungen einer zu starken Entlastung erst nach Abschluß des Eingriffes eintreten können.

Die Abflußgeschwindigkeit soll in der Regel etwa 100 ccm in 2 Minuten betragen. Bei schnellerer Entleerung können Störungen seitens des Herzens und Kreislaufes auftreten, besonders wenn eine große Menge entleert wird und dadurch plötzliche hochgradige Änderungen der Blutverteilung und Blutbewegung im Brustkorb auftreten. Treten diese Veränderungen beim langsamen Abfließen des Ergusses allmählich ein, dann haben Herz und Kreislauf Zeit, sich den neuen Verhältnissen anzupassen, wodurch nennenswerte Störungen vermieden werden. Im Gegensatz zu der schnellen hat die langsame Entleerung des Ergusses keine wesentlichen Nachteile, als einziger wäre die größere Beanspruchung des Kranken bei Punktionen im Sitzen zu nennen. Wird der Kranke in dieser Lage sachgemäß gestützt, dann fällt auch dieser Einwand nur wenig ins Gewicht. Für den liegenden Kranken bedeutet eine längere Zeit dauernde Punktion keinerlei Beeinträchtigung des Befindens.

Störungen der Entleerung können sowohl gleich zu Beginn als auch im Verlaufe der Punktion auftreten. Stellt sich eine Störung gleich zu Beginn ein, nachdem durch Probepunktion das Vorhandensein eines Ergusses festgestellt worden ist, dann ist der Grund für sie in erster Linie im Versagen des Gerätes zu suchen. Handelt es sich um das Hebersystem, dann muß geprüft werden, ob die Klemmen gelöst und der Schlauch nicht abgeknickt ist. Letzteres kann besonders leicht bei einem älteren, durch häufiges Auskochen weich gewordenen Schlauch passieren, und zwar nahe der Kanüle, wo er nach unten abbiegt. Durch Heben des Schlauches an dieser Stelle und Ausgleich der Biegung prüft man seine Durchgängigkeit. Erweist sich der Schlauch in Ordnung, dann prüfe man die Kanüle auf ihre Durchgängigkeit. Zu diesem Zwecke wird der Schlauch, nachdem er vorschriftsmäßig mit den Klemmen wieder abgedichtet worden ist, von der Kanüle gelöst und statt seiner eine Spritze angesetzt. Tritt auf Aspiration keine Flüssigkeit in die Spritze ein, so muß das Hindernis im Bereiche der Kanüle liegen und kann durch falsche Lage oder Verstopfung derselben bedingt sein. Durch Veränderung der Lage der Kanüle, wobei auch die Richtung geändert werden muß, und gleichzeitige Aspiration, versucht man die Verbindung mit dem Erguß wieder herzustellen. Gelingt dieses nicht, dann kann nur eine Verstopfung der Kanüle durch eine Fibrinflocke oder ein Blutgerinnsel die Ursache der Abflußstörung sein. Um sie zu beseitigen, füllt man die Spritze mit steriler physiologischer Kochsalzlösung und spritzt sie erst vorsichtig, um keinen Schaden bei falscher Lage der Kanüle anzurichten, und wenn keine Beschwerden ausgelöst werden, dann energisch aus. Meist gelingt es, auf diese Weise den Fremdkörper aus der Kanüle zu entfernen und bei erneuter Aspiration den Erguß in die Spritze zu bekommen. Enthält der Erguß viel Fibrin (oder Blut), dann wird sich die Kanüle während der Entleerung häufig verstopfen und eine Verlegung der Punktionsstelle und Anwendung einer stärkeren Kanüle notwendig machen.

Wenn während der Punktion der Abfluß zum Stocken kommt, dann kann eine der zuletzt genannten Ursachen dafür in Betracht kommen. Zuerst wird man allerdings die Möglichkeit in Erwägung ziehen, daß durch Abnahme des Ergusses die Kanüle oberhalb des Spiegels zu liegen kommt und daß man durch Senkung ihrer Spitze den Abfluß wieder in Gang bringen kann. In die Praxis übertragen wird man also beim Aufhören des Abflusses zunächst versuchen, durch Heben des Ansatzstückes der Kanüle, mit dem der Schlauch in Verbindung steht, die Abflußstörung zu beheben. Bleibt diese Maßnahme ohne Erfolg, dann muß durch Änderung der Einstichtiefe, wie bereits beschrieben, versucht werden, Abhilfe zu schaffen. Mißlingt auch dieser Versuch, dann kann nur eine Verstopfung der Kanüle an dem Versiegen des Abflusses schuld sein, und es müssen zu ihrer Beseitigung die oben beschriebenen Maßnahmen in Angriff genommen werden.

Als einen der häufigsten **Zwischenfälle** bei der Entlastungspunktion ist das Auftreten eines Schwächezustandes oder einer Ohnmacht zu nennen. Besonders bei Patienten, die durch ein langes Krankenlager stark mitgenommen sind, aber auch bei ängstlichen und nervösen Kranken muß mit dieser Gefahr gerechnet und Vorkehrungen dagegen getroffen werden. Dazu gehören die Verabfolgung von Sedativa oder Analeptika, je nach dem Vorherrschen von nervösen Erscheinungen oder von Kreislaufstörungen, vor dem Beginn der Punktion und eine aufmerksame Beobachtung des Kranken und seines Pulses. Treten subjektive Störungen oder ungünstige Pulsveränderungen (Beschleunigung, Spannungsabnahme) auf, dann empfiehlt es sich, die Entleerung zu drosseln oder vorübergehend zu unterbrechen. Auf keinen Fall darf man, in der Absicht den Eingriff schneller zu vollenden, die Abflußgeschwindigkeit noch erhöhen, denn durch solch ein Vorgehen würde man der Gefahr nicht vorbeugen, sondern sie herausfordern. Bessert sich der Zustand nach Unterbrechung des Abflusses nicht, dann ist die parenterale Zufuhr eines der üblichen Analeptika (Koffein, Cardiazol, Sympatol u. ä.) angezeigt. Bleibt auch danach der Zustand unverändert oder tritt gar noch eine Ohnmacht ein oder ein Kollaps auf, dann muß die Punktion abgebrochen und der Kranke bis zur Erlangung des Bewußtseins flach gelegt werden.

Eine weitere, gelegentlich vorkommende Begleiterscheinung der Punktion, die zwar nicht gefährlich, aber sehr störend sein kann, ist der Reizhusten. Er wird manchmal dadurch ausgelöst, daß die Punktionskanüle das viszerale Pleurablatt berührt und kann in diesem Fall durch Zurückziehen der Nadel behoben werden. Zuweilen sind es auch Pleuraverwachsungen, die nach Entleerung einer bestimmten Ergußmenge zu Zerrungen führen, die den Reizhusten auslösen. In einigen Fällen bleibt die Ursache des Hustenreizes ungeklärt, man wird an nervöse, vielleicht reflektorische Vorgänge denken müssen. Zur Beseitigung des Reizhustens sind die üblichen Mittel anzuwenden (Codein, Dicodid, Pantopon, Morphin), die allerdings nicht immer zum erwünschten Erfolg führen. Meist erreicht man aber mit ihnen eine so weitgehende Besserung der Störung, daß die Punktion zu Ende geführt werden kann.

Tritt ein stärkerer Hustenanfall auf, dann muß zur Vermeidung einer Lungenverletzung die Nadel vorsichtig zurückgezogen werden und in der neuen Stellung mit der Hand, die sich auf den Brustkorb stützt, so fixiert werden, daß keine Verschiebung auftritt. Selbstverständlich muß während dieser Zeit der Schlauch abgeklemmt oder der Hahn an der Saugflasche geschlossen werden. Nach Aufhören des Anfalles wird die Nadel in ihre frühere Stellung gebracht und die Entleerung fortgesetzt. Nur wenn der Anfall nach einigen Minuten nicht aufhört oder immer wieder von neuem ausgelöst wird, dann muß die Punktion abgebrochen werden. Sie wird wiederholt, nachdem dem Kranken ½ Stunde vor der Punktion eine subkutane Injektion von Pantopon, Dicodid, Eukodal oder Morphium verabfolgt wurde. Mit Rücksicht auf die Möglichkeit einer örtlichen Reizauslösung, wähle man, wenn angängig, eine andere Punktionsstelle.

Klagen über Schmerzen werden während der Punktion von frischen Ergüssen so gut wie nie geäußert. Anders ist es bei einem längere Zeit bestehenden oder rezidivierenden Erguß, bei dem Verwachsungen vorhanden sein können, die durch Ablassen des Ergusses besonders mit Hilfe des Saugverfahrens Spannungen und Zerrungen hervorrufen können. Manchmal hören die Beschwerden nach Unterbrechung der Entleerung auf oder werden geringer, dann steht der Fortsetzung der Punktion nichts im Wege. Es wird sich nur empfehlen, die Abflußgeschwindigkeit zu verlangsamen, d. h. beim Saugverfahren den Sog zu vermindern. Lassen die Schmerzen auch nach Unterbrechung des Abflusses nicht nach, dann kann man durch vorsichtiges Lufteinblasen die vor der Punktion bestandenen Druck- und Lageverhältnisse im Pleuraraum wieder herstellen. Dadurch werden meist die Schmerzen zu beseitigen und die Fortsetzung der Punktion möglich sein. Zur Lufteinblasung eignet sich am besten ein Pneumothoraxapparat (s. den Abschnitt über künstlichen Pneumothorax), der an die Kanüle angeschlossen wird, und der es ermöglicht, eine genau abgemessene Menge von Luft in den Pleuraraum einzuführen. Steht dieser nicht zur Verfügung, dann kann man auch eine 20-ccm-Spritze dazu benutzen. Die Menge der zugeführten Luft soll nicht mehr als die Hälfte des abgelassenen Ergusses betragen, da sonst bei schnellem Nachlaufen des Ergusses und der verhältnismäßig langsamen Resorption der Luft eine zu starke Zunahme des Druckes im Pleuraraum auftreten kann. Lassen nach der Lufteinblasung die Schmerzen nicht nach, dann muß die Punktion abgebrochen werden, da in diesem Fall mit einem Ab- oder Einriß einer Pleuraverwachsung gerechnet werden muß. Die Wiederholung der Punktion darf in diesem Fall erst nach einigen Tagen, nach vollständigem Abklingen der Beschwerden vorgenommen werden.

Beim Vorhandensein von Blut in der Punktionsflüssigkeit hängt die Entscheidung über das weitere Vorgehen von der Größe der Blutbeimengung ab. Wichtig ist dabei auch zu wissen, ob der Erguß schon ursprünglich ein hämorrhagischer gewesen oder ob er erst während der Punktion so geworden ist, was allerdings nicht immer gleich auf den ersten Blick möglich ist. Bei einer geringen Blutbeimengung, die während der Punktion auch nicht stärker wird, sind besondere Vorsichtsmaßnahmen nicht erforderlich. Ist der Erguß dagegen sehr blutig und macht dazu noch die Blutbeimengung einen frischen Eindruck, dann dürfen höchstens 500 ccm abgelassen werden. Nimmt während der Entleerung die blutige Beschaffenheit des Ergusses zu, dann muß die Punktion abgebrochen werden, da die Verletzung eines größeren Gefäßes (Lungenverletzung) wahrscheinlich und die Gefahr einer stärkeren Nachblutung in den Pleuraraum besonders beim Nachlassen des Druckes in demselben gegeben ist. Da unter Umständen eine starke Blutung auch durch Verletzung eines größeren Muskelgefäßes möglich ist, ist das Anlegen eines Druckverbandes an der Punktionsstelle zu empfehlen. Ist eine Interkostalarterie bei der Punktion verletzt, was übrigens äußerst selten vorkommt, dann muß durch Gefäßunterbindung die Blutung zum Stehen gebracht werden.

Ein Zwischenfall durch Einsetzen einer akuten Herzschwäche während oder gleich nach der Punktion kommt zum Glück nur selten vor. Besonders bedrohlich ist der Zustand, wenn neben den bekannten Zeichen des Herzversagens ein Lungenödem mit blutig-serösem, schaumigem Auswurf auftritt. Diese gefährliche und oft tödlich verlaufende Komplikation beruht meist auf einer zu schnellen und ausgiebigen Entleerung des Ergusses bei bereits bestehender kardialer Insuffizienz. Die nach dem Ablassen des Ergusses plötzlich auftretende starke Ausdehnung der Lunge führt zu Veränderungen der Lungendurchblutung, denen das geschwächte Herz nicht gewachsen ist. Es kommt zu einer Lungenstauung und anschließend zu einem Lungenödem. Darum muß an dem Grundsatz, nicht mehr als $1\frac{1}{4}$ l auf einmal aus dem Pleuraraum abzulassen, festgehalten werden. Bei Kranken mit manifesten Zeichen einer Herzschwäche sollte man unter dieser Grenze bleiben und sich mit etwa 500 ccm begnügen. Ersetzt man die abgelassene Flüssigkeit durch Luft, dann beugt man der eben beschriebenen Gefahr vor, indem man die Lungenentfaltung einschränkt und damit einer zu starken Änderung des Blutkreislaufes in der Lunge vorbeugt. Aus diesem Grunde halte ich den Luftzutritt zum Pleuraraum während der Punktion keinesfalls für einen Kunstfehler, und wenn ich auch in letzter Zeit davon abgekommen bin, eine bestimmte Menge von Luft (s. oben) einzublasen, so gebe ich doch dem Pleuraraum die Möglichkeit, durch die offene Kanüle Luft zu aspirieren. Man erkennt das Eindringen der Luft durch die Kanüle an dem zischenden Geräusch während der Inspiration. Ich bin der Ansicht, daß man mit Hilfe dieser Selbstregulation des intrapleuralen Druckes der Kollapsgefahr entgegenwirkt und habe auch bisher lebensgefährliche Zwischenfälle dieser Art nicht erlebt.

Daß plötzliche Todesfälle während der Punktion oder unmittelbar danach vorkommen, ist beschrieben. Sie sind entweder auf unsachgemäßes Vorgehen bzw. Mißachtung der genannten Regel bei der Punktion zurückzuführen oder haben mit der Punktion als solcher nichts zu tun und müssen als zufälliges Zusammentreffen gewertet werden. Wenn ich dieser letzten Erklärung theoretisch gesehen keine Geltung beimessen möchte, so muß ich ihr in der Praxis insofern eine Bedeutung zusprechen, als sie den Punktierenden von einer Schuld frei spricht.

Pleuraempyem-Behandlung

Vorausschicken möchte ich, daß im folgenden nur die Behandlung solcher Pleuraempyeme, die im Verlauf oder im Anschluß an innere Krankheiten auftreten, erörtert werden soll. Pleuraempyeme nach Verletzungen gehören zum Gebiet der Chirurgie und müssen mit chirurgischen Methoden behandelt werden.

Für die Behandlung eines Pleuraempyems ist wichtig, die Dauer seines Bestehens und seine Ätiologie zu kennen, insbesondere ob es sich um ein tuberkulöses oder nichttuberkulöses Empyem handelt. Bei einem Empyem, das erst kurze Zeit besteht und unspezifischer Natur ist, kann eine Dauerdränage angelegt oder eine Behandlung mit wiederholten Punktionen durchgeführt werden. Für ein tuberkulöses Empyem eignet sich am besten die Behandlung mit wiederholten Punktionen evtl. kombiniert mit Spülungen, da die Anwendung einer Dränage meist zu einer Fistelbildung führt. Chronische Empyeme werden mit Dauerdränage, die offen oder geschlossen sein kann und die evtl. durch eine Rippenresektion ergänzt wird, behandelt. Die Ansichten über die Vorteile und Nachteile der einzelnen Verfahren und ihrer zahlreichen Modifikationen gehen noch weit auseinander und es würde zu weit führen, wenn man auf sie an dieser Stelle eingehen würde.

Auf eines muß aber hier noch hingewiesen werden, und zwar auf die Bedeutung der *Antibiotika,* speziell der Sulfonamide für die Behandlung des Pleuraempyems. Durch ihre intrapleurale Anwendung ergeben sich neue therapeutische Aussichten, die imstande sind, Zweifel an den bis dahin gültigen Regeln aufkommen zu lassen. Insbesondere für die Frage der Behandlung eines Pleuraempyems mit wiederholten Punktionen scheint mir die intrapleurale Sulfonamidtherapie von großer Bedeutung zu sein. Zahlreiche Beobachtungen haben gezeigt, daß regelmäßige Pleurapunktionen, evtl. verbunden mit Spülungen und anschließend intrapleurale Sulfonamidzufuhr imstande sind, mindestens genau so gute und schnelle Erfolge wie die anderen Verfahren zu erzielen. Daß sie im Vergleich zur Dauerdränage für den Kranken ein viel angenehmeres Verfahren sind, wird wohl niemand bezweifeln. Darum halte ich es für angebracht, dieses Verfahren neben der Dauerdränage eingehender zu schildern.

Es unterscheidet sich in technischer Hinsicht prinzipiell nicht von der bereits beschriebenen Entleerungspunktion eines serösen Ergusses, nur daß infolge der dickflüssigen Beschaffenheit des Eiters weitere Kanülen und Schläuche genommen werden müssen. Auch wird man oft bei dickem Eiter mit dem Heberverfahren nicht zum Ziele kommen und das Saugverfahren anwenden müssen. Nachdem die erforderliche Menge des Eiters abgelassen ist, wird sich empfehlen, besonders wenn der Eiter sehr dickflüssig ist, eine mehrmalige Spülung der Pleurahöhle mit steriler physiologischer Kochsalzlösung vorzunehmen. Man benutzt zu jeder Spülung, je nach der Menge des entleerten Eiters, 100—200 ccm Kochsalzlösung und spült solange, bis die Spülflüssigkeit nur noch wenig getrübt aus der Pleurahöhle herausfließt. Nach Beendigung der Spülung werden 4—6 g eines geeigneten Sulfonamidpräparates (Sulfathiazol, Globuzid, Supronal, Protozid) als 10 bzw. 20% Lösung in die Pleurahöhle injiziert und dort gelassen. Die Punktionen werden in der ersten Zeit alle 2—3 Tage, je nach der Größe des Empyems, später in größeren Zeitabständen wiederholt, bis das Empyem dünnflüssig geworden ist und keine Neigung zum Anwachsen zeigt. Bei glattem Verlauf dieser Behandlung erfolgt die Heilung ohne wesentliche Schwartenbildung.

Die Menge des bei einer Punktion entleerten Eiters muß sich nach der Größe des Empyems und nach dem Zustand des Kranken richten (s. S. 64). Mehr als 1 l soll man während einer Sitzung nicht ablassen.

Auch mit dem täglichen Hineinbringen von Penicillin (200000 Einheiten) nach den Spülungen der Pleurahöhle lassen sich ausgezeichnete Erfolge erzielen, wenn es sich um penicillinempfindliche Krankheitserreger handelt. Penicillinempfindlich sind die meisten Eitererreger, insbesondere die Streptokokken, Staphylokokken, Gonokokken usw., nicht aber Kolibazillen und Tuberkelbazillen!

Das Verfahren eignet sich besonders für akute metapneumonische oder postinfektiöse Empyeme, aber auch bei chronischen unspezifischen Empyemen, die erst spät zur Behandlung kommen, kann es versucht werden. Bei tuberkulösen Empyemen hat die obengenannte intrapleurale Sulfonamidzufuhr keinen Einfluß auf die eigentliche Krankheit, kann aber gute Dienste bei der Bekämpfung der Mischinfektion leisten und sollte deswegen zu Beginn der Behandlung regelmäßig angewandt werden.

Bei tuberkulösen Empyemen ist die Einbringung von Thiosemikarbazonen und besonders von PAS und Streptomycin angezeigt. Die Thiosemikarbazone (Conteben, Tebethion) werden als Aufschwemmungen, und zwar 0,2 g in 20 ccm physiologischer Kochsalzlösung, das PAS wird als 5%ige Lösung in Mengen von 2 bis 10 g und das Streptomycin als 5%ige Lösung in einer Menge von 1,0 g intrapleural gegeben. Man kann das Conteben auch in Lösung bringen, wenn man in 20 ccm destillierten Wasser 2,0 g Antipyrin löst und dazu 0,05 bis 0,1 g Conteben zusetzt. Mit diesen Mitteln wird ein sehr günstiger Einfluß auf das spezifische Empyem erzielt, und wenn es auch nicht in allen Fällen gelingt, eine Heilung herbeizuführen, so werden sie, dank der Behandlung, meist operationsfähig.

Die während der Punktion vorkommenden **Störungen** entsprechen den bereits bei der Punktion seröser Ergüsse beschriebenen. Besonders häufig kommt die Verstopfung der Kanüle durch Eiterflocken vor, die während einer Punktion wiederholt auftreten kann. Besonders wenn der Eiter aus dem unteren Abschnitt der Pleurahöhle, wo er am dicksten ist, abgelassen wird, tritt diese Störung häufig auf. Durch ein- bzw. mehrmaliges Einspritzen von steriler physiologischer Kochsalzlösung, d. h. durch eine intermittierende Spülung der Pleurahöhle gelingt es fast immer, die Punktion zu Ende zu führen.

Gelingt es mit diesem Verfahren nicht das Restempyem zur Heilung zu bringen, dann wird eine Dränage angelegt werden müssen. Nach meinen Erfahrungen braucht man sich damit nicht zu sehr zu beeilen, denn in den meisten Fällen gelingt doch die Heilung allein mit dem Punktionsverfahren, verbunden mit intrapleuraler Sulfonamid- oder Penicillinanwendung. Die Zahl der erforderlichen Punktionen schwankt sehr, im Durchschnitt beträgt sie etwa 5—8.

Die bei diesem Verfahren möglichen **Zwischenfälle** entsprechen den bei der Punktion seröser Ergüsse bereits erwähnten, die vorwiegend auf ein unsachgemäßes Vorgehen oder eine zu schnelle und ausgiebige Entleerung des Ergusses zurückzuführen sind. Neben diesen können noch Komplikationen entstehen, die mit der hochinfektiösen Natur des Ergusses in Zusammenhang stehen und sowohl Lunge als Brustwand betreffen können.

Besonders ist die Brustwand dadurch gefährdet, daß Eiter aus der Pleurahöhle in den Stichkanal eindringen und von da aus die Umgebung inffizieren kann, wodurch es zu einer Brustwandphlegmone kommen kann. Zum Glück ist diese Komplikation bei dem angegebenen Verfahren nur sehr selten, was wahrscheinlich darauf zurückzuführen ist, daß durch die eingeführten Sulfonamide die im Eiter enthaltenen Keime entweder abgetötet oder ihre Virulenz einbüßen. Trotzdem wird man alles tun, um das Eindringen von Eiter in den Stichkanal möglichst zu vermeiden und bei bestehendem Verdacht auf eine Infektion im Bereiche des Stichkanals sofort Gegenmaßnahmen ergreifen. Zu diesem Zweck wird man bei der 1. Punktion die Einstichstelle nur so tief wählen, als es gerade notwendig ist, um von ihr aus die beabsichtigte Eitermenge abzulassen. Dadurch erreicht man, daß der Stichkanal nach der Punktion oberhalb des Eiters zu liegen kommt oder mindestens, daß der in seiner Höhe bestehende hydrostatische Druck nur sehr gering sein wird. Bei den nächsten Punktionen wird man die Einstichstellen immer tiefer wählen, was außer dem eben genannten noch den Vorzug hat, daß die Weichteile in der Umgebung des Einstiches geschont werden. Diese Vorsichtsmaßnahme ist besonders wichtig für das unter Umständen schon entzündlich veränderte Gewebe. Mit Rücksicht darauf empfiehlt es sich, auch bei kleineren Empyemen nicht dieselbe Einstichstelle zu benutzen, sondern sie möglichst weit voneinander zu wählen. Tritt trotz aller Vorkehrungen doch einmal eine Brustwandentzündung oder gar Phlegmone auf, so muß sie in der üblichen Weise behandelt und die Punktionen für diese Zeit ausgesetzt werden. Dieses wird auch in der Regel möglich sein, da die Brustwandentzündung erst relativ spät auftritt, wenn die Zeitabstände zwischen den einzelnen Punktionen schon verhältnismäßig groß sind.

Eine Infektion der Lunge im Anschluß an eine Punktion kann nur durch eine Lungenverletzung mit der Kanüle erfolgen. Bei vorsichtigem Vorgehen und Einhaltung der für eine Punktion geltenden Regeln läßt sich diese Komplikation vermeiden.

Unter den verschiedenen für die Dränage in Frage kommenden Verfahren ist das von Bülau angegebene das einfachste und schonendste. Es eignet sich allerdings nur für relativ dünnflüssigen Eiter, da die im Originalverfahren verwendete Kanüle und Schlauch verhältnismäßig eng sind. Bei dickflüssigem Eiter muß infolgedessen das Verfahren entsprechend modifiziert werden.

Das für die Dränage erforderliche Instrumentarium besteht aus einem Troikart, wie er bei der Bauchpunktion angewandt wird (s. S. 49) und einem Gummidrän bzw. einem Gummikatheder (Nelaton), der genau in die Kanüle hineinpaßt, d. h. er soll sich ohne Schwierigkeiten durch die Kanüle einführen lassen, dabei aber eng der Kanülenwand anliegen. Es empfiehlt sich darum, bei der Vorbereitung den geeigneten Drän durch Anpassen an die Kanüle auszuwählen. Die Verwendung eines im Vergleich zur Kanülenbohrung zu dünnen Schlauches hat, abgesehen von dem Nachteil eines schlechteren Eiterabflusses, noch den des schlechteren Sitzes und des möglichen Herausrutschens aus der Pleurahöhle oder mindestens aus dem Empyembereich. Der Gummidrän oder Gummikatheder müssen, um einen ausreichenden Abfluß zu gewährleisten, mit einigen länglichen Seitenfenstern versehen sein. Zu diesem Zweck wird der Drän an der vorgesehenen Stelle mit Daumen und Zeigefinger zusammengedrückt und es wird aus der sich vorwölbenden Schlauchwand mit einer in Längsrichtung geführten gebogenen Schere ein Stück herausgeschnitten. Es ist darauf zu achten, daß der Drän oder Katheter durch dieses Zurechtschneiden nicht zu sehr geschwächt wird, da er sonst beim Herausziehen abbrechen könnte. Die Länge des Dräns beträgt etwa 40 cm.

Der Durchmesser des Troikarts muß der Breite des Interkostalraumes entsprechen, um ohne Rippenverletzung eingeführt werden zu können. Unter Beachtung dieser Forderung muß er aber möglichst weit gewählt werden, um einen ausreichenden Abfluß zu gewährleisten.

Zur Ableitung des Eiters verwendet man einen 1½ m langen Gummischlauch, der mit einem Glasstück an den obengenannten Schlauch oder Katheter angeschlossen wird. Es ist zweckmäßig, an diesen langen Schlauch ein T-Stück aus Glas einzuschalten und an dessen freiem Ende einen kleinen Gummischlauch, der mit einer Klemme versehen ist, anzubringen.

Zum Auffangen des Eiters eignet sich am besten ein graduierter Zylinder oder Kolben von 300—500 ccm Fassungsvermögen. Zur Befestigung des Dräns benutzt man meist einen Heftpflasterverband.

Der Eingriff wird durch eine Probepunktion eingeleitet, die unmittelbar vor dem Einstich des Troikarts ausgeführt werden muß. Für die Probepunktion gelten die bereits früher angegebenen Richtlinien (s. S. 61), wobei mit Rücksicht auf die dickflüssige Beschaffenheit des Eiters eine dicke Hohlnadel verwendet werden muß. Der Punktion geht selbstverständlich eine örtliche Anästhesie mit Novocain voraus, die mit Rücksicht auf den folgenden Troikarteinstich besonders sorgfältig und ausgiebig ausgeführt werden muß. Durch die Probepunktion muß die Anwesenheit von Eiter und insbesondere die Tiefe des Einstiches genau ermittelt werden, da nur unter dieser Voraussetzung die Anwendung des dicken Troikarts, der schwere Verletzungen verursachen kann, gestattet ist.

Bei der Wahl der Einstichstelle sind die für die Entleerungspunktion angegebenen Richtlinien genau zu befolgen. Mit Rücksicht darauf, daß der Kranke auf die Dauer nur die Rückenlage beibehalten kann, darf die Dränage nicht am Rücken angelegt werden, da es zu einer Abknickung des Schlauches und zu Abflußstörungen führen würde. Die geeignetste Stelle ist der 6. Interkostalraum etwa in der mittleren Achsellinie. Handelt es sich um ein abgesacktes Empyem, das dem Rücken anliegt, dann wird man gezwungen sein, entweder auf die BÜLAUsche Dränage zu verzichten oder den Kranken so zu lagern, daß ein ungehinderter Abfluß auf die Dauer gesichert ist.

Der **Eingriff** selbst wird auf folgende Weise ausgeführt: Man faßt den Troikart mit der ganzen Hand am Griff und legt dabei den Zeigefinger an die Stelle der Kanüle, bis zu der eingestochen werden soll. Die Spitze des Troikarts wird genau auf die Probepunktionsstelle aufgesetzt und der Troikart mit einem kurzen Ruck, wobei eine leichte Drehung ausgeführt wird, in die Pleurahöhle eingestochen. Es ist besonders darauf zu achten, daß der Troikart genau zwischen den Rippen in die Tiefe eindringt und keine Rippenverletzung verursacht. Hierfür gelten die bereits bei der Pleurapunktion gemachten Angaben (s. S. 61).

Im Gegensatz zur Bauchpunktion, bei der es sich empfiehlt, die Haut an der Einstichstelle mit einem Skalpel zu durchtrennen, wird dieses am Brustkorb nicht notwendig sein, da die Haut zwischen den Rippen straff gespannt ist und vom Troikart leicht durchstochen wird.

Ist der Troikart bis zur erforderlichen Tiefe in die Pleurahöhle eingeführt, dann wird die Kanüle mit der freien Hand am Thorax fixiert und das Stilett mit der andern Hand herausgezogen. In diesem Augenblick wird der Eiter, besonders wenn das Empyem hochsteht und der Eiter dünnflüssig ist, im Strahl aus der Kanüle herausspritzen. Durch Auflegen des Zeigefingers der die Kanüle haltenden Hand auf die Kanülenöffnung wird der Abfluß unterbrochen. Darauf wird der abgeklemmte Dränageschlauch, der selbstverständlich steril sein muß, nahe an die Kanülenöffnung herangeführt und in diese rasch eingeführt. Bei gut passendem Schlauch läßt sich dieser leicht in der Kanüle vorschieben, ohne daß Eiter in größeren Mengen zwischen dem Schlauch und der Kanülenwand herausfließt. Je nach dem Umfang des Brustkorbes muß der Drän mehr oder weniger weit vorgeschoben werden. Bei einem kindlichen Thorax genügen 5—8 cm, bei einem Erwachsenen werden 12—16 cm notwendig sein.

Nachdem der Drän bis zur vorgesehenen Tiefe eingeführt ist, wird die Kanüle vorsichtig aus der Brustwand herausgezogen, wobei darauf zu achten ist, daß der Drän nicht mit zurückgezogen wird. Sollte es trotzdem geschehen, dann muß er um die entsprechende Länge wieder hineingeschoben werden. Die herausgezogene Kanüle wird längs dem Drän heruntergestreift und von diesem entfernt. Dazu löst man die Klemme und drückt gleichzeitig mit dem Daumen und Zeigefinger der andern Hand den Drän oberhalb der Kanüle ab, streift Klemme und Kanüle von dem Drän ab und bringt dann die Klemme wieder an der alten Stelle an. Der nun in der Pleurahöhle liegende Drän muß an der Brustwand so fixiert werden, daß er seine Lage nicht verändert. Es genügt im allgemeinen ein Heftpflasterverband, der in verschiedener Weise angelegt werden kann. Hauptbedingung für gutes Haften des Heftpflasters ist Trockenheit der Haut, darum ist Einsalben (aber auch Einpudern) der Umgebung des Dräns unzweckmäßig. Gut bewährt hat sich uns folgende Art des Heftpflasterverbandes: Zwei etwa gleichlange und breite Heftpflasterstreifen, deren Maße sich nach dem Umfang des Brustkorbes richten müssen und für einen Erwachsenen etwa 15—20 cm Länge und 5 cm Breite betragen, werden nahe der Mitte einer Längsseite zweimal eingeschnitten. Die Schnittlinien *a* und *b* (s. Abb. 34) werden so geführt, daß das eingeschnittene Stück des Heftpflasters (die Zunge, auf der Abbildung schraffiert dargestellt) die Form eines Trapezes hat. Indem man die Zunge hochschlägt, befestigt man den Heftpflasterstreifen an der Brustwand so, daß die schmale Seite des Einschnittes direkt über dem Drän zu liegen kommt (s. Abb. 35a). Daraufhin wird die Zunge um den Drän festgewickelt, wodurch derselbe fixiert wird (s. Abb. 35b). Der zweite Heftpflasterstreifen, der etwas länger sein kann, wird analog dem ersten, nur von unten her an den Drän herangebracht, befestigt. Dieser Heftpflasterverband garantiert den festen Sitz des Schlauches. Beim Anlegen des Verbandes ist darauf zu achten, daß der Drän nicht abgeknickt wird. Über den Heftpflasterverband kommt eine lockere Watte- oder Mullschicht, die durch eine Binde um den Brustkorb gehalten wird.

Zum Ablassen des Empyems wird, wie beim bereits beschriebenen Heberverfahren (s. S. 60), ein mit sterilem Wasser oder steriler physiologischer Kochsalzlösung gefüllter Gummischlauch an den Drän angeschlossen und mit dem freien Ende in ein Flüssigkeit enthaltendes Auffanggefäß gebracht. Man kann an diesem Ende des Schlauches einen Gummifingerling befestigen, an dem ein etwa 1½—2 cm langer Einschnitt angebracht wird, wodurch der Schlauch einen Ventilverschluß erhält. Der ableitende Schlauch wird auf die Weise befestigt, daß er durch 1 oder 2 Sicherheitsnadeln, die an der Matratze angebracht sind, durchgeleitet wird. Der Schlauch muß so lang sein, daß er dem Kranken eine gewisse Bewegungsfreiheit, namentlich das Aufsetzen im Bett ermöglicht.

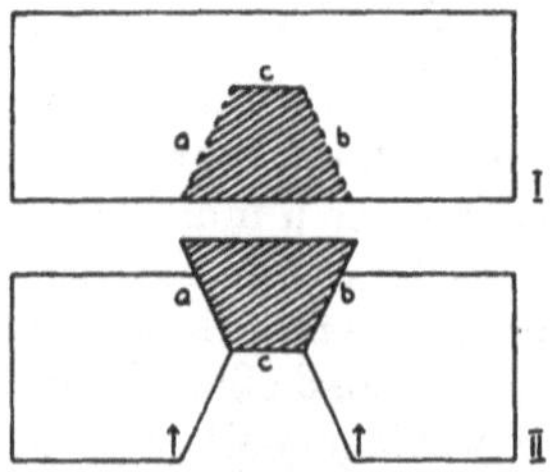

Abb. 34

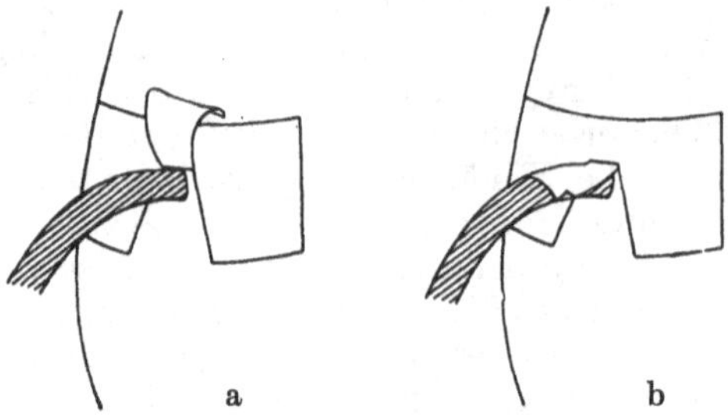

Abb. 35

Heftpflasterverband zur Fixierung des Dräns

Jetzt werden die am Drän und Abflußschlauch angebrachten Klemmen geöffnet, worauf der Eiterabfluß in Gang kommt. Durch das zwischen dem Drän und dem Abflußschlauch eingeschaltete Glasstück als auch durch das in den Abflußschlauch eingesetzte T-Stück kann der Eiterstrom beobachtet und evtl. Stockungen festgestellt werden. Bei ungehindertem Abfluß und großem Empyem können in wenigen Stunden 1—1½ l abfließen. Eine größere Menge soll in den ersten 24 Stunden nicht abgelassen werden.

Das gute Funktionieren der Dränage läßt sich in den folgenden Tagen an der in das Auffanggefäß abgeflossenen Eitermenge beurteilen, die allerdings bei bestehender Heilungsneigung des Empyems von Tag zu Tag geringer wird. Einen indirekten Hinweis für das Funktionieren der Dränage liefert uns das Verhalten der Körpertemperatur. Nach dem Abfluß größerer Eitermengen am ersten Tage der Dränage sinkt die Körperwärme zur Norm oder auf subfebrile Werte ab und hält sich bei ungehindertem Eiterabfluß auf dieser Höhe. Länger anhaltende Abflußstörungen werden eine Erhöhung der Körpertemperatur zur Folge haben und an dieser zu erkennen sein. Wenn Temperaturanstiege auch durch andere Ursachen (namentlich durch die primäre Erkrankung) hervorgerufen sein können, so wird man doch in erster Linie an eine Eiterretention denken und die Abflußverhältnisse kontrollieren müssen (näheres hierüber s. unten). Nur wenn diese als einwandfrei gefunden und bei weiteren Nachprüfungen immer wieder gefunden werden, muß für die Temperaturerhöhung eine andere Ursache ausfindig gemacht werden, um sie möglichst schnell zu beseitigen und dadurch die Aussichten für die Empyemheilung zu verbessern.

Ein *wesentlicher Nachteil* der eben geschilderten *Originalmethode von* BÜLAU besteht darin, daß besonders bei engen Interkostalräumen der *Durchmesser* des Troikarts und infolgedessen auch des Dräns nur relativ klein sein kann, was für den Eiterabfluß ungünstig ist. Eine Verbesserung in dieser Hinsicht stellt das auf Abb. 36a wiedergegebene *Thorakotom* dar. Es besteht aus einem Troikart, der in geschlossenem Zustand dem bei der Bauchpunktion beschriebenen ähnlich ist, er unterscheidet sich aber von einem gewöhnlichen Troikart dadurch, daß seine Kanüle keine geschlossene Röhre darstellt, sondern halbiert ist, wobei jede Hälfte mit einer seitlich angebrachten Branche verbunden ist. Beide Branchen sind wiederum durch einen Bolzen miteinander vereinigt, so daß man das Ganze mit einer Zange vergleichen kann, die sich beim Druck auf die Branchen öffnet und durch eine Sperrvorrichtung und Federwirkung in dieser Stellung fixiert wird. Durch zwei kleine Stifte, die am Stilett angebracht sind und genau in zwei Bohrlöcher an einer Kanülenhälfte hereinpassen, wird eine spontane Öffnung der Kanüle an ihrer freien Seite beim Einstich des Troikarts verhindert. Nachdem der Troikart auf die übliche Weise bis zur erforderlichen Tiefe in den Brustkorb eingestochen worden ist, weitet man durch Druck auf die Branchen die Kanüle soweit es die Weichteile und namentlich die Rippen zulassen, entfernt das Stilett und schiebt einen entsprechend weiten Drän durch die Kanüle in die Empyemhöhle ein (s. Abb 36b). Jetzt wird das Thorakotom zurückgezogen, worauf die Weichteile sich fest an den zurückbleibenden Drän anlegen, der dickwandig sein muß, um nicht zusammengedrückt zu werden. Dank dieser Konstruktion läßt sich der Stichkanal erweitern und ein weiterer Drän als bei der Originalmethode einführen, ohne daß dadurch die Gefahr einer Rippen- oder Arterienverletzung bei dem Eindringen des Troikarts erhöht wird.

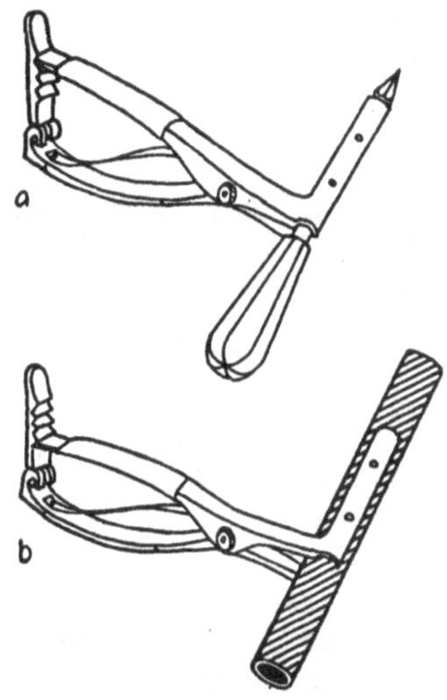

Abb. 36. Thorakotom

Bei der **Versorgung** des Kranken in den folgenden Tagen ist besonders Sorge für einen guten Eiterabfluß, d. h. für eine Durchgängigkeit des Hebersystems zu tragen. In den ersten 2—3 Tagen beschränkt man sich darauf, regelmäßig das Auffanggefäß zu entleeren, zu reinigen und mit frischer Flüssigkeit zu versehen. Die Reinigung des Abflußschlauches, die ebenfalls täglich, bei dickem Eiter sogar mehrmals am Tage, vorgenommen werden muß, wird am zweckmäßigsten vom T-Stück aus durchgeführt. Man klemmt den Drän ab und spült den Schlauch erst mit Leitungswasser, dann mit sterilem destilliertem Wasser oder physiologischer Kochsalzlösung durch. Es ist darauf zu achten, daß keine Luft in den Schlauch eindringt, tritt es doch ein, dann muß sie wieder entfernt werden. Der Drän und der Verband werden in den ersten 2—3 Tagen nicht angerührt, nur wenn sich ausnahmsweise der Verband als undicht erweisen sollte, müßte eine Abdichtung vorgenommen werden. Nach 2—3 Tagen wird allerdings der Verband abgenommen, das Heftpflaster mit Benzin von der Brustwand und vom Drän abgelöst, der Drän um 1—2 cm zurückgezogen und danach der Heftpflasterverband in oben angegebener Weise wieder erneuert. Es ist empfehlenswert, den Drän zu Beginn der Prozedur abzuklemmen und vom Abflußschlauch zu lösen, um zu vermeiden, daß er durch den Zug des Schlauches aus der Empyemhöhle herausgeholt wird. Dieses Verfahren ist in den nächsten Tagen zu wiederholen, und zwar jeden bzw. jeden zweiten Tag bei schneller Abnahme der Eiterabsonderung und in größeren Zeitabständen bei Fortbestehen reichlichen Abflusses. Die Kürzung des Dräns ist unbedingt erforderlich, um die Entstehung schlecht heilender Fistelgänge zu verhüten.

Wird im Laufe der Zeit der Stichkanal für den Drän zu weit, was meist nach 5—6 Tagen erfolgt und an der stärkeren Durchtränkung des Verbandes mit Eiter zu erkennen ist, dann muß der Drän durch einen stärkeren ersetzt werden, da sonst die Gefahr des Eindringens von Luft in die Pleurahöhle besteht, wodurch die Heberwirkung beeinträchtigt werden könnte. Wenn aus diesem Grund der Dränwechsel nicht zu lange hinausgeschoben werden soll, so darf er anderseits auch nicht zu frühzeitig (nicht vor 4—5 Tagen) ausgeführt werden, da sich ein frischer Stichkanal nach Entfernung des Dräns so stark verengt, daß die Einführung eines stärkeren Dräns unmöglich wird. Da das gleiche auch bei einem älteren Stichkanal beim Dränwechsel vorkommen kann, besonders wenn er zu langsam erfolgt, so ist schnelles Arbeiten Voraussetzung für das Gelingen. Der Ersatzdrän muß steril und abgeklemmt schon bereit liegen, um sofort nach Entfernen des alten eingeführt zu werden, und zwar um 1—2 cm kürzer als zuvor.

In der Folgezeit wird solch ein Wechsel nach Bedarf wiederholt werden müssen, bis der Drän ganz entfernt werden kann. Tritt ausnahmsweise der Fall ein, daß der erforderliche Dränwechsel nicht ausgeführt werden kann, weil der Zwischenrippenraum zu eng für die Einführung eines stärkeren Dräns ist, dann muß der bestehende Zwischenraum zwischen Stichkanal und Drän abgedichtet werden. Dazu verwendet man eine sterile weiche Gummiplatte, die durch Einstich gerade für den Drän durchgängig gemacht wird und deren Rand durch Heftpflaster an der Brustwand befestigt wird. Schließt die Gummiplatte am Drän nicht fest genug ab, so muß sie auch hier mit einem Faden oder Heftpflaster abgedichtet werden.

Der Drän kann entfernt werden, wenn er nur noch ganz kurz ist, wenn die in 24 Stunden entleerte Flüssigkeitsmenge nur wenige Kubikzentimer beträgt und wenn die Absonderung nicht mehr eitrig sondern serös oder serös-eitrig ist. Nur beim Bestehen einer kleinen, längs der Brustwand liegenden Resthöhle besteht nach Entfernung der Dränage Aussicht auf eine glatte Heilung. Bei größeren Höhlen ist dagegen immer mit einem Rezidiv zu rechnen, das meist langwierig ist und oft chirurgisch angegangen werden muß. Darum soll man im Zweifelsfalle den Drän lieber etwas zu lange liegen lassen als zu früh entfernen. Vor Entfernung des Dräns ist jedenfalls eine Röntgenkontrolle, die meist weitgehende Klärung der Situation bringt, unbedingt zu empfehlen.

Bei Anwendung der BÜLAU-Dränage in ihrer Originalform können nicht selten **Störungen** durch Verlegung des Dräns oder des Abflußschlauches durch Gerinnsel oder Eiterpfröpfe vorkommen, besonders wenn der Eiter dickflüssig ist. Bei Einführung eines stärkeren Dräns, wie es z. B. bei der Anwendung des Thorakotoms möglich ist, sind derartige Störungen selten und lassen sich auch leichter beseitigen. Tritt eine Verstopfung des Hebersystems ein, was man an der Verminderung des Eiterabflusses leicht erkennt, dann wird man prüfen ob das Hindernis im Abflußkanal oder im Drän selbst sitzt. Meistens wird der Drän dafür in Frage kommen, da im Schlauch, der regelmäßig gespült wird, die Bedingungen für das Festsetzen von Eiter weniger günstige als im Drän sind, dessen Fenster dauernd vom Eiter umspült werden. Zur Prüfung der Durchgängigkeit des Abflußschlauches kann man ihn vom T-Stück aus, wie bereits beschrieben, durchspülen, besser noch ist es, ihn vom Drän abzunehmen und die Spülflüssigkeit vom oberen Ende einzugießen, wobei nicht zu vergessen ist, den am unteren Ende angebrachten Fingerling zu entfernen. Stellt sich bei diesem Vorgehen heraus, daß der Schlauch verstopft war, dann reinigt man ihn sorgfältig und setzt ihn wieder vorschriftsmäßig an den Drän an. Findet man dagegen den Schlauch frei, dann kann das Hindernis nur im Drän sitzen, aus dem man es zu beseitigen haben wird. Dieses sucht man auf die Weise zu erreichen, das man mit einer gut ziehenden 20-ccm-Spritze, die man an den Drän anschließt, den Eiter aspiriert. Schlägt dieses Verfahren fehl, dann spritzt man 10—20 ccm steriler physiologischer Kochsalzlösung aus einer Rekordspritze schnell in den Drän ein, wodurch die im Drän selbst oder in seinen Fenstern sitzenden Gerinnsel und Pfröpfe zurück in die Pleurahöhle gespült werden und der Abflußweg wieder frei wird. Wenn auch dieses Vorgehen nicht zum Ziel führt oder die Abflußsperre nach kurzer Zeit erneut eintritt, dann kann durch mehrmaliges vorsichtiges Spülen der Pleurahöhle mit körperwarmer steriler physiologischer Kochsalzlösung der Eiter verdünnt und sein ungehinderter Abfluß erreicht werden.

Das Spülen darf aber niemals unter starkem Druck erfolgen, da hierdurch bereits bestehende Pleuraverklebungen gelöst werden können und der Heilungsvorgang ungünstig beeinflußt wird, was man unter Umständen an den kurz darauf auftretenden Temperaturerhöhungen erkennt. Aus diesem Grund darf man bei alternierender Zufuhr und Entleerung der Spülflüssigkeit jedesmal nur eine geringe Menge (100—150 ccm) anwenden, soll dafür aber mehrere Male hintereinander spülen.

Abgesehen von diesen Maßnahmen muß sobald als möglich versucht werden, einen stärkeren Drän einzuführen, um auf diese Weise bessere Abflußbedingungen zu schaffen. Nur in Ausnahmefällen, z. B. bei besonders engen Zwischenrippenräumen, wird bei einem frischen Empyem eine Rippenresektion erforderlich sein.

Bei frischen Empyemen wird man mit einem der oben angegebenen Verfahren meist eine glatte Heilung erzielen. Da bei der relativ kurzen Dauer der Krankheit die Lunge ihre Elastizität nicht verliert und die Pleuraauflagerungen noch so weich und nachgiebig sind, daß sie eine Entfaltung der Lunge nicht verhindern werden, so legt sich auch im Zuge der Empyemrückbildung die Lunge an die Brustwand an. Auch bei Anwesenheit von Luft im Pleuraraum (Pyo-Pneumothorax) vollzieht sich nach meinen Erfahrungen dieser Heilungsvorgang ohne Störungen, da die Luft verhältnismäßig schnell resorbiert und die Ausdehnung der Lunge nicht beeinträchtigt wird.

Anders liegen die Verhältnisse bei einem alten Pleuraempyem, bei dem sich im Laufe der Zeit dicke und wenig nachgiebige Pleuraauflagerungen und flächenhafte Verwachsungen ausbilden, die eine Entfaltung der Lunge erschweren. Infolgedessen besteht bei einem alten Empyem die Gefahr, daß die kollabierte Lunge nicht imstande sein wird, sich so weit auszudehnen, um den Anschluß an die Brustwand zu gewinnen. Dieses führt zur Ausbildung einer Resthöhle, deren konservative Behandlung sehr langwierig und oft auch erfolglos ist und eine plastische, einengende Operation schließlich notwendig macht. Aus diesem Grund werden bei einem alten Empyem die therapeutischen Bestrebungen darauf hinzielen müssen, die kollabierte Lunge zur Entfaltung zu bringen. Hierzu eignet sich am besten die Saugdränage, die meist mit einer Rippenresektion kombiniert wird. Sie kann aber auch ohne diese durchgeführt werden, wenn die Breite der Zwischenrippenräume die Anwendung eines Dräns zuläßt, der genügend dickwandig ist, um beim bestehenden Unterdruck im Schlauchsystem nicht zu kollabieren.

Die meist angewandte Methode der **Saugdränage** ist die von Perthes-Hartert. Bei diesem Verfahren wird zur Erzeugung eines Unterdruckes in dem luftdicht abgeschlossenen Saugsystem das Prinzip der kommunizierenden Gefäße nutzbar gemacht, indem eine mit Wasser gefüllte Flasche offen steht, die andere an das System angeschlossen ist. Zwischen diese Flaschen und den Drän wird ein Gefäß zum Auffangen des Eiters eingeschaltet. Es eignet sich hierzu ein dickwandiger Glaszylinder oder Kolben, der mit einem Gummistopfen, durch den zwei dickwandige Glasröhren luftdicht eingeführt sind, fest verschlossen ist (s. Abb. 37). Ein speziell für diesen Zweck bestimmtes Auffanggefäß stellt die STORCHsche Flasche dar (s. Abb. 37a).

Wird die an das Schlauchsystem angeschlossene Flasche höher als die offene Flasche gestellt, dann fließt ein Teil des in ihr enthaltenen Wassers ab und es entsteht in dem darüberliegenden Raum einschließlich des im Schlauchsystem ein Unterdruck, dessen Größe dem Höhenunterschied der beiden Flüssigkeitsspiegel entspricht (s. Abb. 37). Durch Höher- und Tieferstellen der Flaschen kann man die Niveaudifferenz und damit auch die Höhe des Unterdruckes nach Bedarf ändern. V o r a u s s e t z u n g für das Funktionieren dieses Verfahrens ist eine einwandfreie Abdichtung des ganzen Systems und des Pleuraraumes gegen Luftzutritt. Ist diese Bedingung nicht erfüllt und tritt Luft in das Schlauchsystem oder in den Pleuraraum ein, so vermindert sich im Endeffekt der Sog an der kollabierten Lunge. Dieses erkennt man am schnelleren Abfluß des Wassers aus der Flasche, wobei gleichzeitige vermehrte Entleerung von Eiter für einen Luftzutritt zum Pleuraraum (durch den Stichkanal oder eine evtl. Bronchialfistel) spricht. Durch sukzessives Abklemmen der Gummischläuche vom Drän angefangen nach der offenen Flasche zu und gleichzeitiges Beobachten des Wasserspiegels in einer der Flaschen, läßt sich die undichte Stelle leicht ermitteln und der Fehler beseitigen.

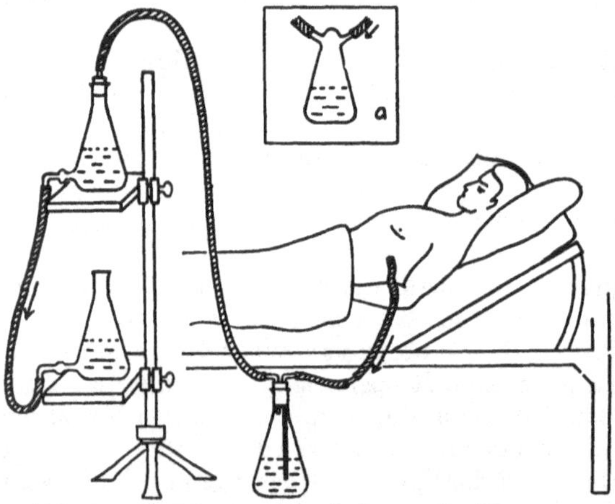

Abb. 37. Saugdränage nach PERTHES-HARTERT

Die Abdichtung des Stichkanals kann man mit einer sterilen Gummiplatte versuchen (s. S. 75) oder einen stärkeren Drän einführen. Läßt sich der Luftzutritt zum Pleuraraum ausnahmsweise einmal nicht beseitigen, wie z. B. beim Bestehen einer Bronchialfistel, dann ist das ganze Verfahren zwecklos.

Die Saugdränage beginnt man mit einem Höhenunterschied von 20 cm und steigt allmählich auf 30, 50 und 60 cm und ausnahmsweise auf 100 cm. Höhere Werte werden im allgemeinen nicht empfohlen. Auftreten von Hustenreiz und Druckgefühl in der Brust sowie Beimengungen von Blut im Eiter sprechen für eine zu starke Saugwirkung.

Neben dem hier wiedergegebenen Saugverfahren gibt es eine Reihe von anderen mit sinnvollen Änderungen und Ergänzungen, die aber keinen prinzipiellen Unterschied bedeuten. So wird sehr häufig, wie auch im Originalverfahren von PERTHES, der Sog mit Hilfe einer Wasserstrahlpumpe erzeugt und der Unterdruck mit einem Manometer gemessen.

A l s u n t e r s t ü t z e n d e M a ß n a h m e zur Förderung der Lungenentfaltung soll der Kranke, sobald sein Kräftezustand es erlaubt, gegen einen Widerstand ausatmen. Kinder läßt man am besten Gummibälle aufblasen oder eine Trompete blasen bzw. in eine mit Wasser gefüllte Flasche durch ein bis zum Boden reichendes Glasrohr hineinblasen. Bei Erwachsenen verwendet man hierzu Luftringe, Gummischläuche oder Gummikissen. Sie können auch in eine mit Wasser gefüllte Gießkanne durch das Gießrohr hineinblasen, wobei durch Änderung der Wassermenge der Widerstand geändert werden kann. Sobald als möglich soll mit einer regelmäßigen Atemgymnastik begonnen werden.

Die Saugdränage erfordert vom Kranken und vom Arzt viel Sorgfalt, Geduld und namentlich auch Zeit. Wer auf einen schnellen Erfolg rechnet, verrechnet sich meist, wer sich aber Zeit nimmt, wird nicht selten doch sein Ziel erreichen und um die verstümmelnde Operation kommen.

Perikardpunktion

Die therapeutische Perikardpunktion wird ausgeführt, wenn es sich um große seröse Perikardergüsse handelt, die eine hochgradige Beeinträchtigung der Herztätigkeit verursachen. Die objektiven Zeichen solcher Ergüsse sind so auffallend und charakteristisch, daß man die Diagnose schon auf den ersten Blick stellen kann.

Neben der Dyspnoe und Zyanose bestehen eine hochgradige Gesichtsblässe und ein auffallend ängstlicher Gesichtsausdruck. Die im Bett meist hochsitzenden Kranken vermeiden jede überflüssige Bewegung und sind äußerst wortkarg. Im Gegensatz zur Angina pectoris, die ein ähnliches Krankheitsbild bietet, fehlen die subjektiven Beschwerden (der Herzschmerz) völlig oder sind nur angedeutet und uncharakteristisch.

Spricht der physikalische Untersuchungsbefund (Dreieckform der Dämpfung, Spitzenstoß abgeschwächt und einwärts der Dämpfungsgrenze, abgeschwächte oder fehlende Herztöne) für das Bestehen eines Perikardergusses, dann ist eine Probepunktion angezeigt. Erst wenn diese ein positives Ergebnis liefert, darf die Entlastungspunktion vorgenommen werden. Wenn es möglich ist, soll der physikalische Untersuchungsbefund durch eine röntgenologische Untersuchung ergänzt werden. Besonders wertvoll ist das Ergebnis der röntgenologischen Untersuchung bei Fällen, die durch Perkussion und Auskultation nicht mit Sicherheit diagnostiziert werden können, was z. B. für Perikardergüsse, die nach hinten gelegen sind, zutrifft.

Bei totalen Ergüssen soll die Punktion im Bereiche der linken Brusthälfte ausgeführt werden und zwar im 5. bzw. 6. Interkostalraum etwas einwärts der festgestellten linken Dämpfungsgrenze, wobei die röntgenologisch ermittelte und auf der Brust aufgezeichnete Schattengrenze mit zu berücksichtigen ist. Bei partiellen Ergüssen muß selbstverständlich die Punktionsstelle nach der Lage des Ergusses gewählt werden, darum wird bei einem rechtsseitigen Erguß rechts vom Sternum im 4. oder 5. Interkostalraum einwärts der Dämpfungsgrenze und bei retrokardialen Ergüssen vom Rücken her, wie bei einer Pleurapunktion, eingegangen. Bei der Wahl der Punktionsstelle ist zu berücksichtigen, daß die Arteria mammaria interna etwa fingerbreit vom Brustbeinrand entfernt verläuft. Deswegen muß bei rechtsseitiger Punktion der Einstich mindestens 3 cm abseits vom Brustbeinrand erfolgen. Bei einer Punktion vom Rücken her muß die Kanüle die Lunge durchstechen, um in den Erguß einzudringen, was mit einer Blutungsgefahr zusammenhängt (näheres s. weiter unten). Da der Herzbeutel nur in einem kleinen Bereich der Brustwand unmittelbar anliegt, im übrigen aber selbst bei großen Ergüssen durch das Rippenfell von dieser getrennt ist, wird auch bei seiner Punktion an den obengenannten Stellen das Rippenfell mit durchstochen. Eine Gefahr ist damit nicht verbunden, nur bei eitrigen Ergüssen besteht die Möglichkeit einer Pleurainfektion, weswegen die Punktion derartiger Ergüsse nur im Ausnahmefall und zwar bei Bestehen von Lebensgefahr infolge mechanischer Beeinträchtigung der Herztätigkeit durch die Größe des Ergusses, statthaft ist.

Besteht neben dem Perikarderguß ein größerer einseitiger oder doppelseitiger Pleuraerguß, dann gehe man erst diesen an, und nur wenn der Eingriff keine wesentliche Besserung des Befindens herbeiführt, punktiere man den Herzbeutel.

Die Probepunktion des Perikards führt man mit einer 10- oder 20-ccm-Spritze und einer dünnen Nadel mit kurzgeschliffener Spitze aus. Zur Entleerung des Ergusses kann dieselbe Kanüle verwendet werden, an die man entweder einen Heberschlauch oder eine Saugvorrichtung anschließt. Dasselbe läßt sich auch mit einer Spritze (bequemer und schneller mit zwei Spritzen) durchführen. Zu achten ist darauf, daß bei der Entleerung des Ergusses die Kanüle nicht das Herz verletzt. Darum darf die Kanüle nur so tief eingestochen werden als es gerade erforderlich ist, um den Erguß zu treffen, und bei den ersten Zeichen der Berührung des Herzens muß sie entfernt werden. Bei Anwendung eines dünnen Troikarts besteht diese Gefahr nicht, dafür muß aber ein zweimaliger Einstich in Kauf genommen werden. Allerdings ist auch beim Troikart darauf zu achten, daß die Spitze ganz kurz geschliffen ist, da sonst bei seinem Eindringen in den Herzbeutel das Herz verletzt werden kann.

Zur Punktion muß der Kranke mit erhöhtem Oberkörper, fast sitzend im Bett gelagert werden. Verabreichung von Sedativa (Morphin, Pantopon, S. E. E.) ½ Stunde vor der Punktion ist sehr zu empfehlen, da jede Aufregung eine Mehrbelastung für das durch den Perikarderguß schon stark beanspruchte Herz ist. Die Desinfektion der Haut an der Punktionsstelle wird in der üblichen Weise vorgenommen, die Lokalanästhesie muß unbedingt in jedem Fall durchgeführt werden.

Der **Eingriff** selbst wird, falls die bei der Probepunktion benutzte Kanüle nicht gleich für die Entleerungspunktion verwendet wird, genau an der durch die Probepunktion ermittelten Stelle ausgeführt. Im Gegensatz zu der bei den sonstigen Punktionen üblichen Technik, wird beim Perikarderguß der Einstich nicht ruckartig ausgeführt, sondern die Nadel ganz langsam vorgeschoben. Bei der Probepunktion, die das Bestehen eines Ergusses erst bestätigen soll, geht man am besten so vor, daß man, nachdem die Kanüle etwa 1 cm in die Weichteile eingedrungen ist, den Spritzenstempel etwas zurückzieht, und dann langsam in die Tiefe vordringt. Durch den bestehenden Sog in der Spritze wird sofort nach Eindringen der Kanüle in den Erguß Flüssigkeit in die Spritze einfließen. Dadurch wird ein „Übersehen" des Ergusses durch ein zu tiefes Vordringen der Kanüle und evtl. Eindringen in den Herzmuskel unmöglich gemacht. Es empfiehlt sich, im Falle eines negativen Ergebnisses der Probepunktion die Spritze in der beschriebenen Aspirationsstellung auch zurückzuziehen. Es gelingt auf diese Weise ab und zu doch noch einen Erguß festzustellen.

Die Notwendigkeit eines langsamen Vorgehens bei der Perikardpunktion erhöht die Schmerzhaftigkeit des Eingriffes, weswegen eine einwandfreie Lokalanästhesie unentbehrlich ist. Ist die Lokalanästhesie unvollkommen, so empfindet der Kranke bei der Punktion einen mehr oder weniger starken Schmerz und kann durch eine unwillkürliche Abwehrbewegung sich selbst gefährden.

Bei der Punktion an der meist in Frage kommenden Stelle im linken 5. bzw. 6. Interkostalraum ist die Nadel nicht senkrecht zur Hautoberfläche sondern auf die Körperachse und etwas von unten nach oben zu richten. Nur wenn ausnahmsweise unmittelbar neben dem Brustbeinrand punktiert wird, muß der Einstich senkrecht zur Körperoberfläche ausgeführt werden.

Bei Anwendung eines Troikarts gelten dieselben Richtlinien, außerdem ist die durch Probepunktion ermittelte Einstichtiefe genau einzuhalten. Ist der Troikart bis zur vorgesehenen Tiefe vorgeschoben worden, dann entfernt man sofort das Stilett, um mögliche Verletzungen des Herzens zu vermeiden.

Die Entleerung des Ergusses erfolgt in gleicher Weise wie beim Pleuraerguß, und zwar können sowohl das Heber- als auch das Saugverfahren angewandt werden. Der Abfluß des Ergusses soll nicht zu schnell erfolgen, da sonst Herz- und Kreislaufstörungen auftreten können. Man braucht dazu im allgemeinen 20 bis 30 Minuten. Die Menge eines Ergusses, die während einer Sitzung entleert werden darf, ist unbeschränkt. Man läßt soviel als möglich ab, hört aber sofort auf, wenn man das Anstreifen des Herzens an der Kanüle wahrnimmt. Im Durchschnitt beträgt die entleerte Menge bei großen Ergüssen etwa 500 ccm, ausnahmsweise kann sie 1500 ccm erreichen.

Als einzige ernste **Gefahr** bei der Perikardpunktion ist die Herzverletzung zu nennen, die allerdings nur bei Anwendung einer dicken Kanüle oder eines Troikarts bedrohliche Folgen haben kann. Dringt eine bei der Probepunktion übliche dünne Kanüle in den Herzmuskel oder in eine Herzhöhle ein, so bleibt dieser Zwischenfall ohne ernste Folgen. Selbstverständlich muß die Kanüle sofort zurückgezogen werden, wenn man herzsynchrone Bewegungen der Kanüle oder gar Einströmen von Blut in die Spritze feststellt. Erfolgt dagegen eine Verletzung mit einer großen Kanüle oder einem Troikart, was nur bei Mißachtung der geltenden Vorschriften möglich ist, dann kann, besonders bei einem schlaffen und atrophischen Herzmuskel, eine tödliche Blutung in den Herzbeutel (Herztamponade) auftreten.

Die Gefahr einer Lungenblutung bei Punktion eines nach dem Rücken zu gelegenen Perikardergusses ist nicht groß, wenn man eine dünne Nadel verwendet und möglichst weit vom Hilus entfernt, um große Gefäße nicht zu verletzen, punktiert. Der Kranke selbst muß sich während der Punktion besonders ruhig verhalten und tiefes Atmen vermeiden. Zuweilen doch auftretende leichte Lungenblutungen sind ungefährlich und stehen meist von selbst, zur Sicherheit kann man die übliche Therapie zur Blutstillung anwenden.

Das Anstreifen des Herzens an der Kanüle während der Entleerung des Ergusses ist ungefährlich, wenn man sofort nach Feststellung dieser Erscheinung die Kanüle zurückzieht.

Gelegentliches Eindringen von Luft in den Herzbeutel ist belanglos. Von einigen Autoren wird sogar eine Lufteinblasung in das Perikard (Pneumoperikard) zur Verhinderung von Herzbeutelverwachsungen empfohlen.

Plötzliche Todesfälle nach Perikardpunktion sind vereinzelt beschrieben worden, doch konnte ein sicherer Zusammenhang mit der Punktion nicht festgestellt werden.

Punktion des Wirbelkanals

Die therapeutische Punktion des Wirbelkanals wird vorgenommen, wenn man durch Entleerung der Rückenmarkflüssigkeit eine Herabsetzung des Liquordruckes erzielen will und wenn die Notwendigkeit besteht, durch Einbringung von Heilmitteln in den Wirbelkanal eine möglichst schnelle und unmittelbare Wirkung auf das Zentralnervensystem und seine Häute herbeizuführen. Die erste Indikation liegt bei allen entzündlichen und nichtentzündlichen Prozessen an den Hirnhäuten und dem Gehirn, die mit einem erhöhten Liquordruck einhergehen (Meningitis, Hydrozephalus, eklamptische Urämie) mit Ausnahme des Hirntumors vor, bei dem schon die Entleerung einer relativ kleinen Liquormenge schwere zerebrale Störungen und sogar den plötzlichen Tod herbeiführen kann. Für die zweite Indikation kommen Infektionen sowohl der Hirnhäute als auch der Gehirn- und Rückenmarksubstanz (Meningitis, Enzephalitis, Tetanus, Poliomyelitis) in Betracht.

Da für die therapeutische Punktion die sichere Diagnose des Krankheitszustandes Voraussetzung ist und diese in den meisten Fällen ohne Liquoruntersuchung nicht möglich ist, so wird in der Regel die diagnostische Punktion der therapeutischen vorausgehen müssen. Ob die letzte sofort im Anschluß an die erste ausgeführt werden kann, hängt von der Art der Krankheit ab. Bei Bestehen eines hohen Liquordruckes kann in jedem Fall, mit Ausnahme eines Hirntumors, eine Entleerung von Liquor bis zur Senkung des Druckes zur Norm oder sogar unter die Norm vorgenommen werden. Wenn gelegentlich aus der Art des Abflusses des Liquors ein Urteil über die Höhe des Druckes möglich ist, so ist es in jedem Fall doch erforderlich, diese zu Beginn und zum Schluß der Punktion zu messen. Zur genauen Liquordiagnostik gehört eine Reihe von Untersuchungen (Eiweißbestimmung, zytologische und bakteriologische Untersuchungen, kolloidale Fällungsreaktionen, Bestimmung des Liquorzuckers u. a. m.), deren Ausführung Zeit in Anspruch nimmt. Bei denjenigen Krankheitsfällen, die erst mit Hilfe der angeführten Untersuchungen diagnostiziert werden können, wird man gezwungen sein, mit der therapeutischen Punktion solange zu warten, bis das Ergebnis mindestens der wichtigsten Untersuchungen vorliegt. Dagegen wird man bei denjenigen Krankheiten, zu deren Bekämpfung die Zufuhr von Heilmitteln in den Wirbelkanal angezeigt, für deren Erkennung aber die Liquordiagnostik ohne Bedeutung ist (Tetanus, Botulinus, typische Poliomyelitis), selbstverständlich keine Zeit für eine diagnostische Punktion verlieren. Man sollte aber auch bei den Fällen, deren Diagnose nicht ganz sicher feststeht, nicht zu lange auf die Klärung warten, sondern sobald als möglich handeln, denn bei den meisten dieser Fälle ist die intraspinale Therapie um so wirksamer, je früher sie angewandt wird.

Für die Punktion des Wirbelkanals kommen zwei Verfahren in Betracht: Die Lumbal- bzw. Spinalpunktion und die Subokzipitalpunktion. Beide Verfahren unterscheiden sich in technischer Hinsicht nur wenig voneinander und bieten keine besonderen Schwierigkeiten. Ein wesentlicher Unterschied besteht zwischen ihnen aber darin, daß bei der Subokzipitalpunktion, die in unmittelbarer Nähe von lebenswichtigen Zentren ausgeführt wird, mit der Möglichkeit ernster Zwischenfälle gerechnet werden muß, was bei der Lumbalpunktion ausgeschlossen ist. Dafür kommen bei der Subokzipitalpunktion die bei der Lumbalpunktion häufig auftretenden Begleiterscheinungen (s. weiter unten) nur relativ selten vor. Selbstverständlich wird man beim Versagen der einen Methode von der anderen Gebrauch machen müssen. So kommt es gelegentlich vor, daß infolge von deformierenden Veränderungen an den Lendenwirbeln oder von Verklebungen der Hirnhäute eine Lumbalpunktion unmöglich ist und eine Subokzipitalpunktion notwendig wird.

Beide Verfahren sind gleichzeitig anzuwenden, wenn man eine Spülung des Spinalkanals vornehmen will, was für eitrige Prozesse am Rückenmark und seinen Häuten von einigen Autoren früher nicht selten empfohlen wurde.

Eine objektiv formulierte Indikation für die Lumbalpunktion einerseits und die Subokzipitalpunktion anderseits gibt es nicht. Sie richtet sich vielmehr nach der persönlichen Einstellung und Erfahrung des behandelnden Arztes. Für den weniger geübten wird sich auf jeden Fall die Anwendung der Lumbalpunktion als des ungefährlicheren Eingriffes empfehlen.

Die Lumbalpunktion

Für die Lumbalpunktion wird eine Hohlnadel benutzt, deren Länge etwa 10 ccm und deren Durchmesser etwa 1—1½ mm beträgt. Wenn man mit einer derartigen Nadel auch bei jedem Kranken eine Punktion durchführen kann, so ist es doch zweckmäßig, die Beschaffenheit derselben dem Alter, der Gestalt und dem Verhalten des Kranken anzupassen. Demzufolge wird man bei Kindern und schmächtigen Personen kürzere und dünnere Nadeln als bei muskulösen oder fetten Personen anwenden und bei unruhigen Kranken eine kräftige Nadel wählen, um der Gefahr des Abbrechens bei einer plötzlichen und unvorhergesehenen Bewegung des Kranken vorzubeugen. Die Nadel muß eine kurze aber scharf geschliffene Spitze besitzen,

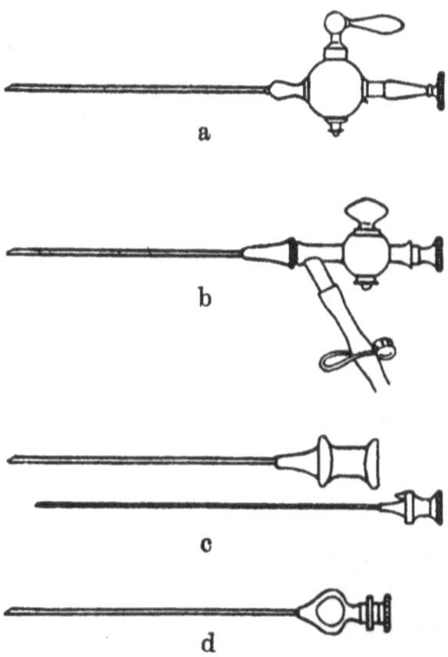

Abb. 38. Nadeln für die Lumbalpunktion

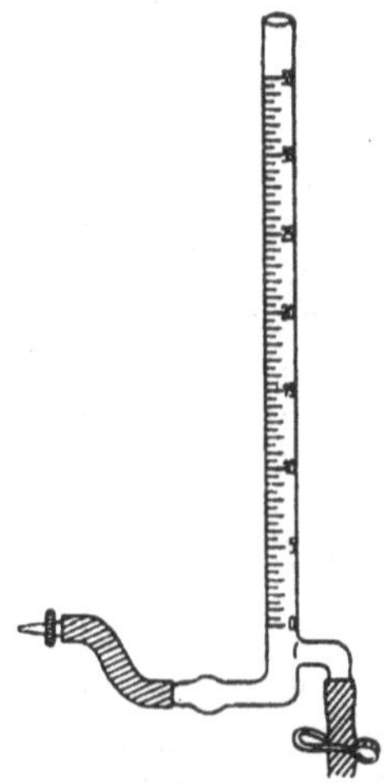
Abb. 39. Steigrohr zur Messung des Liquordruckes

ähnlich wie bei den zur intravenösen Injektion bestimmten Kanülen. In den Hohlraum der Nadel ist ein genau passender Mandrin (Metallstift) eingeführt, der mit der Spitze der Nadel genau übereinstimmt und mit ihrem Rand in einer Ebene liegt. Um die richtige Lage des Mandrins zu sichern ist an seinem freien Ende ein Stift angebracht, der sich in eine Kerbe des Ansatzstückes der Nadel hineinschieben läßt und dadurch eine Drehbewegung des Mandrins verhindert (s. Abb. 38c).

Das Ansatzstück der Lumbalnadel kann eine verschiedene Gestalt haben, ohne dadurch prinzipielle Unterschiede zu bieten (s. Abb 38a—d). Manche sind mit einem Hahn versehen, der die Möglichkeit gibt, den Abfluß des Liquors zu unterbrechen oder zu drosseln. Diese Einrichtung ist sehr praktisch, denn sie gestattet ein ruhiges und sauberes Arbeiten beim Messen des Liquordruckes und bei der Liquorentnahme. Einige Ansatzstücke tragen am unteren Ende einen kleinen Stutzen, über den ein kurzer Gummischlauch, der mit einer Klemme versehen ist, gezogen wird, und der zum Ablassen des Liquors dient (s. Abb. 38b). Ähnliche Abflußvorrichtungen können auch an den zum Messen des Liquordruckes bestimmten Steigrohr angebracht sein (s. Abb. 39).

Auch die Steigrohre werden in verschiedenen Modellen angefertigt. Das einfachste Modell stellt ein gewöhnliches Glasrohr von etwa 30 cm Länge und 3 bis

4 mm Innendurchmesser dar, das mit Hilfe eines dünnen Gummischlauches und einer passenden Olive an die Lumbalnadel angeschlossen wird. Die Höhe der Liquorsäule in dem Glasrohr kann mit einem gewöhnlichen Lineal abgelesen werden (näheres über die Messung des Liquordruckes s. weiter unten). Ein anderes handliches Modell mit graduiertem Glasrohr ist auf Abb. 39 wiedergegeben. Zur Injektion von Heilmitteln in den Spinalkanal sowie ausnahmsweise zur Liquorentnahme, werden die üblichen Rekordspritzen von entsprechendem Inhalt angewandt. Obwohl die Bohrung des Ansatzstückes der Lumbalnadel so gearbeitet ist, daß sie zu dem Konus einer Spritze paßt, empfiehlt es sich doch, vor dem Eingriff die vorgesehene Spritze und Lumbalnadel hierauf zu prüfen.

Vor der Benutzung müssen alle für die Punktion in Frage kommenden Gegenstände sorgfältig sterilisiert werden. Auch die Haut des Kranken an der Punktionsstelle muß in üblicher Weise gesäubert und mit Jodtinktur oder einer ähnlichen Lösung desinfiziert werden. Es ist selbstverständlich, daß der Arzt sich vor diesem Eingriff die Hände genau so sorgfältig wie vor einer Operation waschen muß. Es ist außerdem üblich, den tastenden Finger mit Jodtinktur zu bestreichen.

Über die Anwendung und Wahl von Lokalanästhetika und Narkotika muß von Fall zu Fall entschieden werden. Bei bewußtlosen Kranken mit herabgesetzter oder gar aufgehobener Sensibilität wird die Punktion selbstverständlich ohne Anwendung von örtlichen oder allgemeinen Betäubungsmitteln vorgenommen werden. Auch bei manchen Kranken mit klarem Bewußtsein und normaler Sensibilität wird auf den Gebrauch dieser Mittel verzichtet werden können. Voraussetzung dafür ist die Beherrschung der Lumbalpunktionstechnik und die günstigen, d. h. übersichtlichen örtlichen Verhältnisse, die das Gelingen der Punktion „auf Anhieb" versprechen. In solchen Fällen bedeutet die örtliche Betäubung eine unnötige Verlängerung der Prozedur mit allen damit verbundenen psychischen Spannungen, ohne einen wesentlichen Vorteil zu bieten, denn bei scharfer Lumbalnadel und einwandfreier Technik ist der Schmerz beim Einstich so geringfügig und kurzfristig, daß er um weniges unangenehmer als bei der Lokalanästhesie empfunden wird. Ich habe oft erlebt, daß die Kranken nach erfolgter Punktion immer noch auf diese warteten, weil sie sich den Eingriff viel schmerzhafter und zeitraubender vorstellten. Handelt es sich um psychisch labile oder sehr sensible Kranke, dann wird es sich empfehlen, eine örtliche Betäubung mit Novocain in üblicher Weise vorzunehmen, evtl. auch Sedativa per os oder parenteral zu verabreichen, um damit nicht nur die Schmerzhaftigkeit des Eingriffes zu beseitigen, sondern dem Kranken auch die Angst vor dem Eingriff zu nehmen. Die Anwendung von Chloräthyl zur Erzeugung einer Kälteanästhesie ist bei der Lumbalpunktion als unzweckmäßig zu bezeichnen, da das Gefrieren der Haut ein sicheres Auffinden der Punktionsstelle außerordentlich erschwert. Man kann allerdings das Chloräthyl als suggestives Mittel benutzen, indem man die Haut wohl durch seine Einwirkung zur Abkühlung aber nicht zum Gefrieren bringt und sofort daraufhin punktiert. Die Anwendung von Narkose oder Dämmerschlaf ist nur bei Kranken mit Tetanus, denen intralumbal Heilserum zugeführt werden soll, angezeigt. Bei diesen Kranken ist wegen der bestehenden Krämpfe oder Krampfbereitschaft eine Lumbalpunktion ohne allgemeine Narkose kaum durchzuführen. Am geeignetsten erscheint uns für diese Zwecke die parenterale Narkose mit Evipan, die sich gut zur Erzeugung eines kurzen Dämmerschlafes dosieren läßt.

Eine wichtige Voraussetzung für das Gelingen der Lumbalpunktion ist die richtige **Lagerung des Kranken,** die darauf gerichtet sein muß, die Wirbelsäule so stark wie möglich im Sinne einer Kyphose zu krümmen, um dadurch den Abstand zwischen den Dornfortsätzen zu vergrößern und das Eindringen der Nadel zu erleichtern. Wenn man die Lumbalpunktion sowohl am sitzenden als auch am liegenden Patienten ausführen kann, so wird man einen therapeutischen Eingriff in der Regel nur am Liegenden vornehmen. In diesem Falle wird man den auf der Seite liegenden Kranken mit dem Rücken möglichst nahe an den Bettrand bringen, worauf die Oberschenkel möglichst weit gegen den Bauch und der Kopf gegen die Brust gebeugt werden. Mit dem Fachausdruck Katzenbuckel wird diese Lage sehr treffend charakterisiert. Bei der Lagerung des Kranken ist besonders noch darauf zu achten, daß der Rücken einen geraden Winkel mit der Bettebene bildet, da sonst eine sichere Beurteilung der Einstichrichtung sehr schwer ist.

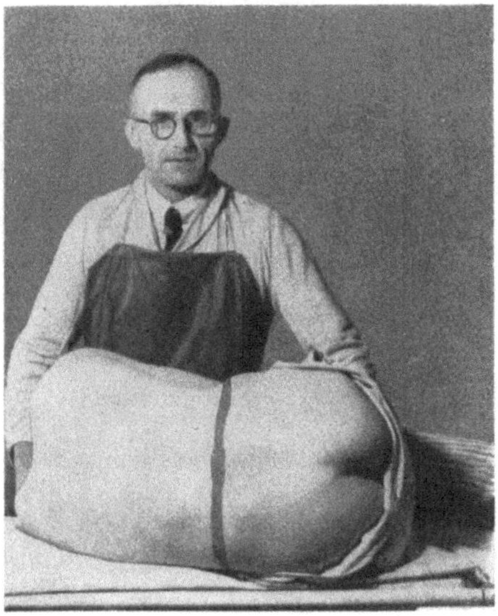

Abb. 40. Lagerung des Kranken bei der Lumbalpunktion.

Da der Kranke die vorschriftsmäßige Lage trotz bester Vorsätze und größter Willensanstrengung meist nicht beibehalten kann und dadurch die Ausführung der Punktion erschwert oder sogar in Frage stellt, ist es in jedem Fall angezeigt, eine Person oder noch besser zwei Personen zur Assistenz heranzuziehen. Diese stehen dem Arzt gegenüber an der andern Seite des Bettes, wobei die eine Person ihre rechte Hand auf den Nacken des Kranken legt und den Kopf nach vornbeugt und gleichzeitig mit ihrer linken Hand den Leib des Kranken nach hinten drückt. Die andere Person hält mit der linken Hand die Oberschenkel des Kranken in der gegen den Leib gebeugten Stellung fest und drückt mit der rechten Hand das Gesäß nach vorn. Steht nur eine Hilfsperson zur Assistenz bereit, dann faßt sie den Kranken mit der einen Hand am Nacken und mit der anderen an den Oberschenkeln oberhalb der Kniekehlen und zieht diese an sich heran (s. Abb. 40). Um den Kranken daran zu hindern, die Krümmung der Lendenwirbelsäule durch eine Bewegung nach vorn auszugleichen, stemmt die Hilfsperson ihr Knie gegen den Bauch des Patienten. Bei unruhigen und kräftigen Patienten muß die Hilfsperson schon ziemlich handfest sein, um ihre Aufgabe bewältigen zu können. Bei solchen Kranken hilft eine Injektion von Morphium oder eines ähnlichen Mittels den Widerstand zu überwinden.

Als **Punktionsstelle** kommt der Spalt zwischen dem 3. und 4. bzw. dem 4. und 5. Lendenwirbel in Frage. Bei einer Punktion in dieser Höhe ist eine Verletzung des Rückenmarkes, das nur bis zum 2. Lendenwirbel reicht, ausgeschlossen. Die in der unteren Hälfte des Lendenwirbelkanals innerhalb des Lumbalsackes verlaufenden Nervenwurzeln (Cauda equina) können vor der eindringenden Lumbalnadel ausweichen, und sollte einmal eine Wurzel auch wirklich von der Nadelspitze getroffen werden, so wird es nur eine örtlich begrenzte und vorübergehende Schädigung verursachen. Dagegen wird eine Verletzung des Rückenmarkes mit den verschiedenen in dieser Gegend liegenden Zentren schwere Folgen haben können.

Um die angegebene Punktionsstelle aufzufinden ist es nicht üblich, die Dornfortsätze abzuzählen, da es einerseits zeitraubend und anderseits auch nicht immer ganz sicher ist. Man zieht zu diesem Zweck am besten mit einem Jodtupfer quer über die Lendenwirbelsäule eine Linie, die die höchsten Punkte der Darmbeinkämme verbindet (s. Abb. 40). In einen unterhalb oder oberhalb dieser Linie, die den Dornfortsatz des 4. Lendenwirbels trifft, liegenden Zwischenbogenraum soll die Lumbalnadel eingeführt werden. Zu diesem Zweck tastet man mit dem Zeigefinger der linken Hand den zwischen den in Frage kommenden Dornfortsätzen liegenden Spalt auf, schiebt daraufhin den Finger an das untere Ende des Spaltes und sticht direkt darüber die Punktionsnadel ein (s. Abb. 41). Da das über den Dornfortsätzen ziehende sehnenartige Band sehr derb ist und der eindringenden Nadel großen Widerstand leistet, wird nicht selten empfohlen, knapp neben der Mittellinie in das weichere Gewebe einzustechen. In diesem Fall darf aber die Nadel nicht senkrecht zur Hautoberfläche sondern muß etwas nach einwärts, auf den Wirbelkanal zu vorgeschoben werden. Bei schlanken Patienten ist die richtige Wahl der Richtung nicht allzu schwer, dagegen kann man bei starker Entwicklung der Rückenmuskulatur oder des Fettpolsters leicht eine falsche Richtung einschlagen und den Lumbalsack verfehlen (s. Abb. 42). Aus diesem Grund ist die Punktion in der Mittellinie einfacher und sicherer und darum besonders dem Anfänger zu empfehlen. Die Schwierigkeiten, die bei dieser Punktionsart durch Abgleiten der Nadel von der Sehne vorkommen, beruhen meist auf einer Stumpfheit der Nadelspitze.

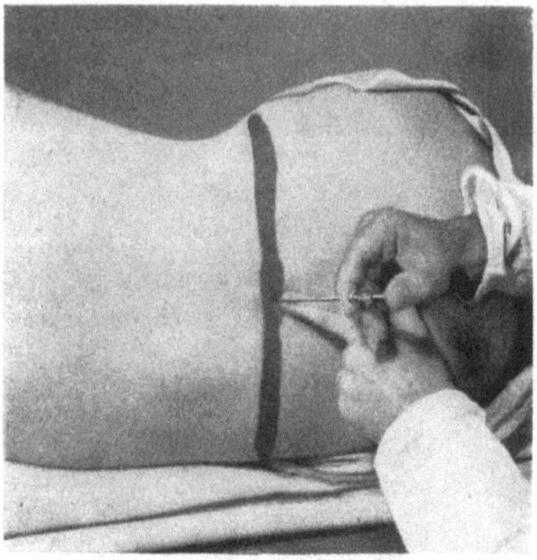

Abb. 41. Lumbalpunktion

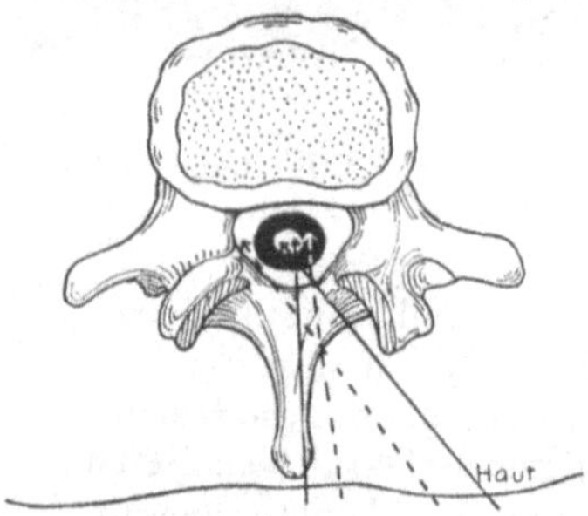

Abb. 42. Lumbalpunktion
↑ richtige Richtung, ↑ falsche Richtung

Bei der Ausführung der Punktion in der Mittellinie ist darauf zu achten, daß die Nadel beim Eindringen in die Tiefe nicht von der sagitalen Richtung abweicht. Sie muß aber entweder von Anfang an oder gleich nachdem die Haut durchstochen ist etwas nach aufwärts gerichtet vorgeschoben werden, da die Dornfortsätze beim Erwachsenen leicht nach abwärts geneigt sind und bei senkrechter Führung die Nadel auf den unteren Dorn stoßen würde (s. Abb. 43). Beim Kinde dagegen muß entsprechend der Lage der Dornfortsätze die Nadel senkrecht zur Hautoberfläche in die Tiefe geführt werden.

Schwierigkeiten bei der Wahl und Einhaltung der Punktionsrichtung ergeben sich bei Deformierungen der Wirbelsäule. Hierbei ist in Betracht zu ziehen, daß schon verhältnismäßig geringe und wenig in Erscheinung tretende Verkrümmungen der Wirbelsäule der Punktion Schwierigkeiten bereiten können. Bestimmte Regeln können für solche Fälle nicht angegeben werden, am sichersten kommt man zum

Ziel, wenn man versucht, sich die anatomischen Verhältnisse genau vor Augen zu führen und dementsprechend die Punktionsrichtung einschlägt.

Ist die Punktionsrichtung richtig gewählt, dann wird sich die Nadel ohne Schwierigkeiten vorschieben lassen, um in einer Tiefe von durchschnittlich 4—5 cm beim Erwachsenen und 1—1½ cm beim Kind den Lumbalsack zu erreichen. Manchmal fühlt man beim Durchstoßen der den Wirbelkanal auskleidenden Bänder einen mehr oder weniger starken Widerstand und kann dann mit ziemlicher Sicherheit annehmen, daß man in den Lumbalsack eingedrungen ist. Man überzeugt sich von der Richtigkeit dieser Annahme, indem man den Mandrin aus der Kanüle herauszieht und das Herausfließen des Liquors feststellt. Dieses erfolgt bei hohem und normalem Liquordruck sofort nach Herausziehen des Mandrins, nur bei niedrigem Druck werden einige Sekunden vergehen, bis sich der erste Tropfen an der Kanülenöffnung zeigt. Sollte wider Erwarten nach glattem Eindringen der Nadel bis zur üblichen Tiefe sich kein Liquor entleeren, dann versucht man durch vorsichtiges Weiterschieben der Nadel ein positives Ergebnis zu erzielen. Dabei empfiehlt es sich, jedesmal den Mandrin in die Nadel wieder einzuführen. Stößt man bei diesem Vorgehen auf einen Widerstand, dann ist man bis zum Wirbelkörper vorgedrungen und muß durch etappenweises Zurückziehen der Nadel versuchen, Liquor zu gewinnen. Nur wenn auch dieser Versuch scheitern sollte, muß die Punktion an einer anderen, meist um einen Wirbel höheren Stelle wiederholt werden.

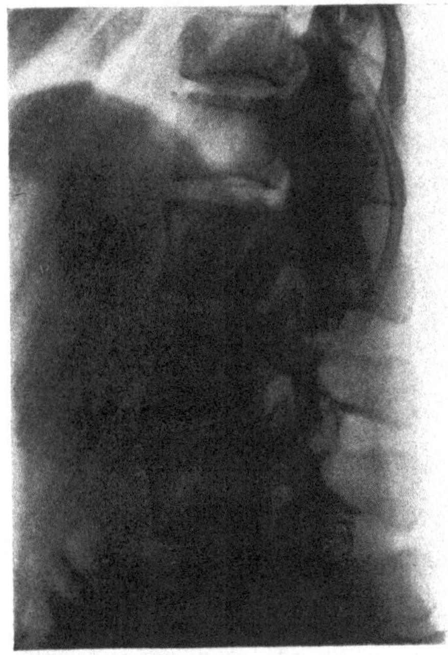

Abb. 43. Röntgenaufnahme der Lendenwirbelsäule (Lage der Dornfortsätze)

Trifft die Nadelspitze bereits 2—4 cm von der Hautoberfläche entfernt auf einen knöchernen Widerstand, dann ist die Punktionsrichtung falsch. Die Nadel muß etwas zurückgezogen und nach Überprüfung der Punktionsrichtung und der anatomischen Lage eine neue Richtung einschlagen werden. Ein völliges Herausziehen der Nadel ist meist nicht notwendig, nur wenn sie sehr nahe der Hautoberfläche auf einen Widerstand stößt, was für eine falsche Einstichstelle spricht, muß sie herausgezogen und an einer anderen Stelle eingestochen werden. Der Versuch, einen Widerstand mit Gewalt zu überwinden, ist ein Kunstfehler, denn er löst nur heftige Schmerzen beim Kranken aus und führt doch nicht zum Ziel.

Zur **Messung** des Liquordruckes wird sofort nach gelungener Punktion, noch ehe eine größere Menge Liquor abfließen konnte, das Steigrohr an die Kanüle angeschlossen und mit dem Ablesen der Liquorhöhe im Steigrohr solange gewartet, bis die Liquorsäule ihren höchsten Punkt erreicht hat. Inzwischen stellt man den Nullpunkt der Steigrohrgraduierung auf die Einstichhöhe ein und liest dann die dem Flüssigkeitsspiegel im Steigrohr entsprechenden Markierung (s. Abb. 44) ab. Steht einem ein graduiertes Steigrohr nicht zur Verfügung, dann kann auch mit einem Lineal, das nebem dem Steigrohr gehalten wird, die Liquorhöhe gemessen werden. Die Liquordruckwerte werden in Millimetern angegeben und betragen bei Gesunden 100—130 mm. Die obere Grenze der Norm liegt bei 150 mm, vorausgesetzt, daß die Messung am liegenden Patienten, der ruhig atmet und nicht preßt, ausgeführt wird. Durch Pressen wird die Liquorsäule im Steigrohr in die Höhe getrieben und kann bis zu 300 mm und noch höher steigen. Auch beim tiefen Atmen schwankt die Liquorsäule beträchtlich, was gelegentlich das Ablesen der Druckhöhe erschwert.

Wird Liquor aus therapeutischen Gründen abgelassen, dann muß während und am Schluß der Entleerung der Liquordruck gemessen werden, um aus dem Druckunterschied über das Maß der erzielten Druckentlastung urteilen zu können. Die Menge des zu entleerenden Liquors richtet sich nach der anfänglichen Liquordruckhöhe, wobei man um so mehr Liquor abläßt, je höher der Liquordruck ist. Man wird aber in der Regel nur soviel Liquor entnehmen, wieviel notwendig ist, um den Liquordruck zur Norm, d. h. auf 150 mm, absinken zu lassen. Größere Liquorentnahmen mit stärkerem Abfall des Liquordruckes können statt einer Erleichterung Beschwerden auslösen und sind darum zu vermeiden. Ist der Liquordruck von Anfang an niedrig, dann darf nur eine ganz geringe Menge zu den dringendsten Untersuchungen entnommen werden. Besteht bei einem niedrigen Liquordruck der Verdacht auf eine Verlegung der Verbindung zwischen den Hirnventrikeln und dem Spinalkanal, was besonders bei Tumoren im Bereiche der hinteren Schädelgrube der Fall ist, dann darf kein Liquor entnommen werden. Würde man durch Liquorentnahme den Druck im Spinalkanal herabsetzen, dann könnte es bei hohem Druck in den Ventrikeln und fehlendem Druckausgleich zu einer Einstülpung des Kleinhirns in das Hinterhauptsloch kommen, was meist zum Tode führt.

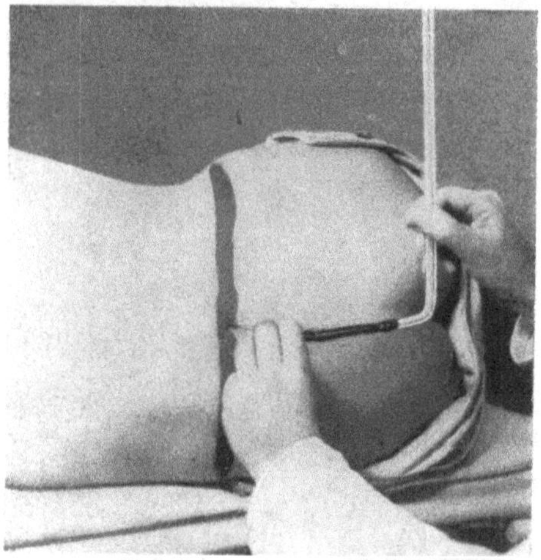

Abb. 44. Messung des Liquordruckes

Soll ein Heilmittel in den Spinalkanal injiziert werden, dann muß vor der Injektion mindestens eine gleich große Menge Liquor entnommen werden. Besonders wenn größere Flüssigkeitsmengen in den Spinalkanal eingeführt werden sollen, ist dieses unerläßlich, da es sonst zu einer unerwünschten Drucksteigerung führen würde. Wird eine intralumbale Heilmittelzufuhr im Anschluß an eine therapeutische Liquorentleerung ausgeführt, dann kann diese mit Rücksicht auf die spätere Flüssigkeitszufuhr entsprechend reichlicher sein.

Daß die Temperatur der zur intralumbalen Einverleibung bestimmten Flüssigkeit etwa 37° C betragen soll, ist verständlich. Es ist aber wichtig hervorzuheben, da es nicht immer genügend berücksichtigt wird, daß sich die Konzentration der zuzuführenden Lösung und namentlich auch ihre Reaktion nur in engen Grenzen bewegen dürfen. Hochkonzentrierte und ausgesprochen saure oder alkalische Lösungen dürfen auf keinen Fall intralumbal gespritzt werden, da es zu schweren Schädigungen des Zentralnervensystems kommen kann. Dieses trifft besonders für die Sulfonamidpräparate und namentlich für die ausgesprochen alkalischen Sulfapyridinlösungen zu.

Soll das intralumbal zugeführte Heilmittel sich möglichst weit gehirnwärts ausbreiten, dann empfiehlt es sich, den Kranken ganz flach zu lagern und das Fußende des Bettes evtl. hoch zu stellen. Diese wagerechte Lagerung des Kranken ist ganz allgemein nach jeder Lumbalpunktion angezeigt, auch wenn keine Injektion sondern nur Liquorentnahme stattgefunden hat. Einhaltung dieser Lage gibt am ehesten noch die Gewähr, daß die nach der Punktion nicht so selten auftretenden Beschwerden erträglich bleiben. Die Einhaltung der sitzenden Lage ist nur angezeigt, wenn die Wirkung des Heilmittels auf die unteren Abschnitte des Rückenmarkes, speziell auf die Cauda equina beschränkt bleiben soll (Lumbalanästhesie).

Die bei starkem Eitergehalt des Liquors empfohlenen Spülungen mit körperwarmer steriler physiologischer Kochsalzlösung oder Normosol- bzw. Tyrodelösung können an die Lumbalpunktion angeschlossen werden. Dazu wird erst soviel Liquor entleert, daß der Druck auf etwa 100 mm sinkt, worauf mehrmals 50—70 ccm Spülflüssigkeit eingebracht und wieder entleert werden. Den Abschluß der Spülung bildet die Injektion des Heilmittels.

Bei gleichzeitiger Subokzipital- und Lumbalpunktion kann die Spülung wirksamer und ausgiebiger durchgeführt werden, indem die Spülflüssigkeit durch die Subokzipitalkanüle solange zugeführt und durch die Lumbalkanüle abgelassen wird, bis die Spülflüssigkeit nahezu klar ist. Diese Spülverfahren, die bei eitriger Hirnhautentzündung in einigen Kliniken regelmäßig angewandt wurden, haben heute in der Sulfonamid- und Penicillinära kaum noch eine Bedeutung. Die Heilung einer eitrigen Meningitis erfolgt heutzutage auch ohne dieses umständliche Verfahren.

Ist die Lumbalpunktion beendet, so wird der am Ansatzstück angebrachte Hahn geschlossen oder der zum Steigrohr führende Schlauch abgeklemmt und die Lumbalnadel mit einem Ruck herauszgeogen. Die kleine Stichwunde wird gejodet und mit einem kleinen Heftpflasterverband versehen. Bei stärkerem Bluten genügt ein kleiner Druckverband.

F l i e ß t bei regelrecht ausgeführtem Einstich k e i n L i q u o r a u s d e r K a n ü l e nach Entfernung des Mandrins ab, dann können verschiedene Gründe dafür verantwortlich sein. Einer davon ist die f a l s c h e E i n s t i c h t i e f e, die einerseits zu gering, anderseits zu groß sein kann. Bei sehr schlanken Patienten und besonders bei Kindern kann die Wucht des Einstiches zu groß sein, die Nadel dringt dann zu weit vor und überschreitet das Lumen des Spinalkanals. Bei solchen Patienten ist es angezeigt, die Nadel langsam zurückzuziehen bis sich Liquor an der Mündung der Kanüle zeigt. Bei sehr kräftigen oder fettleibigen Patienten dagegen wird der Einstich oft zu oberflächlich und ein tieferes Einstechen der Kanüle erforderlich sein. Dieses muß, wie bereits oben ausgeführt, etappenweise erfolgen, um das Ziel nicht zu verfehlen.

Gelegentlich kann das Scheitern einer Punktion dadurch bedingt sein, daß e i n e N e r v e n w u r z e l sich vor die Kanülenöffnung legt und den Liquorabfluß behindert. Sie wird nicht selten beim Vorwärts- und Rückwärtsschieben der Kanüle beiseite gedrängt. Als unterstützende Maßnahme hierfür dient das Drehen der Nadel, wodurch das Hindernis abgestreift wird.

Gelingt es trotz aller Versuche nicht, Liquor zu gewinnen, dann muß an die Möglichkeit von V e r w a c h s u n g e n oder V e r k l e b u n g e n gedacht werden, die besonders bei entzündlichen Prozessen an den Hirnhäuten und nach wiederholten Punktionen auftreten können. In diesem Falle hat man nicht selten beim Vorschieben der Nadel den Eindruck der Überwindung einer festen Membran und des

Eindringens in einen Hohlraum. Es gelingt auch manchmal durch Aspirieren mit einer Rekordspritze, etwas Liquor zu gewinnen, doch ein regelrechter Abfluß von Liquor wird dadurch nicht erzielt. Durch Wiederholung der Punktion in dem höher gelegenen Zwischenwirbelspalt kann man zuweilen doch noch zu einem positiven Ergebnis kommen. Bleibt auch diesem Punktionsversuch der Erfolg versagt, dann muß, wenn die Liquorentleerung unbedingt angezeigt ist, eine Subokzipitalpunktion ausgeführt werden.

Die nicht allzu selten beobachteten Blutbeimengungen zum Liquor beruhen meist auf einer bei der Punktion erfolgten Verletzung eines Gefäßes. Je nach dem, ob es sich um ein kleineres oder größeres Gefäß handelt, kann der Liquor gerade noch wahrnehmbare Spuren von Blut enthalten oder fast reinblutig sein. Im ersten Fall bestehen für das Ablassen größerer Liquormengen keine Bedenken, dagegen wird man bei stärkeren Blutbeimengungen mit der Entleerung zurückhaltend sein und sich mit einer kleineren Menge begnügen, dafür die Punktion nach kurzer Zeit wiederholen. Besondere Maßnahmen zur Blutstillung sind nicht erforderlich. Vorbeugungsmaßnahmen gegen evtl. Blutungen gibt es nicht, da bei der Punktion stets ein Gefäß getroffen werden kann.

Erweckt die Blutbeimengung zum Liquor den Eindruck, nicht durch die Punktion bedingt zu sein, oder mit anderen Worten, besteht der Verdacht auf eine Blutung aus einem Gehirn- oder Rückenmarksherd, dann muß die Punktion sofort abgebrochen werden, da sonst durch die Drucksenkung im Spinalkanal die Blutung wieder auftreten oder verstärkt werden kann.

Die nach der Lumbalpunktion gelegentlich auftretenden **Beschwerden** können örtlicher oder allgemeiner Art sein. Klagen über Schmerzen an der Punktionsstelle, besonders nach Eingriffen, die mit technischen Schwierigkeiten verbunden waren und bei den z. B. der Knochen getroffen wurde oder mehrmals eingestochen werden mußte, sind nicht so selten. Sie sind aber meist unerheblich und klingen nach kurzer Zeit ab. Halten die Beschwerden ausnahmsweise längere Zeit an, dann muß an die Möglichkeit einer Wurzelverletzung gedacht werden, besonders wenn die Schmerzen entsprechend dem Ausbreitungsgebiet eines Nerven in die Umgebung ausstrahlen. Liegt kein Anhalt für eine derartige Schädigung vor und handelt es sich um sehr sensible und psychisch labile Personen, dann kann es sich auch um ein unbewußtes oder bewußtes Fixieren des nach der Punktion aufgetretenen Schmerzes handeln.

Ernster zu nehmen sind die Beschwerden allgemeiner Art, die auf einer Reizung des Zentralnervensystems beruhen und als Kopfschmerzen, Schwindelgefühl, Nackensteifigkeit, Übelkeit und Erbrechen sowie Hyperästhesie besonders an den unteren Extremitäten in Erscheinung treten. Diese Punktionsfolgen treten meist nach ausgiebigen Liquorentnahmen, die zu starker Senkung des Liquordruckes führen, auf. Deswegen ist die genaue Kontrolle des Liquordruckes während der Punktion, um eine zu tiefe Senkung desselben vermeiden zu können, zu empfehlen. Aber auch bei Liquorentleerungen, die sich in den vorgeschriebenen Grenzen bewegen, kann es doch einmal zu den eben genannten Störungen kommen. Meist handelt es sich dann um sehr labile und vegetativ-nervöse Menschen, die auch auf andere Einwirkungen atypisch oder sehr stark reagieren. Bei solchen Kranken muß die Lumbalpunktion mit besonderer Vorsicht und Sorgfalt ausgeführt werden. Strenge Einhaltung der flachen Rückenlage nach der Punktion im Laufe von mindestens 24 Stunden und beim Auftreten von Beschwerden auch noch länger ist die wichtigste Maßnahme zur Verhütung oder Abschwächung der Punktionsfolgen. Bei sehr starken Beschwerden müssen Analgetika und evtl. auch Sedativa gegeben werden.

Wie bereits erwähnt, dürfen Heilmittel nur in körperwarmen, wenig konzentrierten und annähernd neutralen Lösungen intralumbal verabreicht werden. Ein Verstoß gegen diese Forderungen kann zu schweren Schädigungen des Zentralnervensystems führen, was z. B. bei der intralumbalen Sulfonamidtherapie beobachtet wurde. Darum sollte man differente Mittel nur nach strenger Prüfung der Indikation intralumbal anwenden und sich stets der bestehenden Gefahr bewußt sein. Die intralumbale Zufuhr von Heilserum wird dagegen lokal gut vertragen, was allerdings die Möglichkeit einer anaphylaktischen bzw. allergischen Reaktion nicht ausschließt. Auch das Penicillin (Einzeldosis 200000 E.) und Streptomycin (Einzeldosis 50 mg in 5—10 ccm physiologischer Kochsalzlösung) haben, auch bei wiederholter Anwendung, keine ernsteren Nebenerscheinungen zur Folge.

Todesfälle nach Lumbalpunktion sind sehr selten. Sie wurden beobachtet bei Hirntumoren, die zu einer Behinderung des Liquorabflusses aus den Hirnventrikeln geführt haben, was eine Einpressung des Kleinhirns in das Hinterhauptsloch nach der Punktion zur Folge hatte.

Infektionen der Hirnhäute im Anschluß an eine Lumbalpunktion kommen nur bei groben Verstößen gegen die Punktionsvorschriften und speziell die Asepsis vor. Das Bestehen von entzündlichen insbesondere eitrigen Prozessen im Bereiche der Lendenwirbelsäule schließt eine Lumbalpunktion aus. Bei dringender Indikation muß in solchen Fällen eine Subokzipitalpunktion ausgeführt werden.

Subokzipitalpunktion (Zisternenpunktion)

Die Indikation zu dieser Punktion ist die gleiche wie zu der Lumbalpunktion. Auch das Gerät und die Technik bei beiden Punktionsarten unterscheiden sich prinzipiell nicht voneinander. Es ist nur üblich bei der Subokzipitalpunktion eine dünnere Kanüle als bei der Lumbalpunktion zu benutzen, etwa eine solche wie sie auf Abb. 38d wiedergegeben ist. Die Länge der Kanüle wählt man entsprechend der Beschaffenheit des Nackens, sie schwankt zwischen 6 und 12 cm.

Um die Punktionsstelle aufzufinden stellt man die Protuberantia occipitalis und den Dornfortsatz des Epistropheus durch Palpation fest. In der Mitte der diese Punkte verbindenden Linie liegt die Einstichstelle. Bei starker Entwicklung der Muskulatur oder des Fettpolsters am Nacken ist der Dornfortsatz des Epistropheus sehr schwer mit Sicherheit zu lokalisieren. In solchem Falle begnügt man sich mit der Feststellung der Protuberantia occipitalis und geht etwa 2 Querfinger darunter mit der Nadel ein.

Die Punktion selbst kann am sitzenden oder am liegenden Patienten ausgeführt werden. In letzten Fall wird der Kranke auf eine Seite gelegt und der Kopf bequem und fest auf einem geeigneten harten Kissen gelagert. Der Kopf muß genau auf der Seite liegen, da sonst die Einhaltung der Punktionsrichtung schwer ist, und stark nach vorn gebeugt sein, um dadurch die Membrana atlanto-occipitalis zu spannen und das Eindringen der Nadel in die Zisterne zu erleichtern. Vor der Punktion muß die in Frage kommende Stelle des Nackens ausrasiert und desinfiziert werden. Eine Lokalanästhesie ist meist entbehrlich, nur bei sehr empfindlichen Kranken wird man von ihr in üblicher Weise Gebrauch machen müssen.

Die Nadel wird in der Mittellinie an der vorgesehenen Stelle aufgesetzt und zunächst nur die Haut durchstochen (s. Abb. 45). Danach kann man auf zweierlei Weise vorgehen: Entweder dringt man mit der Nadel senkrecht weiter in die Tiefe bis man die Membran erreicht und durchstochen hat oder man führt zunächst die Nadel nach oben bis man auf die Hinterhauptschuppe gestoßen ist, um dann die Nadel etwas zurückzuziehen, ihre Spitze zu senken und längs des Knochens bis zur Membran vorzuschieben (s. Abb. 46). Diese zweite Art des Vorgehens erscheint mir, besonders bei starkem Nacken, sicherer zu sein, da sie eine gewisse Orientierung in der Tiefe ermöglicht.

Die Einstichtiefe ist sehr verschieden und schwankt zwischen 3 cm (bei Kindern) und 9 cm (bei muskulösen und fetten Personen). Wenn die Membran auch meist der vordringenden Nadel einen federnden Widerstand leistet, den man bei einiger Erfahrung deutlich wahr nimmt, so kann sie gelegentlich so weich sein, daß man sie ohne es zu merken durchsticht. Darum ist es aus Sicherheitsgründen ratsam, sich nicht auf die Wahrnehmung des Widerstandes als Zeichen des Eindringens der Nadel in die Zisterne zu verlassen, sondern die Nadel millimeterweise

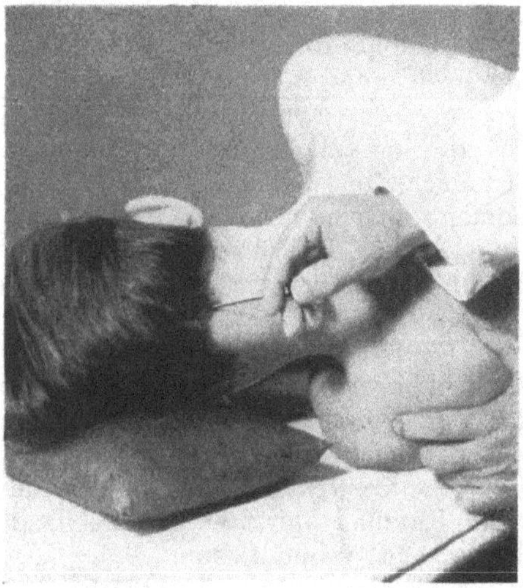

Abb. 45. Subokzipitalpunktion

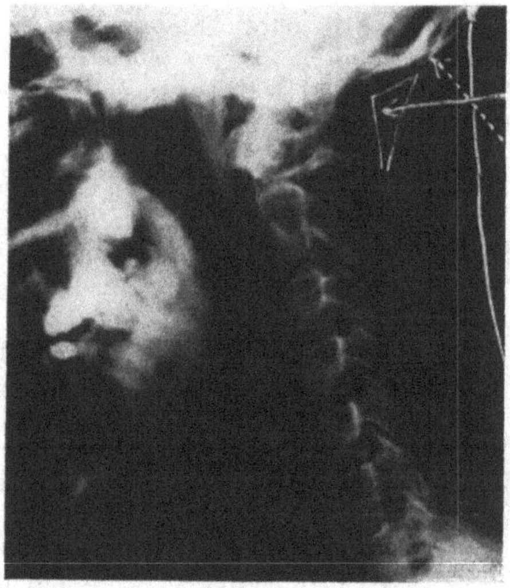

Abb. 46. Halbschematische Darstellung der Zisterne

vorzuschieben und immer wieder durch Herausziehen des Mandrins und evtl. auch durch Aspiration zu prüfen, ob man die Zisterne bereits erreicht hat.

Die Messung des Liquordruckes erfolgt in gleicher Weise wie bei der Lumbalpunktion, es ist dabei besonders darauf zu achten, daß die Nadel nicht verschoben, namentlich beim Ansetzen des Steigrohrs nicht weiter vorgeschoben wird.

Für das Ablassen des Liquors gelten dieselben Richtlinien wie bei der Lumbalpunktion. Auch hierbei muß eine zu schnelle und ausgiebige Entleerung vermieden und die Änderung des Liquordruckes während der Punktion geprüft werden.

Die Beschwerden nach der Subokzipitalpunktion sind seltener und geringer als nach der Lumbalpunktion, weswegen auch die Verhaltungsmaßnahmen nach dem Eingriff bei der Subokzipitalpunktion weniger strenge sind. Trotzdem wird auch bei einer Subokzipitalpunktion zu therapeutischen Zwecken Bettruhe nach dem Eingriff angezeigt sein. Für die intrazisternale Zufuhr von Heilmitteln gelten dieselben Vorschriften wie bei der Lumbalpunktion, d. h. es dürfen nur Mittel verwendet werden, die keine Schädigung des Zentralnervensystems verursachen können. In Anbetracht der Nähe von lebenswichtigen Zentren müssen bei intrazisternaler Anwendung die Heilmittel besonders sorgfältig bezüglich ihrer toxischen Wirkung geprüft und ausgewählt werden.

Todesfälle nach Subokzipitalpunktion kommen wie nach der Lumbalpunktion bei Hirntumoren vor (s. oben S. 90). Vereinzelt sind Todesfälle nach intrazisternalen Blutungen, die infolge atypischen Gefäßverlaufes auftraten, beobachtet worden. Im Gegensatz zur Lumbalpunktion, bei der artefizielle Blutungen, selbst wenn sie stark sind, keine Lebensgefahr bedeuten, sind Blutungen bei der Subokzipitalpunktion wegen der Nähe wichtiger Hirnzentren immer bedenklich und unbedingte Indikation zur sofortigen Unterbrechung des Eingriffes. Daß Verletzungen des Rückenmarkes bei zu tiefem Eindringen der Punktionsnadel ebenfalls einen tödlichen Ausgang haben können, sei hier als Mahnung zum vorsichtigen Vorgehen erwähnt.

Die Sternalpunktion

Die Sternalpunktion ist ein vorwiegend diagnostisches Verfahren. Zu therapeutischen Zwecken wird sie angewandt, wenn eine intravenöse Injektion infolge schlechter oder verödeter Venen nicht möglich ist. Man kann intrasternal sowohl die für intravenöse Injektion geeigneten Heilmittel zuführen als auch Infusionen und Transfusionen durchführen.

Für die Sternalpunktion sind Hohlnadeln mit verschiedenen Spezialvorrichtungen angegeben worden: So besitzt die von Klima und Rosegger angegebene Nadel ein Arretierplättchen, das verstellbar ist und ein zu tiefes Eindringen der Nadel bei der Punktion verhindern soll. Bei der von Henning und Korth empfohlenen Nadel ist die Spitze, ähnlich wie bei der Pneunadel, verschlossen, dafür sind seitlich, in verschiedener Entfernung von der Spitze runde Öffnungen angebracht. Die einfachste und für Jeden erschwingliche Nadel, mit der man aber eben so gut wie mit den Spezialnadeln zum Ziele kommt, ist eine etwa 8—10 cm lange, kräftige Lumbalpunktionsnadel.

Außer der Nadel benötigt man für die Sternalpunktion eine gut ziehende 5- oder 10-ccm-Spritze und in manchen Fällen noch einen kleinen Holzhammer.

Als Punktionsstelle eignet sich besonders gut die Mitte des Brustbeines in Höhe des 3. Zwischenrippenraumes, aber es können auch andere Abschnitte dazu benutzt werden, wie z. B. das Manubrium sterni.

Zur Punktion wird der Kranke bequem auf den Rücken gelegt, die Haut über dem Brustbein mit Alkohol oder Benzin gereinigt. Bei starkem Haarwuchs muß die Punktionsstelle ausrasiert werden. Um die Mitte des Sternums genau festzustellen, tastet man sich die beiden Ränder des Brustbeins im entsprechenden Interkostalraum ab und markiert sie mit einem Jodstrich. Es ist nur darauf zu achten, daß beim Abtasten und Markieren die Haut nicht verschoben wird, da sonst der Hautmittelpunkt nicht dem Brustbeinmittelpunkt entsprechen wird. Auf diesen kommt es aber an, da bei einer Punktion nahe dem Sternalrand die Aussicht, den Markraum zu treffen, immer geringer wird je weiter man von der Mitte des Sternums abrückt. An der für die Punktion vorgesehenen Stelle des Brustbeins wird eine sorgfältige Lokalanästhesie, und zwar nicht nur der Haut und der Subkutis sondern auch des Periosts, das besonders schmerzempfindlich ist, durchgeführt.

Die **Punktion** selbst wird auf folgende Weise ausgeführt: Die Punktionsnadel wird senkrecht zum Brustbein eingestochen und bis zur Berührung des Knochens vorgeschoben (s. Abb. 47). Um leichter durch die Haut zu kommen, kann man mit einer Frankschen Nadel die Haut an der Punktionsstelle durchstechen. Bei einer einigermaßen scharfen Punktionsnadel ist aber dieses Vorgehen überflüssig. Nachdem die Nadelspitze den Knochen erreicht hat wird die Arretierplatte eingestellt. Bei Berücksichtigung der Tatsache, daß sowohl die Corticalis externa des Brustbeins als auch der Markraum etwa 5—10 mm breit sind, wird man die Arretierplatte auf eine Entfernung von 8—10 mm von der Hautoberfläche einstellen. Bei dieser Entfernung besteht unter normalen anatomischen Verhältnissen die Sicherheit, den Markraum zu erreichen, ohne Gefahr zu laufen das Brustbein zu durchstoßen. Bei Kindern muß je nach dem Alter die Arretierplatte auf eine Entfernung von 3—5 mm eingestellt werden. Benutzt man zur Punktion eine gewöhnliche Lumbalnadel, so empfiehlt es sich, statt der Arretierplatte in der oben angegebenen Entfernung von der Hautoberfläche einen schmalen (3—4 mm breiten) Leukoplaststreifen anzubringen. Dieser Streifen verhindert zwar nicht ein zu tiefes Eindringen der Nadel bei unsachgemäßem Vorgehen, ermöglicht aber die Beurteilung der jeweiligen Einstichtiefe und gibt die zulässige Punktionstiefe an.

Das Durchbohren des Knochens soll nicht ruckartig durch einen fortgesetzten Druck auf die Punktionsnadel erfolgen, sondern muß langsam mit Hilfe von Drehbewegungen vor sich gehen. Dadurch vermeidet man, daß bei Tieferdringen der Nadel und Nachlassen des Knochenwiderstandes die Nadel infolge des auf ihr lastenden starken Druckes plötzlich durch den Markraum hindurch in die Corticalis interna und unter Umständen sogar in den Retrosternalraum getrieben wird. Abgesehen davon, daß man in diesem Fall den Markraum verfehlt, läuft man auch Gefahr, einen ernsten Schaden zu verursachen (s. weiter unten).

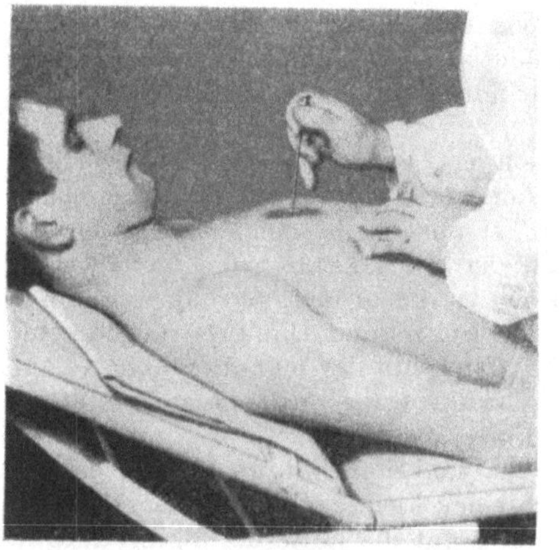

Abb. 47. Sternalpunktion

Bei einem porösen Knochen, der nur wenig Widerstand leistet, wird der für die Punktion notwendige Kraftaufwand gering sein, und nach wenigen drehenden Bewegungen wird die Nadel in den Markraum eindringen. Hierbei hat man den Eindruck, daß die Nadel ins Leere stößt. Ist der Knochen hart, dann bedarf es eines intensiveren und längeren Bohrens, um den Knochen zu durchdringen und es fehlt die eben beschriebene Wahrnehmung beim Eindringen der Nadel in den Markraum. Bei solcher Beschaffenheit des Sternums besteht auch bei einem langsamen und sachgemäßen Vorgehen die Möglichkeit, über den Markraum hinaus vorzudringen. Darum ziehe ich es vor bei einer harten Knochenbeschaffenheit, die Punktion mit Hilfe eines kleinen Holzhammers durchzuführen, mit dem die Punktionsnadel vorsichtig in die Tiefe getrieben wird (s. Abb. 48). Bei diesem Vorgehen empfiehlt es sich, von einer bestimmten Einstichtiefe (5 mm) an zu prüfen, ob die Nadel bereits den Markraum erreicht hat. Dieses wird auf folgende Weise ausgeführt: Man zieht den Mandrin aus der Nadel, setzt auf das Ansatzstück derselben eine gut passende Rekordspritze und zieht den Spritzenkolben an. Findet sich die Punktionsnadel im Markraum, so fließt dickflüssiges Blut in die Spritze ein und der Kranke äußert ein lebhaftes Schmerzgefühl im Bereiche der Punktionsstelle. Dieser nur wenige Sekunden andauernde Schmerz ist wahrscheinlich die Folge einer durch den Spritzensog bedingten Reizung der Knochenhaut und beweisend für die richtige Lage der Nadel. Beim Fehlen des Aspirationsschmerzes sollte man, selbst wenn reichlich Blut in die Spritze angesaugt wird, die richtige Lage der Nadel im Markraum in Zweifel ziehen. Einen sicheren objektiven Beweis dafür, daß die Punktion gelungen ist und das aspirierte Substrat aus dem Markraum stammt, liefert die Anwesenheit von Markbröckeln, die schon mit bloßem Auge und noch besser mit einer Lupe zu erkennen sind.

Wird die Punktion ohne Benutzung des Hammers ausgeführt, dann muß der Mandrin, ehe er aus der Nadel herausgezogen wird, erst soweit als möglich vorgeschoben werden, um die an der Spitze der Nadel in der Bohrung liegenden Knochenteilchen zu entfernen und die Nadel durchgängig zu machen.

Hat man sich von der richtigen Lage im Markraum überzeugt, dann muß sofort, ehe das Blut in der Nadel gerinnt, die Injektion bzw. Infusion oder Transfusion vorgenommen werden. Infolge des verhältnismäßig langsamen Strömens der Flüssigkeit durch den Markraum muß die Injektion und besonders die Transfusion langsamer als bei intravenöser Zufuhr durchgeführt werden. Der Eingriff ist für den Kranken schmerzlos und erlaubt die Zufuhr von Flüssigkeitsmengen bis zu 1000 ccm in einer Sitzung. Bei intrasternalen Transfusionen soll stets ein gerinnungshemmendes Mittel (3,8% Natrium citr. oder Heparin) dem Blut zugesetzt werden, um die Verlegung der Strombahn durch Blutgerinnsel zu vermeiden.

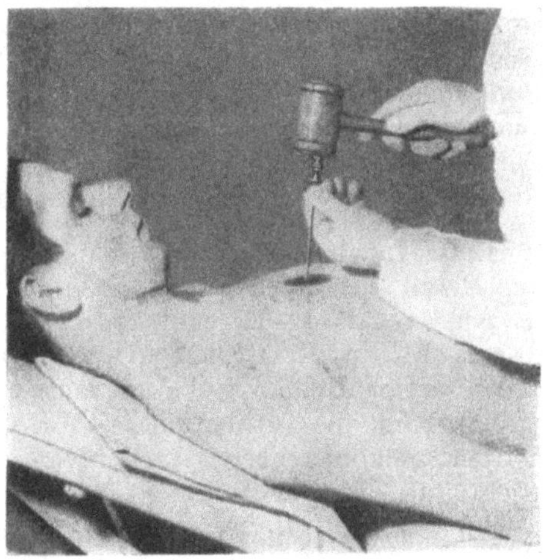

Abb. 48. Sternalpunktion

Für die intrasternale Einverleibung eignen sich alle Heilmittel, die sonst intravenös angewandt werden, in erster Linie das Strophantin. Die zugeführten Mittel erscheinen über die Venae mammariae genau so rasch im Kreislauf wie bei intravenöser Applikation. Neuerdings wurde auch mit Erfolg Evipan intrasternal zur Erzeugung einer Narkose angewandt.

Versager kommen bei der Sternalpunktion nur selten vor. Fließt bei vermutlich richtiger Lage der Nadel kein Marksubstrat in die Spritze ein, dann schiebt man noch einmal den Mandrin in die Nadel bis zur Spitze vor und dreht etwas die Nadel. Hierdurch wird das Lumen der Nadel von dem möglicherweise durch den Spritzensog hereingekommenen Knochenteilchen freigemacht. Bleibt nach diesem Vorgehen die erneute Aspiration ohne Erfolg, dann muß versucht werden, durch weiteres langsames Vorschieben der Nadel Markinhalt zu gewinnen. Hierbei bewährt sich die an der Nadel angebrachte Markierung, die es verhindert, über die zulässige Einstichtiefe hinauszugehen. Man soll auf keinen Fall versuchen, tiefer als vorgesehen zu punktieren, sondern statt dessen den Eingriff an einer anderen Stelle (Manubrium) wiederholen. Gelingt es auch an anderen Stellen nicht, Markinhalt zu aspirieren, dann müssen pathologische Veränderungen des Knochens (Ostitis fibrosa, Osteosklerose) oder des Markraums (Tumormetastasen) daran schuld sein, und der intrasternale Weg ist in solchem Fall als blockiert anzusehen.

Als einzige **Gefahr** bei der Sternalpunktion ist die Perforation des Sternums und die Verletzung des Herzens oder der Aorta zu nennen. Todesfälle durch Eindringen der Punktionsnadel in die Aorta mit darauffolgender unstillbarer Blutung sind vereinzelt beobachtet worden.

Bei therapeutischen Sternalpunktionen darf keine Infusion oder Transfusion vorgenommen werden, wenn der leiseste Verdacht einer Perforation des Brustbeines besteht, da in solchem Fall die retrosternal zugeführte Flüssigkeit schwere subjektive und objektive Störungen verursachen kann. Nach erfolgter Brustbeinperforation darf am gleichen Tage auch von einer anderen Stelle aus keine intrasternale Infusion durchgeführt werden, da die Flüssigkeit aus dem Markraum durch den Perforationskanal in den retrosternalen Raum eindringen könnte. Erst nach einigen Tagen, wenn diese Verbindung durch die inzwischen eingetretenen Heilungsvorgänge wieder beseitigt worden ist, kann der Eingriff vorgenommen werden.

Das Bestehen einer hämorrhagischen Diathese (Morbus, Werlhof, Hämophilie) ist keine Kontraindikation zur Sternalpunktion, da erfahrungsgemäß danach keine ernstlichen Nachblutungen auftreten. Um einem Nachsickern von Blut aus der Punktionswunde vorzubeugen empfiehlt es sich einen kleinen Druckverband anzulegen.

Intubation des Kehlkopfes

Unter Intubation versteht man das Einführen von speziellen Kanülen (Tuben) aus Metall (bei Kindern) oder Hartgummi (bei Erwachsenen) in den Kehlkopf.

Angezeigt ist in erster Linie die Intubation bei akuten Stenosen des Kehlkopfes infolge einer Diphtherie. Auch bei nicht diphtherischen Prozessen am Kehlkopf, die mit einer Stenose einhergehen (Pseudokrupp, Spasmophilie), kann die Intubation mit Erfolg angewandt werden. Bei Bestehen einer akuten Kehlkopfstenose ist im Hinblick auf die Therapie weniger die exakte Diagnose wichtig als die Entscheidung ob und wann intubiert werden muß.

Neben der Intubation kommen rein konservative Methoden wie z. B. Adrenalinspray und intravenöse Kalziuminjektion, die bei leichten Fällen versucht werden können, sowie bei schweren Stenoseerscheinungen die Tracheotomie in Betracht. Dieser Eingriff ist für die Krankheitsfälle angezeigt, bei denen die diphtherischen Membranen nicht nur im Kehlkopf, sondern auch in den tieferen Luftwegen vorhanden sind. Freilich ist die Entscheidung darüber, wie weit der Krankheitsprozeß vom Kehlkopf in die Tiefe reicht oft sehr schwer. Der Grad der Atemnot ist hierfür nicht entscheidend, das gleiche gilt für die Zyanose. Am ehesten kann man noch bei Bestehen eines schweren allgemeinen Krankheitszustandes den Schluß ziehen, daß auch die tieferen Luftwege befallen sein werden. Ich bin auf Grund meiner Erfahrungen der Ansicht, daß man in jedem, in bezug auf Ausdehnung der Prozesse, zweifelhaftem Fall die Intubation versuchen soll. Allerdings muß man auf eine evtl. im Falle des Versagens der Intubation sofort anzuschließende Tracheotomie vorbereitet sein. Bei dieser Einstellung hat man die Möglichkeit von der Intubation weitgehendst Gebrauch zu machen ohne Gefahr zu laufen, dadurch etwas zu versäumen oder gar einen Kunstfehler zu begehen.

Das für die Intubation von O'Dwyer angegebene Instrumentarium besteht aus einer Tube (a) und einem Introduktor (b) mit dem die Tube in den Kehlkopf eingeführt wird (s. Abb. 49). Die Tube, die flachoval ist und deren Größe dem Alter des Kranken entsprechen muß, ist am oberen Kopfende wulstartig verdickt, wodurch ein zu tiefes Abwärtsgleiten in den Kehlkopf verhindert wird. Das Lumen der Tube ist während ihrer Einführung in den Kehlkopf durch einen passenden Mandrin (Obturator, s. Abb. 50c) verschlossen, der mit seinem unteren knopfartigen Ende etwas aus der Tube hinausragt und mit dem oberen Ende an dem Introduktor befestigt ist. Dieser besteht aus einem Griff (s. Abb. 50b) und einer Vorrichtung zum Abstreifen der Tube vom Mandrin. Dieses Abstreifen erfolgt entweder durch Vorschieben eines kleinen Bolzens (s. Abb. 50d) oder durch Druck auf einen kleinen Hebel. Die Tube muß am Introduktor so angesetzt werden, daß das vorspringende Ende des Tubenkopfes nach vorn gerichtet ist und beim Einführen in den Kehlkopf seiner hinteren Wand zugekehrt ist (s. Abb. 49 und 50). An einer Seite des Tubenkopfes befindet sich eine kleine Öffnung, durch die ein kräftiger Seidenfaden gezogen ist. Der in der Tube während ihrer Einführung in den Kehlkopf liegende Obturator soll das Eindringen von Membranfetzen in das Lumen der Tube und eine Verstopfung derselben verhindern.

Der Eingriff wird bei einem Kinde, und um ein solches handelt es sich meist bei der Intubation, auf folgende Weise ausgeführt: Der kleine Patient wird von einer Hilfsperson auf den Schoß genommen, die seine Beine fest zwischen ihre Knie klemmt. Mit einer Hand drückt die Hilfsperson den Kopf des Kindes an ihre Brust, mit der anderen hält sie die Hände des Kindes fest. Eine zweite Hilfs-

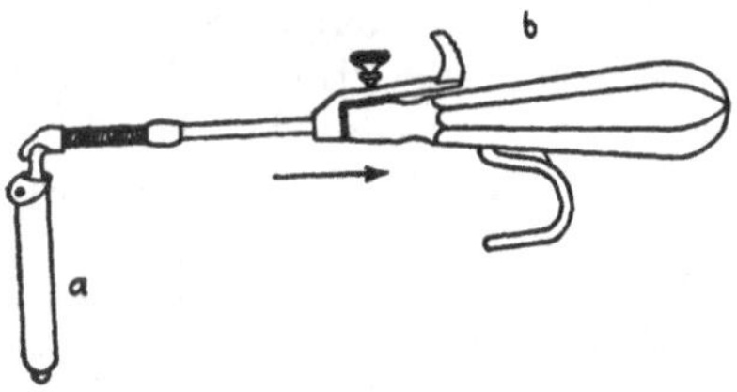

Abb. 49. Introduktor (b) mit Tube (a)

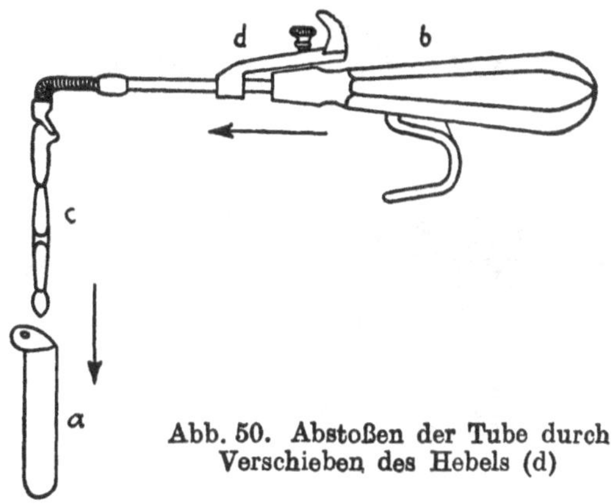

Abb. 50. Abstoßen der Tube durch Verschieben des Hebels (d)

person hält den Mund des Kindes mit einer Sperrvorrichtung (s. Abb. 51) offen. Der mit einer Gummischürze bekleidete Arzt stellt sich vor das Kind so hin, daß er bequem mit seinen Fingern die Mundhöhle des Kindes bis zum Kehlkopf erreichen kann. Am günstigsten ist es, wenn sich der Mund des Kindes in Höhe des Oberbauches oder der unteren Brust des Arztes befindet. Die Ausführung der Intubation im Sitzen halte ich für unzweckmäßig, da die Einsicht in die Mundhöhle bei dem Eingriff nicht notwendig ist; dafür besteht aber bei dieser Lage die Gefahr des Angehustetwerdens mit infektiösem Material. Nachdem der Arzt den linken Zeigefinger bis zum Kehlkopfeingang vorgeschoben hat, führt er mit der rechten Hand die am Introduktor befestigte Tube an den Zeigefinger heran. Jetzt muß der Kehldeckel mit dem linken Zeigefinger nach vorn gegen die Zunge gedrückt werden, um den Eingang zum Kehlkopf frei zu bekommen. Bei dem Versuch, den Kehldeckel nach vorne zu bringen, schließt sich fast regelmäßig reflektorisch der Kehlkopf und der dem Kehlkopfeingang fest anliegende Kehldeckel läßt sich oft trotz aller Versuche nicht in die gewünschte Lage bringen, um so mehr, da seine Oberfläche glatt ist und dem Finger entgleitet. Es empfiehlt sich in solchem Fall nicht, durch gewaltsames Vorgehen zu versuchen, den Kehldeckel in die erforderliche Lage zu bringen, sondern so lange zu warten, bis das Kind einen Atemzug macht, bei dem der Kehldeckel von selbst den Zugang zum Kehlkopf öffnet und sich aufrichtet. In diesem Augenblick muß der linke Zeigefinger sich an die hintere Fläche des Kehldeckels legen und diesen an die Zunge pressen. Jetzt wird die Tube über dem Endglied des Zeige-

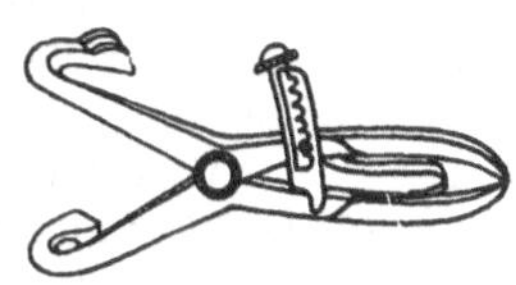

Abb 51. Mundsperrer

fingers in den Kehlkopfeingang eingeführt. Um den Eingang nicht zu verfehlen und namentlich nicht nach hinten in die Speiseröhre zu gelangen, muß die Tube ganz steil eingeführt werden, was durch Heben des Introduktorgriffes erreicht wird. Hat man den Eindruck, daß die Tube richtig in den Kehlkopfeingang eingeführt ist, dann löst man die Tube vom Obturator (s. Abb. 52), drückt mit dem linken Zeigefinger den Tubenkopf nach unten und führt mit der rechten Hand den übrigen Teil des Instrumentes aus dem Munde heraus. Durch Druck mit dem Zeigefinger wird die Tube so weit nach unten gebracht, bis der Tubenkopf auf den Taschenfalten zu liegen kommt, was an einem vermehrten Widerstand zu erkennen ist. Bei richtiger Lage der Tube erzeugt die Atmungsluft ein ganz typisches ziehendes Geräusch, das anfangs sehr deutlich zu hören ist, später, mit zunehmendem Rückgang der Atemnot dagegen weniger in Erscheinung tritt. Unverkennbar ist dieser Tubenklang beim Husten. Auch das Ruhigwerden der Atmung ist ein Zeichen für die richtige Lage der Tube im Kehlkopf. Fehlen die eben beschriebenen Reaktionen, dann hat die Tube entweder den Kehlkopf verfehlt und liegt in der Speiseröhre oder sie ist durch eine Membran verstopft. Im letzten Fall kann sogar statt einer Besserung eine lebensbedrohliche Verschlechterung der Atemnot eintreten, die eine sofortige Entfernung der Tube notwendig macht. Durch einen Zug an dem Seidenfaden, der an dem Tubenkopf befestigt ist und den man während der Intubation mit der rechten Hand festhält, wird die Tube leicht an das Tageslicht befördert. Die herausgebrachte Tube wird, nachdem sie auf ihre Durchgängigkeit geprüft wurde, aufs Neue zur Intubation verwendet. Mißlingt die Intubation auch bei den nächsten Versuchen, und zwar dadurch, daß die Tube immer wieder am Kehlkopf vorbei in die Speiseröhre gelangt, dann ersetze man diese Tube durch eine kleinere, die man auch meist leicht in den Kehlkopf hineinbringt. In der Regel soll man aber bei der für das Alter angegebenen Tube bleiben und nicht von Anfang an oder gleich beim ersten Mißlingen eine kleinere Tube nehmen, denn diese wird meist nach kurzer Zeit wieder herausgehustet, da sie zu locker im Kehlkopf liegt.

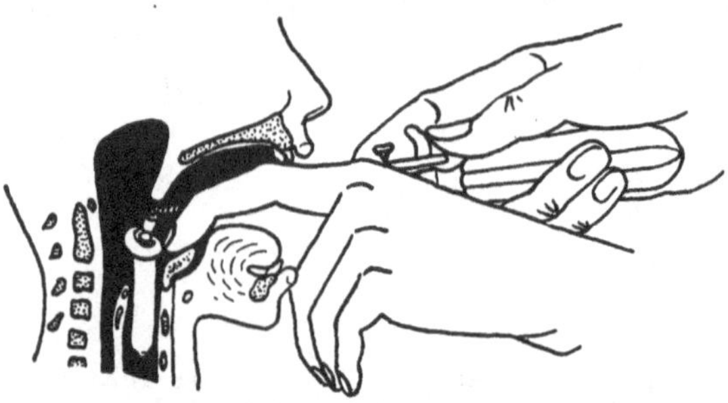

Abb. 52. Intubation: Einführung der Tube

Nach gelungener Intubation fixiert man den am Tubenkopf befestigten Faden mit einem Heftpflaster an der Wange, um einerseits die Möglichkeit zu haben, die Tube jederzeit leicht herauszuziehen, und andrerseits das Verschlucken der herausgehusteten Tube zu verhindern. Läßt man den Haltefaden aus dem Munde heraustreten, dann wird er nicht selten durchgebissen und verfehlt seinen Zweck. Darum empfiehlt es sich, ihn durch die Nase zu führen. Zu diesem Zweck schiebt man einen Gummikatheter von etwa 2 mm Durchmesser durch ein Nasenloch soweit hinein, bis er an der hinteren Rachenwand erscheint, wovon man sich leicht durch Palpieren oder mit einem Blick überzeugen kann. Mit einem Finger oder besser noch mit einer anatomischen Pinzette zieht man den Katheter durch den Mund hervor, befestigt an ihm das freie Ende des Fadens, der nicht zu kurz sein darf, und zieht dann den Katheter und den an ihm befestigten Faden durch das Nasenloch heraus. Jetzt kann der durch die Nase gezogene Faden an der Wange oder auch am Ohr befestigt werden. Bei dieser Befestigungsart kann der Faden nicht durchgebissen werden.

Um ein vorzeitiges Herausziehen der Tube durch den Kranken zu verhindern, müssen bei kleinen Kindern die Hände so mit Binden befestigt werden, daß sie nicht an den Haltefaden herankommen können.

Die durchschnittliche Liegezeit für die Tube beträgt 48—60 Stunden. Danach soll die Tube entfernt und geprüft werden, ob die Stenoseerscheinungen soweit zurückgegangen sind, daß die Tube entbehrlich ist. Man lasse sich durch den unmittelbar nach der Extubation bestehenden günstigen Zustand nicht täuschen und stelle die Prognose erst nach Ablauf von mindestens 6 Stunden, denn nicht selten treten im Laufe dieser Zeit erneut Stenoseerscheinungen auf. Das erklärt sich damit, daß die durch die Tube komprimierte entzündete Schleimhaut beim Fortfall der Kompression wieder anschwillt und die Stenose verursacht. Stellen sich nach Entfernung der Tube erneut stärkere Stenoseerscheinungen ein, dann wird wieder intubiert und die Tube 24—36 Stunden liegen gelassen. Nach dieser Zeit muß die Tube endgültig entfernt werden, da sonst Dekubitalgeschwüre entstehen könnten. Sollte auch diesmal eine erhebliche Behinderung der Atmung in Erscheinung treten, dann müßte eine Tracheotomie vorgenommen werden.

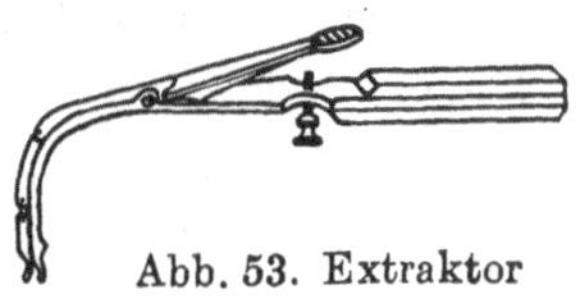

Abb. 53. Extraktor

Die Entfernung der Tube (Extubation) erfolgt am einfachsten auf die Weise, daß der Haltefaden von seiner Befestigung gelöst und dann mit dem Zeigefinger aus dem Munde hervorgeholt wird. Durch Zug an dem Faden wird die Tube aus dem Kehlkopf entfernt. Sollte der Faden nicht mehr vorhanden sein, was bei der von mir angegebenen Befestigungsart kaum möglich ist, dann muß die Tube mit Hilfe eines besonderen Instrumentes — des Extraktors (s. Abb. 53) aus dem Kehlkopf herausgezogen werden. Das Vorgehen hierbei ist ähnlich wie bei der Intubation: Man führt das Instrument im geschlossenen Zustand, d. h. mit aneinanderliegenden Branchen, hinter der Epiglottis in die obere Tubenöffnung, öffnet durch Druck auf den Hebel die Branchen und holt dann die am Instrument festhaftende Tube heraus. Daß diese Methode der Extubation schwieriger als die zuerst beschriebene ist, versteht sich von selbst. Außerdem besteht die Gefahr, daß beim Versuch, den Extraktor in die Tubenöffnung hineinzubringen, die Tube in die Trachea hinabgestoßen wird, was eine Tracheotomie erforderlich macht.

Nach erfolgter Intubation ist die sorgfältige Überwachung und Betreuung des Patienten durch geschultes Pflegepersonal unbedingt erforderlich, da sonst der ganze Erfolg der Behandlung in Frage gestellt ist. Die wichtigste Aufgabe hierbei ist die genaue Kontrolle der Atmung. Beim Auftreten von Störungen im Sinne einer Behinderung, die sowohl durch Verstopfung der Tube mit Membranen oder zähem Schleim, als auch durch Heraushusten der Tube bedingt sein können, muß sofort der Arzt verständigt werden. Seine Aufgabe wird sein, festzustellen, worauf die Atemstörung beruht. Ist die Tube herausgehustet, was nicht selten der Fall ist, dann muß reintubiert werden. Sitzt die Tube richtig, dann muß versucht werden, durch Entfernung des Schleimes oder der Membranen am oberen Ende der Tube diese wieder durchgängig zu machen. Gelingt dieses nicht, dann muß die Tube entfernt werden, um ihr Lumen zu reinigen und sie dann wieder einzuführen. Nicht selten werden nach dem Herausziehen der Tube mehr oder weniger große Membranen abgehustet, die am unteren Ende der Tube ihr Lumen verlegten. Als zweite wichtige Aufgabe fällt dem Pflegepersonal die sachgemäße Ernährung des intubierten Patienten zu. Zur Ernährung eignet sich nur die breiige Kostform, die in kleinen Mengen (Teelöffelweise) gereicht werden muß. Feste Speisen können verständlicherweise nicht geschluckt werden, bei Flüssigkeit besteht die große Gefahr der Aspiration mit nachfolgenden Komplikationen. Vorzüglich geeignet für die Ernährung intubierter Kinder ist Apfelmus, das auch sehr gern genommen wird. Seine Konsistenz gewährleistet leichtes Vorbeigleiten an der Tube ohne Aspirationsgefahr, sein Wassergehalt wirkt durststillend und sein Zuckergehalt, der durch Traubenzuckerzusatz wesentlich erhöht werden kann, trägt zur Ernährung bei. Außerdem kann auch dickflüssiger Griesbrei oder Mondaminbrei verabreicht werden. Bei starkem Durst muß Flüssigkeit rektal oder parenteral zugeführt werden.

Die bei und nach der Intubation möglichen Störungen sind bereits erwähnt, die gefährlichste von ihnen ist die Verstopfung des Kehlkopfes durch Membranen, die durch die Tube von der Kehlkopfwand abgelöst und in das Kehlkopflumen hineingepreßt werden. Dieses Ereignis ist durch eine hochgradige Atemnot gekennzeichnet, die auch nach Entfernung der Tube nicht besser wird. Eine sofortige Tracheotomie ist in solchem Falle das einzige Mittel, den Kranken vor dem Erstickungstod zu retten.

Kontraindiziert ist die Intubation bei einer Kehlkopfstenose durch einen Fremdkörper, da dieser durch die Tube unter Umständen tiefer hinabgestoßen und schwerer zu entfernen sein wird. Auch beim Kehlkopfödem ist eine Intubation unzweckmäßig, da sich die gequollene Schleimhaut oft über die Tubenöffnung legt und diese undurchgängig macht. Schließlich soll auch bei Kehlkopftuberkulose nicht intubiert werden, da bei infiltrativen Prozessen die subjektiven Beschwerden meist stärker werden und bei narbigen Veränderungen die Gefahr einer Aktivierung besteht.

Die Frage, ob bei unkomplizierter Kehlkopfstenose der Intubation oder der Tracheotomie der Vorrang gegeben werden soll, ist generell nicht zu beantworten. Da jede Methode ihre besonderen Vorteile und Nachteile hat, kann die Entscheidung nur von Fall zu Fall unter Berücksichtigung aller Begleitumstände getroffen werden. Sicher ist die Intubation das elegantere und weniger eingreifende Verfahren, vorausgesetzt, daß der Arzt die Technik beherrscht. Nach Entfernung der Tube ist sofort nahezu der normale Zustand wieder hergestellt und eine Nachbehandlung erübrigt sich. Dafür ist die Überwachung des Kranken während der Intubation schwieriger als nach der Tracheotomie und erfordert mehr Erfahrung seitens des Pflegepersonals und ständige Bereitschaft seitens des Arztes. Aus diesem Grund eignet sich die Intubation nicht für die Praxis, sondern gehört in eine darauf eingestellte Klinik.

Tracheotomie

Die Tracheotomie ist angezeigt bei einer Kehlkopfstenose, die mit einer starken Atemnot einhergeht, besonders wenn die vorgenommene Intubation ohne Erfolg blieb, was meistens bei einem tiefen Sitz der Stenose der Fall ist. Auch bei Bestehen einer Kontraindikation zur Intubation muß tracheotomiert werden (näheres hierüber s. im vorigen Abschnitt auf S. 99). Der Eingriff kann auf zweierlei Weise ausgeführt werden und zwar als sog. obere und untere Tracheotomie. Da das erste Verfahren das einfachere und infolgedessen für die Praxis geeignetere ist, soll es hier beschrieben werden.

Das für einen sachgemäßen Eingriff erforderliche **Instrumentarium** besteht aus einem Satz Kanülen, deren Größen dem verschiedenen Alter der Patienten entsprechen, aus einem Skalpell, einer Schere, einer anatomischen und einer chirurgischen Pinzette, einer gebogenen Kornzange zum Entfernen der Membranen, je zwei zwei- und mehrzinkigen Haken, einigen Gefäßklemmen und einer 100- bis 150-ccm-Spritze zum evtl. Ansaugen der Membranen. Außerdem sind für den Eingriff vorrätig zu halten Jodtinktur, 1—2% Novocainlösung mit dazugehöriger Spritze, Narkose- und Verbandmittel sowie antiseptische Gaze.

Bei der Lagerung des Kranken ist besonders darauf zu achten, daß der Kopf stark nach hinten gebeugt ist, um das Operationsgebiet möglichst übersichtlich und zugänglich zu machen. Zu diesem Zweck muß unter den Nacken vor Beginn der Operation eine Rolle von etwa Oberschenkeldicke geschoben werden. Fehlt eine solche, so wird ein Kopfkissen von entsprechender Größe zusammengerollt und fest umbunden. Muß die Operation wegen ihrer Dringlichkeit in der Wohnung des Kranken vorgenommen werden, dann wird der Kranke auf einen in der Mitte des Zimmers aufgestellten großen Tisch gelegt. Die Hände des Kranken werden mit Handschnallen befestigt oder, wenn keine vorhanden sind, mit einem schmalen Tuch hinter dem Rücken zusammengebunden. Die Oberschenkel werden mit einem Gurt oder zusammengelegten Laken, das um den Tisch gezogen und verknotet wird, fixiert. Danach wird über den Kranken ein steriles Leinentuch oder ein frischgeplättetes Handtuch gelegt und der Hals mit Jodtinktur oder einem ähnlichen Desinfektionsmittel bestrichen. Die Händedesinfektion wird in üblicher Weise durchgeführt, ist dieses nicht möglich, dann werden sterile Handschuhe angezogen.

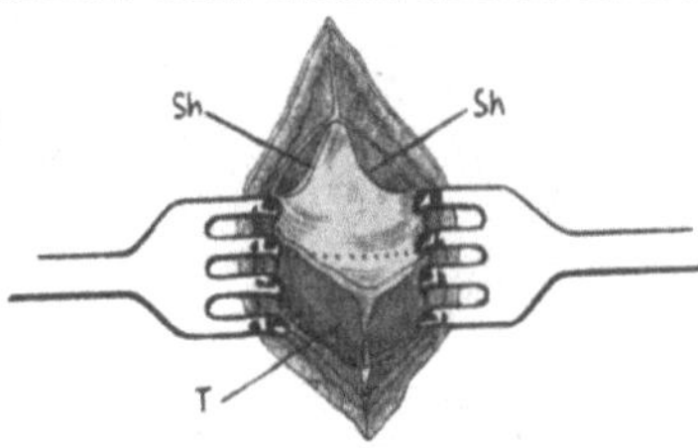

Abb. 54. Tracheotomie

Bei Erwachsenen kann der Lokalanästhesie eine subkutane Injektion von Morphium oder einem ähnlichen Mittel vorausgeschickt werden.

Die **Operation** wird mit einem langen Hautschnitt von der Mitte des Ringknorpels bis zum Jugulum begonnen, wobei auf eine Blutstillung zunächst verzichtet wird. Die Hautwunde wird mit drei- bzw. vierzinkigen Haken auseinandergezogen und das Operationsfeld durch Tupfen vom Blut befreit, worauf in der Mittellinie ein glänzender Sehnenstreifen, der die beiden Musculi sternohyoidei verbindet, sichtbar wird. Jetzt wird der Sehnenstreifen genau von der Mitte des Ringknorpels, die mit dem linken Zeigefinger markiert wird, entsprechend der Richtung des Hautschnittes bis zum oberen Rand der Schilddrüse (Sh) eingeschnitten und anschließend daran die Muskelränder mit den beiden Haken stark auseinandergezogen (s. Abb. 54). Nun muß die am unteren Rande des Operationsfeldes sichtbar werdende Schilddrüse mobilisiert werden, um die darunterliegende Luftröhre frei zu bekommen. Dieses geschieht dadurch, daß die Faszie, die den oberen Rand der Schilddrüse mit der Luftröhre verbindet, wagerecht gespalten (entsprechend der punktierten Linie in Abb. 54) und die Schilddrüse mit dem Zeigefinger nach unten gezogen wird. Die freigelegte Trachea (T) wird genau in der Mittellinie mit einem Skalpell, das von unten nach oben geführt wird, eingeschnitten. Die Größe des Schnittes soll mindestens 1 cm betragen, wozu eine Durchtrennung von 2—3 Trachealringen erforderlich ist. Es ist im allgemeinen üblich, die oberen Ringe mit Ausnahme des Ringknorpels hierfür zu wählen.

Sofort nach Inzision der Trachea wird Luft mit lautem Zischen durch die nun entstandene Öffnung aspiriert, worauf ein Hustenanfall einsetzt, währenddessen Schleim durch den Luftröhrenschnitt herausgebracht wird. Der Luftzutritt in die

Trachea wird dadurch erleichtert, daß man eine geschlossene anatomische Pinzette in den Einschnitt einführt und dann die Branchen federn läßt, wodurch die Schnittränder gespreizt werden. Nach Aufhören des Hustens und Freierwerden der Atmung werden die beiden zweizinkigen Häkchen in den Trachealschnitt eingeführt und die Öffnung gedehnt (s. Abb. 55). Die Einführung einer geeigneten Kanüle (s. Abb. 56) bietet meist keine Schwierigkeiten. Den Abschluß der Operation bildet die Befestigung der Kanüle und die Versorgung der Wunde. Die Kanüle wird auf die Weise fixiert, daß ein an dem Kanülenblatt (s. Abb. 56a) befestigtes Band um den Hals gebunden wird. Um einem Abschnüren des Halses durch ein zu fest anliegendes Band vorzubeugen, empfiehlt es sich, beim Anlegen desselben einen Finger darunterzuhalten und dann erst zuzuknoten. Das Binden einer Schleife ist nicht zweckmäßig, da sie sich lösen und die Kanüle herausrutschen kann. Die Wunde wird mit antiseptischer Gaze locker tamponiert, die Umgebung mit einer Lage sterilen Mulls bedeckt und darüber evtl. noch ein Stück wasserdichten Stoffes gelegt, um die Wunde vor dem oft infektiösen Trachealsekret zu schützen. Bei kleinen Kindern und benommenen Kranken müssen die Hände durch Binden oder Schnallen so fixiert werden, daß sie nicht an die Kanüle herankommen können.

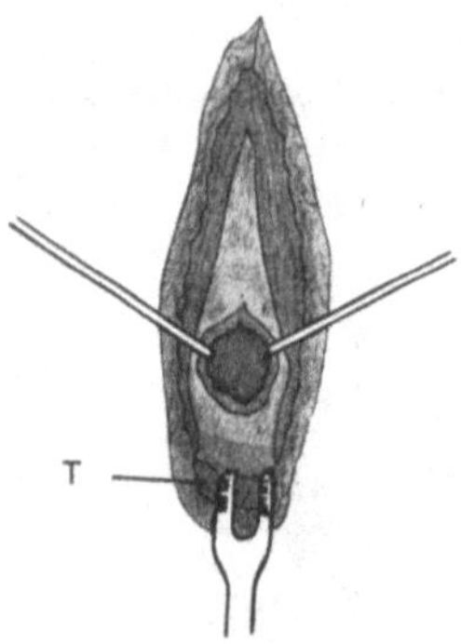

Abb. 55. Tracheotomie

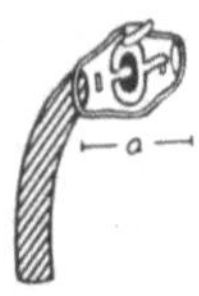

Abb. 56. Tracheotomie-Kanüle

Von den bei der Tracheotomie vorkommenden **Störungen** ist als praktisch wichtigste das Fortbestehen der Atemnot nach dem Eingriff zu nennen. Diese kommt dadurch zustande, daß die Stenose sich unterhalb des Luftröhrenschnittes befindet. Handelt es sich dabei um diphtherische Membranen, dann muß man versuchen, sie zu entfernen, indem man mit den zweizinkigen Häkchen den Schnitt nach Möglichkeit weitet und die Membran mit einer Pinzette oder Kornzange heraushol t. Ist die Membran nicht zu sehen, dann geht man mit einer schmalen, leicht gekrümmten Kornzange in die Trachea ein, um die Membran in der Tiefe zu fassen und herauszuziehen. Bei diesem Vorgehen ist größte Vorsicht am Platze, um einerseits keine Verletzungen zu verursachen und anderseits nicht die abgelöste Membran in die Tiefe zu stoßen und dadurch die Luftröhre noch mehr zu verstopfen. Gelingen diese Versuche, die Membran zu beseitigen nicht, dann führt man einen dicken Gummikatheter in die Luftröhre ein, setzt an ihn eine 100—150-ccm-Spritze an und versucht durch schnelles Aufwärtsziehen des Stempels das Sekret zu aspirieren. Das früher übliche Ansaugen mit dem Munde ist wegen der Infektionsgefahr nicht statthaft.

Bei Bestehen hochgradiger, mit Lebensgefahr verbundener Atemnot muß auf die vorschriftsmäßige Durchführung der Operation und ihre Vorbereitung verzichtet werden. Der Kranke wird auf einen Tisch gelegt, sein Kopf durch Unterschieben einer Rolle stark nach hinten gebogen. Kopf und Arme müssen durch eine Hilfsperson festgehalten werden. Der Arzt setzt den linken Zeigefinger auf die Mitte des Ringknorpels und umfaßt mit dem Daumen und Mittelfinger den Kehlkopf. Nach Desinfektion der Haut mit irgendeinem zur Verfügung stehenden Mittel (beim Fehlen eines solchen muß auf die Desinfektion verzichtet werden) werden genau in der Mittellinie die Weichteile und die Luftröhre mit einem Schnitt durchtrennt. Steht ein Skalpell nicht zur Verfügung, so muß als Notbehelf irgendein anderes spitzes Messer genommen werden. Das Eindringen des Messers in die Luftröhre erkennt man daran, daß etwas blutiger Schaum aus der Wunde hervortritt. Ohne das Messer herauszuziehen, schiebt man in den Luftröhrenschnitt eine geschlossene Pinzette ein und spreizt dann die Branchen. Jetzt kann das Messer herausgezogen werden, die eingeführte Pinzette muß aber solange im gespreizten Zustande gehalten werden, bis die Kanüle oder ein Ersatzinstrument (Gummischlauch, Nelatonkatheter) in die Trachea eingeführt worden ist. Ein vorzeitiges Entfernen der Pinzette kann das Einführen der Kanüle außerordentlich erschweren und ist mit der Gefahr einer Wiederkehr der bedrohlichen Atemnot verbunden. Bei einem weit vorgeschrittenen Zustande kann auch nach Inzision der Trachea die Lebensgefahr durch Ausbleiben der Atmung fortbestehen. In diesem Fall muß der Arzt mit der freien rechten Hand den Thorax solange rhythmisch zusammenpressen, bis die Atmung wieder in Gang kommt. Eine subkutane, besser noch eine intravenöse Injektion von Lobelin, Cardiazol, Coramin oder Cykliton sollte außerdem versucht werden.

Bei der **Nachbehandlung** ist in erster Linie für eine einwandfreie Durchgängigkeit der Kanüle zu sorgen. Zu diesem Zweck muß mindestens zweimal am Tage, anfangs sogar häufiger, die Innenkanüle (s. Abb. 57, 1) aus der in der Luftröhre liegenbleibenden Außenkanüle (s. Abb. 57, 2) herausgeholt und gereinigt werden. Zum Reinigen benutzt man meist Gänsefedern, die in einem mit 1%iger Rivanollösung gefülltem Glas aufgehoben werden. Nach Entfernen des Sekrets aus der Innenkanüle trocknet man diese innen und außen ab und fettet sie mit Vaseline oder Glyzerin ein, um das Klebenbleiben und Antrocknen des Sekretes zu verhindern. Das Einführen der Feder durch die Außenkanüle in die Luftröhre ist von zweifelhaftem Wert, hat aber gelegentlich den Vorteil, durch Auslösung des Hustenreizes das vor der Kanüle sich stauende Sekret herauszubefördern. Nachdem die Innenkanüle wieder eingeführt und durch einen kleinen Riegel festgemacht ist, legt man über die Kanülenöffnung einen mit 3%iger Borlösung angefeuchteten Mullstreifen.

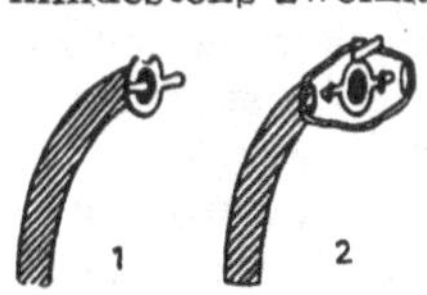

Abb. 57. Tracheotomiekanüle
1 Innenkanüle 2 Außenkanüle

Zur besseren Lösung der Membran und Vermeidung des Eintrocknens des Trachealsekrets empfiehlt es sich, neben dem Krankenbett einen Inhalationsapparat aufzustellen und die Warmwasserdämpfe auf die Kanülenöffnung zu leiten. Um den Kranken dabei vor Durchnässung zu schützen, muß man ihn im Wirkungsbereich der Wasserdämpfe mit wasserdichten Tüchern abdecken. Fehlt ein Inhalationsapparat oder eine ähnliche Einrichtung, so kann durch Aufstellen von großen mit heißem Wasser gefüllten Schüsseln die erforderliche Luftfeuchtigkeit erzeugt werden. Bei diesem Vorgehen wird es allerdings nötig sein, durch regelmäßiges Zugießen von heißem Wasser die erzielte Feuchtigkeit aufrecht zu erhalten. Schließlich kann man auch durch Aufhängen von feuchten Tüchern über dem Krankenbett den Feuchtigkeitsgrad der Zimmerluft erhöhen.

Die Wundtamponade wird nach 24—48 Stunden erneuert, ohne dabei an der Kanüle zu rühren.

Der **Wechsel der Kanüle** soll frühestens nach 2—3mal 24 Stunden vorgenommen werden, wobei vor der Entfernung der alten Kanüle die neue Kanüle sowie das evtl. erforderliche Instrumentarium (scharfe Haken, Pinzetten und Kornzange) bereitliegen müssen. Die Wiedereinführung der Kanüle muß so schnell als möglich erfolgen, da sonst die Weichteile den Trachealschnitt verlegen und dadurch den Eingriff erschweren und verzögern können. Es ist zweckmäßig, beim Wechsel eine Kanüle zu verwenden, die an der oberen Krümmung einen ovalen

Einschnitt hat, wodurch eine Verbindung mit dem Kehlkopf hergestellt wird. Bei Anwendung solcher Kanüle kann man durch zeitweiliges Verschließen der Kanülenöffnung prüfen, ob die natürliche Atmung wieder frei ist. Eine endgültige Entfernung der Kanüle ist erst zulässig, wenn der Kranke 24 Stunden mit verschlossener Kanülenöffnung ohne Zeichen von Atemnot verbracht hat. Die Weichteilwunde schließt sich nach Entfernung der Kanüle ohne Anwendung besonderer Maßnahmen, abgesehen von einem leichten antiseptischen Verband, meist sehr schnell.

In seltenen Fällen ist die Kanülenentfernung mit großen Schwierigkeiten verbunden. Bei jedem Versuch, durch Verschluß der äußeren Kanülenöffnung die Atmung auf natürlichem Wege wiederherzustellen, tritt mehr oder weniger starke Atemnot auf, die eine Entfernung der Kanüle gefährlich macht. Beseitigt man trotzdem die Kanüle, dann kann ein bedrohlicher Erstickungsanfall auftreten, der ein sofortiges Wiedereinführen der Kanüle notwendig macht. Diese Komplikation kommt dadurch zustande, daß entweder beim Einschneiden die Luftröhre stark zerfetzt wurde oder die Kanüle zu lange liegengelassen worden ist, bzw. einen zu kleinen Durchmesser gehabt hat. Dadurch kommt es zu Nekrosebildung und starker Wucherung des Granulationsgewebes, was zur Verlegung des Tracheallumens führt. In solchen Fällen ist es angezeigt, die Kranken so bald als möglich in fachärztliche, und zwar klinische Behandlung zu überweisen, da ein monatelanges Tragen der Kanüle ihre Entfernung äußerst schwierig gestalten und plastische Operationen zur Deckung des Trachealdefektes erforderlich machen.

Künstlicher Pneumothorax (Gasbrust)

Die künstliche Füllung des Rippenfellraumes mit Gas bezweckt den Lungenkollaps und damit die Ruhigstellung der Lunge. Der Pneumothorax ist für die kranke Lunge dasselbe, was die Schiene für ein krankes Glied ist. Seine Anwendung ist hauptsächlich bei tuberkulösen Prozessen der Lunge angezeigt, wobei das Hauptindikationsgebiet die Kaverne ist. Es würde zu weit führen, hier auf die Einzelheiten der Indikation einzugehen, um so mehr, da die Ansichten sich in manchem Punkte nicht decken. Grundsätzlich ist zu sagen, daß für die Pneumothoraxbehandlung besonders geeignet sind, einseitige, vorwiegend produktive Lungenprozesse und namentlich Frühinfiltrate, in denen bereits Einschmelzungen nachweisbar sind. Bei Frühinfiltraten ohne Einschmelzung und mit negativem Tuberkelbazillenbefund kann mit der Pneumothoraxanlage solange gewartet werden, bis die Beobachtung die Heilungstendenz des Prozesses klarstellt. Auch bei doppelseitigen Lungentuberkulosen kann der Pneumothorax mit Erfolg angewandt werden, doch muß hier die Indikation besonders sorgfältig und von einem Fachmann gestellt werden. Bei vorwiegend exsudativen (käsigpneumonischen) Veränderungen ist der Pneumothorax kontraindiziert. Auch bei stark reduzierten und geschwächten Kranken, deren Abwehrlage sehr herabgesetzt ist, empfiehlt es sich, den Pneumothorax erst dann anzulegen, wenn durch allgemeine therapeutische Maßnahmen der Kräftezustand wieder gehoben ist.

Neben den eben genannten tuberkulösen Vorgängen ist auch die Lungenblutung, namentlich die hartnäckige, immer wiederkehrende und jeder allgemeinen und medikamentösen Therapie trotzende Blutung ein Indikationsgebiet für den künstlichen Pneumothorax. Voraussetzung ist, daß man die Lokalisation des Blutungsherdes kennt, mindestens aber, in welcher Lunge er sich befindet. Ist dieses unsicher, dann muß auf eine Pneumothoraxanlage verzichtet werden, wenn man nicht Gefahr laufen will, die Blutung durch die Wahl der falschen Seite zu verstärken.

Im Vergleich zur Anwendung der Pneumothoraxbehandlung bei der Lungentuberkulose ist sie bei unspezifischen Lungenprozessen nur von untergeordneter Bedeutung. Sie wird empfohlen bei Lungenabszeß und Lungengangrän sowie bei einseitigen Bronchiektasen. Die Erfolge sind zweifelhaft bzw. werden von verschiedenen Autoren verschieden beurteilt.

Ungeeignet für die Pneumothoraxbehandlung sind Kranke mit starrem Brustkorb und Lungenemphysem, weswegen besonders bei älteren Kranken hierauf geachtet werden muß. Das gleiche gilt auch für Kranke, die mit einem Asthma bronchiale behaftet sind. Auch bei organischen Herz- und Gefäßkrankheiten ist in bezug auf die Pneumothoraxbehandlung Vorsicht geboten, da der dabei auftretende Lungenkollaps und die damit verbundene Änderung der Blutverteilung im kleinen Kreislauf eine Mehrbelastung des Herzens bedeutet, besonders wenn noch eine Herzverdrängung dazu kommt. Bei gleichzeitigem Bestehen einer Tuberkulose anderer Organe ist die Pneumothoraxbehandlung kontraindiziert bei doppelseitiger Nieren- und bei Darmtuberkulose. Handelt es sich um eine einseitige Nierentuberkulose, dann empfiehlt es sich, den Pneumothorax erst nach der Nierenexstirpation anzulegen. Tuberkulös-toxische Darmstörungen sind kein Gegengrund für einen Pneumothorax, das gleiche gilt auch für die Kehlkopftuberkulose, vorausgesetzt, daß der Prozeß nicht zu weit fortgeschritten ist. Eine Komplikation durch einen Diabetes mellitus ist keine Gegenanzeige für eine Pneumothoraxtherapie, wenn die Möglichkeit besteht, die Stoffwechselstörung sachgemäß zu behandeln.

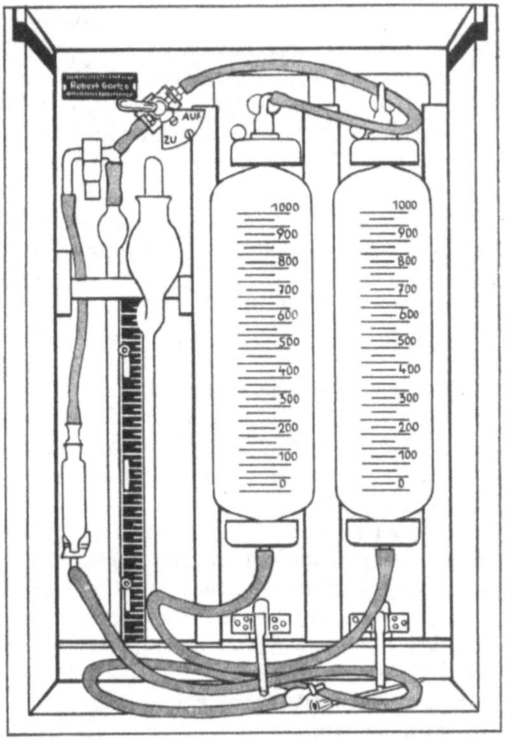

Abb. 58. Pneumothoraxapparat

Das für die Pneumothoraxanlage erforderliche **Instrumentarium** besteht aus einer Punktionsnadel, die durch einen Gummischlauch mit einem Gasbehälter verbunden ist, und einem Manometer zur Messung des intrathorakalen Druckes. Die zahlreichen Modelle des Pneumothoraxapparates, die sich nur in Einzelheiten voneinander unterscheiden, beruhen alle auf dem Prinzip der kommunizierenden Gefäße (s. Abb. 58). Der auf dieser Abbildung wiedergegebene Apparat besteht aus zwei zylindrischen Gefäßen, die am unteren Ende in je eine enge Röhre auslaufen und am oberen Ende die Form eines Flaschenhalses haben. Die beiden Röhren sind miteinander durch einen Gummischlauch verbunden, die beiden Hälse werden mit geschliffenen und luftdicht abschließenden hohlen Stopfen verschlossen, deren freies Ende röhrenförmig ist. Über das Ende des einen Stopfens ist ein Gummischlauch herübergezogen, der eine Verbindung des Zylinders mit einem Manometer und einem zur Punktionskanüle führenden Gummischlauch herstellt. Durch einen Hahn kann diese Verbindung unterbrochen werden. Der andere Glasstopfen bleibt offen und stellt die Verbindung zur Außenluft her. Bei diesem Modell steht das zweischenklige Wassermanometer stets mit dem zur Kanüle führenden Schlauch, d. h. während der Füllung mit dem Pleuraraum in Verbindung. Ein Glasbehälter mit Wattefilter ist in den Kanülenschlauch eingeschaltet. Der ganze Apparat ist in ein Gehäuse eingebaut, wobei das Manometer, der Hahn und das Filterröhrchen feststehen, dagegen die beiden Zylinder auf Gleitschienen bewegt und in jeder Lage durch einen Hebel fixiert werden können. Beide Zylinder, die je 1000 ccm Inhalt haben, werden mit soviel Wasser gefüllt, daß der Flüssigkeitsspiegel in beiden Zylindern bei ihrer Grundstellung in Höhe des Skalastriches „500“ verläuft. Das Wasser in den Zylindern sowie in dem Manometer wird zweckmäßigerweise zur besseren Sichtbarmachung mit einigen Tropfen Methylenblau oder Fuchsin angefärbt.

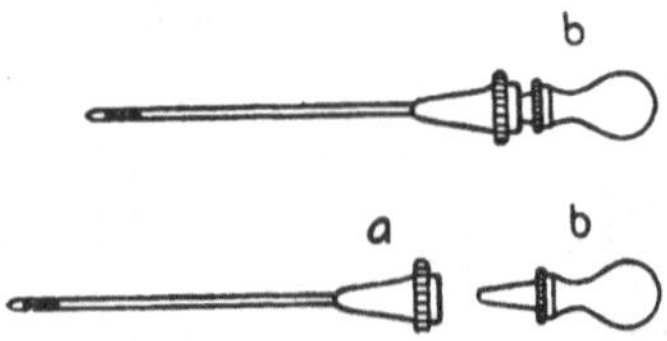

Abb 59. Kanüle nach Denecke

Die zur Pneumothoraxanlage meist verwendete *Kanüle* ist die von Denecke angegebene. Sie ist kurz geschliffen, an der Spitze verschlossen und hat einige Millimeter von der Spitze entfernt einen engen etwa 6—8 mm langen Schlitz (s. Abb. 59). Die seitliche Anordnung der Kanülenöffnung ermöglicht die Einbringung von Gas in den Pleuraraum auch wenn die Kanülenspitze sich an die Lunge anlegt oder sogar in diese etwas eindringt. Bei einer endständigen Öffnung wie bei den üblichen Punktionskanülen würde es in solchen Fällen nicht möglich sein. Der kurze Kanülenschliff soll die Gefahr einer Lungenverletzung herabsetzen. Die von Salomon angegebene stumpfe Kanüle bietet in dieser Hinsicht eine noch größere Sicherheit, sie hat dafür den Nachteil, nur mit Hilfe eines Troikarts eingeführt werden zu können. Das bedeutet aber eine größere Belästigung des Kranken, weswegen diese Kanüle auch nur selten verwendet wird, um so mehr, da bei richtiger Technik (s. weiter unten) auch mit der Deneckeschen Kanüle keine ernstere Lungenverletzung verursacht werden kann. Das Ansatzende der Kanüle wird luftdicht auf den Konus einer speziellen Olive (Abb. 59 b), die in dem zuführenden Gummischlauch steckt, aufgesetzt. Außer dem Pneumothoraxapparat und einigen Kanülen benötigt man für den Eingriff nur noch Jodtinktur oder ein ähnliches Desinfektionsmittel, etwas Mull und Heftpflaster und evtl. eine 1—2%ige Novocainlösung und Spritze zur Lokalanästhesie.

Vor dem Eingriff muß der Patient auf die Gefahrlosigkeit des Eingriffes hingewiesen und beruhigt werden. Sollte dieses allein nicht ausreichen, was nur selten der Fall ist, dann muß er ein Beruhigungsmittel, am besten 0,01—0,02 Morphin subkutan erhalten. Bei Bestehen von stärkerem Husten oder Hustenreiz wird man Codein oder ein ähnliches Mittel (Dicodid, Paracodin, Eukodal) geben.

Die Pneumothoraxanlage wird in jedem Fall, aber auch die Nachfüllung soll nach Möglichkeit am liegenden Patienten ausgeführt werden, da bei einem Zwischenfall die zu seiner Bekämpfung erforderlichen Maßnahmen verständlicherweise am Liegenden einfacher durchzuführen sind. Der Kranke wird auf einem Untersuchungsdiwan oder einer Trage auf die gesunde Seite gelegt, wobei man in Höhe des Rippenbogens eine Rolle unterschiebt, um die Wölbung der kranken Brustseite zu vermehren und die Rippenzwischenräume dadurch zu verbreitern. Zu demselben Zweck wird auch der Arm der kranken Seite auf den Kopf, der auf einem ziemlich flachen Kissen ruht, gelegt.

Zur Desinfektion der Haut wird Jodtinktur oder ein Ersatzmittel evtl.

Alkohol oder Sublimatlösung verwendet. Bei der Anlage, besonders wenn es sich um sensible Kranke handelt oder die örtlichen Verhältnisse (starkes Fettpolster, Pleuraverwachsungen) den Eingriff erschweren, wird es ratsam sein, eine Lokalanästhesie vorzunehmen. Hierzu eignet sich Novocain oder ein gleichwertiges Anästhetikum, eine Kälteanästhesie ist unzweckmäßig, da sie die Auffindung der richtigen Punktionsstelle erschwert. Die für die Pneumothoraxanlage geeignetste Stelle ist der 4. bzw. 5. Interkostalraum in der vorderen Achsellinie. Bei Verwachsungen an dieser Stelle muß tiefer oder höher evtl. sogar am Rücken eingegangen werden.

Die **Anlage des Pneumothoraxes** kann nach der von BRAUER angegebenen Schnittmethode oder nach der von FORLANINI empfohlenen Stichmethode vorgenommen werden. Nach der ersten Methode wird ein ½—1 cm langer Hautschnitt angelegt, von dem aus mit einem Troikart bis auf die Rippe und von dieser aus, an ihrem oberen Rande vorbei bis zum parietalen Pleurablatt vorgegangen wird. Ist man soweit angelangt, was man an dem erhöhten Widerstand erkennt, dann zieht man das Stilett zurück und führt in den Troikart eine von SALOMON angegebene Kanüle mit stumpfem Ende ein und durchstößt mit ihr das äußere Pleurablatt. Durch Verwendung einer stumpfen Kanüle soll eine Lungenverletzung vermieden werden, vorausgesetzt, daß man nicht im Bereiche einer Pleuraverwachsung eingeht, wo auch mit einer stumpfen Nadel Verletzungen möglich sind.

Die Gefahr einer ernsten Lungenverletzung ist übrigens auch bei Verwendung einer spitzen Kanüle nicht groß, wenn diese kurz geschliffen ist und nur langsam und vorsichtig, Millimeter um Millimeter vorgeschoben wird. Die freibewegliche Lunge weicht auch einer spitzen Nadel bis zu einer bestimmten Grenze aus und sollte auch einmal eine kleine Erosion erfolgen, dann ist sie ohne nennenswerte Bedeutung. Ernste Verletzungen werden nur bei unvorsichtigem Vorgehen beobachtet oder bei Pleuraverwachsungen, bei denen allerdings auch die Anwendung einer stumpfen Kanüle keine Gewähr bietet.

Für die Stichmethode gelten die für die Pleurapunktion angegebenen Regeln, wobei besonders darauf zu achten ist, daß die Nadel mit Rücksicht auf die Enge des Pleuraspaltes nur ganz langsam vorgeschoben wird. Während des Einstiches muß die Nadel in Verbindung mit dem Manometer stehen, dessen Ausschläge genau beobachtet werden müssen. Dagegen muß der Hahn zum Gasbehälter geschlossen sein. Beim Eindringen der Nadel in den freien Pleuraraum zeigt das Manometer einen deutlichen negativen Ausschlag, was durch den im Pleuraraum herrschenden negativen Druck bedingt ist. Das erkennt man am Anstieg der Wassersäule in dem an den Schlauch angeschlossenen Schenkel. Beim Atmen sieht man deutliche Schwankungen der Wassersäule, die normalerweise mehrere Zentimeter betragen. Die beiden Grenzwerte werden als Inspirations- und Exspirationswerte notiert. Sie hängen von der individuellen Beschaffenheit des Brustkorbes und der Lunge ab und betragen im Durchschnitt etwa 14 cm bei Inspiration zu 8 cm bei Exspiration.

Hat man durch die Ablesungen am Manometer die Sicherheit gewonnen, daß die Nadel im freien Pleuraraum liegt, dann kann die Füllung beginnen. Der Flüssigkeitsspiegel in dem Zylinder, aus dem Gas entnommen wird, muß kurz vor Beginn des Eingriffes auf den Nullstrich (oder einen andern Skalenstrich) eingestellt werden. Den Flüssigkeitsspiegel in dem andern Zylinder stellt man um 3—4 Querfinger höher als den ersten ein, um dadurch das Ausströmen des Gases zu erreichen. Nach dem Öffnen des Hahnes zu dem Gasbehälter beobachtet man sowohl den Flüssigkeitsspiegel in diesem als auch das Manometer. Steigt der Flüssigkeitsspiegel stetig an, was für das Ausströmen des Gases spricht, und zeigt das Manometer wenn auch geringe, doch sichere respiratorische Schwankungen, dann läßt man 50 ccm Gas in den Pleuraraum einströmen und prüft, nach Abschaltung des Gasbehälters, den Manometerstand. Bei richtiger Lage der Kanüle und freiem Pleuraraum wird das Manometer vielleicht etwas geringere, doch immer noch negative Werte zeigen. Man wiederholt die Füllung in gleicher Weise bis die Gesamtmenge 200—300 ccm, je nach der Größe des Brustkorbes, beträgt. Größere Mengen soll man bei der Anlage nicht zuführen, da sie gelegentlich subjektive und objektive Störungen hervorrufen können. Bleibt der Flüssigkeitsspiegel nach Öffnen des Hahnes zum Gasbehälter unverändert oder zeigt einen nur geringen und zögernden Anstieg, dann muß der Gaszustrom sofort unterbrochen und der Manometerstand geprüft werden. Bleibt der positive Manometerdruck unverändert bestehen, dann kann es durch eine vollständige Verstopfung oder Lageänderung der Nadel, die aus dem Pleuraraum herausgerutscht ist, bedingt sein oder es ist darauf zurückzuführen, daß die Nadel in einem kleinen abgesackten Pleuraraum liegt, der bereits ganz mit Gas gefüllt ist. Im letzten Fall müssen die respiratorischen Manometerausschläge schon vor Beginn der Füllung relativ niedrig gewesen sein. Sinkt der positive Manometerdruck nach Abschaltung des Gasbehälters allmählich ab und geht in einen negativen über, dann wird es sich um eine unvollständige Verstopfung der Nadel meist durch ein Blutgerinnsel handeln. Das weitere Vorgehen richtet sich nach der vermuteten Ursache der Störung.

Abgesehen von den eben beschriebenen Möglichkeiten, können auch gleich zu Beginn der Anlage, nach Einführung der Kanüle, Abweichungen von der Norm in Erscheinung treten, die zu kennen wichtig ist. Bestehen z. B. ein relativ geringer negativer Druck und geringe respiratorische Schwankungen desselben, dann müssen Pleuraverwachsungen vorhanden sein, und zwar um so größere, je geringer die festgestellten Werte sind. Ist die Nadel in eine Schwarte eingedrungen, dann tritt kaum ein Ausschlag des Manometers ein und die respiratorischen Schwankungen werden vermißt. Liegt die Nadel in der Lunge, dann sind der negative Druck und die respiratorischen Schwankungen nur sehr gering, dagegen ähnelt ihr Verhalten, wenn die Nadel in einem Bronchus liegt, dem bei vorschriftsmäßiger Lage der Nadel im Pleuraraum. Ist die Nadel in ein Blutgefäß eingedrungen, dann ist der Manometerdruck positiv und die respiratorischen Schwankungen fehlen. In diesem letzten Fall ist selbstverständlich auch die geringste Gaszufuhr mit Lebensgefahr verbunden. Man mache sich zur Regel, in jedem Fall, der in Bezug auf das Verhalten des Manometerdruckes und seiner respiratorischen Schwankungen Abweichungen von der Norm zeigt, größte Vorsicht walten zu lassen und lieber auf die Füllung zu verzichten und eine erneute Punktion vorzunehmen als dem Kranken einen Schaden zuzufügen. Auf keinen Fall soll man bei der Anlage, wenn sie unbefriedigende Füllungsergebnisse liefert, diese durch Überdruck verbessern wollen, da die Folge davon ein Lungenriß mit totalem Pneumothorax und den damit verbundenen Störungen sein kann.

Zur Frage, welches Gas sich besonders für die Pneumothoraxfüllung eignet, ist folgendes zu sagen. Von manchen Autoren wird Sauerstoff für die Anlage und Stickstoff für die Nachfüllungen empfohlen. Das erste Gas hat die Eigenschaft, schnell resorbiert zu werden, was im Falle von Komplikationen — in erster Linie wird dabei an die Gasembolie gedacht — von Bedeutung ist. Demgegenüber hat die langsame Resorbierbarkeit des Stickstoffes den Vorteil, daß die Nachfüllungen in größeren Zeitabständen vorgenommen werden können. In neuerer Zeit wird im allgemeinen statt dieser Gase Luft benutzt, einerseits weil die Handhabung einfacher ist und anderseits weil die genannten Vorzüge der beiden Gase sich in der Praxis nicht so groß erwiesen haben, daß man sie unbedingt benutzen müßte.

Das Verfahren bei der **Pneumothoraxnachfüllung** entspricht im Prinzip dem bei der Anlage. Man wird nur von Mal zu Mal die zugeführte Gasmenge erhöhen, bis man die Höchstmenge erreicht hat, die noch bei negativen Manometerwerten bzw. dem Wert von ± 0 eingeblasen werden können. Füllungen, die mit positiven Druckwerten einhergehen, werden von den meisten Sachverständigen als unzweckmäßig und unter Umständen sogar gefährlich bezeichnet und deswegen abgelehnt. Die Höchstmenge des zugeführten Gases wird im allgemeinen 1000 ccm nicht überschreiten. Die Zeitabstände zwischen den einzelnen Nachfüllungen werden von Mal zu Mal verlängert, bis man je nach der Schnelligkeit der Gasresorption auf 2 bis 3 Wochen gekommen ist. Die Gesamtdauer der Pneumothoraxbehandlung liegt zwischen 2 und 4 Jahren. Nach der Pneuanlage und nach den ersten Nachfüllungen muß strenge Bettruhe eingehalten werden. Darum ist es üblich und empfehlenswert, die Pneuanlage stationär durchzuführen.

Die bei der Pneumothoraxbehandlung vorkommenden **Komplikationen** sind die Gasembolie, der Spontanpneumothorax, die Kavernenruptur, das Pleuraexsudat und der inkomplette Pneumothorax durch Bestehen von Adhäsionen.

Eine der gefährlichsten Komplikationen, die zum Glück aber relativ selten vorkommt, ist die Gasembolie Sie tritt nicht nur bei der Anlage sondern auch bei den Nachfüllungen und zwar selbst bei einwandfreier Technik auf. Meist tritt sie während oder nach der Füllung auf, ausnahmsweise schon nach der Einführung der Pneunadel. Zu Beginn klagt der Patient über plötzlich auftretendes allgemeines Unbehagen, Benommenheit und „Schwarzwerden vor den Augen". Diese Erscheinungen können bei sofort einsetzender und sachgemäßer Behandlung in kurzer Zeit wieder abklingen. Sie können, wenn sie unbeobachtet bleiben, in eine mehr oder weniger schwere langanhaltende Bewußtlosigkeit, die sich bis zum Koma steigert, übergehen. Manchmal können diese allgemeinen Erscheinungen von Paraesthesien und Paresen begleitet sein, die sich mit der Besserung des Allgemeinbefindens auch zurückbilden. Gelegentlich treten die schweren Störungen plötzlich ohne Vorboten auf und können zu einem Atemstillstand und Herztod führen. Darum soll bei jeder Lufteinblasung mit der Möglichkeit einer Gasembolie gerechnet und die geringsten darauf hindeutenden Zeichen entsprechend bewertet und behandelt werden. Der Eingriff muß sofort abgebrochen, der Patient flach gelagert und der Kreislauf sowie die Atmung bis zur Erholung genau beobachtet werden. Bei ihrem Versagen sind die üblichen Mittel, wie z. B. Sympatol, Koffein, Cardiazol, Coramin und Lobelin anzuwenden. Bei Herzstillstand ist eine intrakardiale Adrenalininjektion angezeigt, bei Atemstillstand muß neben der intravenösen Anwendung der oben angegebenen Analeptika die künstliche Atmung, wenn erforderlich stundenlang, durchgeführt werden. Der tödliche Ausgang einer Gasembolie ist bei sofortigem Einsetzen der Behandlung nur selten. Die Schuldfrage ist bei sachgemäßer Handhabung der Pneumothoraxtherapie zu verneinen.

Eine nicht allzu seltene Komplikation stellt der Spontanpneumothorax dar, der meist bei der Anlage und nur in seltenen Fällen bei der Nachfüllung auftritt. Er kommt durch Einriß der Lunge an einer Adhäsionsstelle und Einströmen von Luft in den Pleuraraum zustande. Je nach der Menge der eingedrungenen Luft werden die subjektiven und objektiven Erscheinungen sein. Mehr oder weniger starkes Druckgefühl in der Brust und Atemnot werden die Beschwerden des Patienten sein. Das Bestehen eines beträchtlich größeren Pneumothoraxes, als bei der eingeblasenen Luftmenge zu erwarten wäre, ist das objektive Symptom, das die Diagnose sichert. In den meisten Fällen werden keine therapeutischen Maßnahmen oder bei stärkeren Beschwerden 1—2 Absaugungen erforderlich sein, um den im Pleuraraum aufgetretenen Überdruck wieder zu beseitigen. Nur in seltenen Fällen wird ein mehrmaliges Luftablassen notwendig sein. Ein Verzicht auf die Pneumothoraxbehandlung wird nur dann angezeigt sein, wenn der Spontanpneumothorax bei den weiteren Nachfüllungen immer wieder in gleicher Stärke in Erscheinung tritt.

Anders ist es, wenn es sich um einen Ventilpneumothorax handelt, bei dem die Luft infolge der ventilartigen Beschaffenheit der Perforation nur aus der Lunge in den Pleuraraum eindringen, aber nicht wieder zurückströmen kann. Dabei werden meist hochgradige subjektive und objektive Veränderungen (Atemnot, Zyanose, tympanitischer Klopfschall, aufgehobenes Atemgeräusch, Verdrängung des Mediastinums) beobachtet, die einen lebensbedrohlichen Charakter annehmen können und eine sofortige Punktion des Pleuraraums erforderlich machen. Diese wird wiederholt werden müssen, sobald sich der Ventilpneumothorax wieder aufgefüllt hat, was wiederum von der Größe der Perforation abhängt. Erfahrungsgemäß erfolgt der Einriß meist an der Stelle der adhärenten Lunge, die einer besonders großen Spannung ausgesetzt ist. Dadurch kann auch die klaffende Perforationsstelle nicht verkleben. Um die Spannung herabzusetzen, wird eine entsprechende Lagerung des Kranken empfohlen, bei der eine Entspannung der Lunge an der Einrißstelle erfolgt. Dieses wird empirisch ermittelt, indem man den Kranken in eine bestimmte Lage bringt. Am geeignetsten hat sich die Bauchlage erwiesen, in die man deswegen den Kranken zuerst bringt, um beim Mißerfolg, nach erneutem Ablassen der Luft, eine andere Lage (Seiten-, Rücken- Thoraxhängelage) zu wählen. Tritt ein Erfolg ein, dann läßt man den Kranken zweimal 24 Stunden unverändert liegen, um ihn dann vorsichtig und zunächst nur für Stunden in eine andere Lage zu bringen. Zuweilen erfolgt das Nachströmen der Luft so schnell, daß man selbst mit stündlichen Punktionen nicht zum Ziele kommt und eine Dauerkanüle anlegen muß. Die geeignetste Stelle dafür ist der 1. bzw. 2. Interkostalraum in der Mamillarlinie. Gelingt es mit fortlaufenden Punktionen oder mit der Dauerkanüle nicht, den Ventilpneu zu beseitigen, dann muß versucht werden, durch direkte Einwirkung die Perforationsstelle zu schließen. Zu diesem Zweck wird die Einspritzung einer hochprozentigen Traubenzucker- oder Kalziumlösung bzw. von Eigenblut, das mit einer Jodlösung im Verhältnis von 10 : 1 gemischt sein kann, empfohlen. Bleiben auch diese Maßnahmen ohne Erfolg, dann muß die Perforationsstelle thorakoskopisch aufgesucht und durch Diathermie oder Kaustik verschorft werden, was besondere Übung und Erfahrung erfordert und deswegen einem Fachmann zu übertragen ist. Bei allen diesen zur Beseitigung des Spontanpneumothoraxes vorzunehmenden Eingriffen hat die Erhaltung der Gasbrust als oberster Grundsatz zu gelten und soll nur im äußersten Falle aufgegeben werden.

Zur Vermeidung eines Spontanpneumothoraxes wurde vor mehr als 20 Jahren von Hartmann und neuerdings von Markgraf eine Kanüle angegeben, die kurzgeschliffen und stärker als die übliche Nadel (1,5 mm) ist und die ein stumpfes Ende sowie einen bis an dieses vorgezogenen Schlitz hat. Wird diese Kanüle mit nach unten gerichtetem Schlitz schräg nach unten in den Pleuraraum eingeführt, dann kann keine Verletzung der Lunge, die zur Entstehung eines Spontanpneumothoraxes führen könnte, stattfinden. Nach Angaben von Markgraf ist bei Anwendung dieser Kanüle und Technik bei 7000 Anlagen kein Spontanpneu vorgekommen.

Eine sehr häufige Komplikation der Pneumothoraxbehandlung ist die Entstehung eines Rippenfellergusses. Kleine, schon gleich nach der Anlage oder während der Behandlung auftretende Winkelergüsse sind belanglos und bedürfen keiner besonderen Behandlung. Dagegen empfiehlt sich bei größeren serösen Ergüssen, zur Vermeidung einer allmählichen Verschwartung des Pleuraraumes, die zum Aufgeben der Pneumothoraxbehandlung führt, eine frühzeitige und möglichst vollständige Entleerung des Ergusses und Ersatz der entleerten Flüssigkeit durch Luft. Durch Einbringen kleiner Ölmengen (20 ccm Paraffin. liq.) in den Pleuraraum gelingt es in manchen Fällen, das Fortschreiten der Verschwartung aufzuhalten oder soweit zu verlangsamen, daß eine unbehinderte Pneubehandlung fortgesetzt werden kann. Verfehlt dieses Verfahren sein Ziel, dann wird die Anlage eines Oleothoraxes angezeigt sein und zwar darf damit nicht zu lange gewartet werden. Die Indikation zu diesem Eingriff ist gegeben, wenn die Verschwartung etwa bis zur Mitte des Brustkorbes angestiegen ist, d. h. wenn der Restpneu etwa noch 400 bis 500 ccm beträgt. Bei fortschreitender Pleuraverschwartung ist unbedingt zu empfehlen, die Behandlung einem Fachmann zu übertragen. Das gleiche gilt auch für die Fälle, bei denen der seröse Erguß im Laufe der Zeit in einen eitrigen übergeht oder von Anfang an eitrig ist. Die Behandlung eines Pleuraempyems, gleichgültig, ob es sich um ein rein tuberkulöses oder mischinfiziertes handelt, erfordert große Erfahrung und Fachkenntnis und kann mit Aussicht auf Erfolg nur auf Spezialabteilungen durchgeführt werden. Wenn geschlossene Empyeme unter Anwendung von Antibiotika noch verhältnismäßig günstige Heilungsaussichten bieten, so ist die Prognose bei Bestehen einer pleuro-pulmonalen Fistel, wie z. B. nach Kavernenruptur, so gut wie immer infaust.

Auch die Kavernenruptur tritt unter den Zeichen eines Spontanpneumothoraxes auf, manchmal plötzlich mit hohem Fieber und hochgradigen subjektiven Krankheitserscheinungen, manchmal schleichend und zunächst ohne wesentliche Beeinträchtigung des Allgemeinbefindens des Kranken. Entscheidend für die Diagnose ist das Verschwinden einer bis zu diesem Zeitpunkt röntgenologisch sichtbaren Kaverne, verbunden mit einer spontanen Zunahme des Luftgehaltes im Pleuraraum. Die Folge einer Kavernenruptur ist ein tuberkulöses, mischinfiziertes Pleuraempyem, das in der überwiegenden Zahl der Fälle jeder Behandlung, auch der operativen trotzt. Mit Rücksicht auf diese Komplikation ist die Pneumothoraxbehandlung großer randständiger Kavernen und schon die Indikationsstellung dazu eine schwierige und verantwortungsvolle Aufgabe. Bei einseitigen Prozessen wird es manchmal zweckmäßiger sein, von Anfang an eine Kavernendränage oder eine Thorakoplastik vorzunehmen, als den Kranken der Gefahr einer Kavernenruptur auszusetzen. Entschließt man sich z. B. bei einem doppelseitigen Prozeß doch zu einer Pneumothoraxtherapie, dann darf nur ein relativ kleiner Pneu unterhalten werden und evtl. bestehende Adhäsionen müssen frühzeitig thorakokaustisch beseitigt werden. Aus diesem Grunde gehören auch diese Fälle von Anfang an in fachärztliche Behandlung.

Als letzte und häufigste Komplikation ist der Adhäsiv- oder unvollständige Pneumothorax zu nennen. Wenn diese Komplikation auch keine unmittelbare Gefahr für Leben und Gesundheit des Kranken bedeutet, so beeinträchtigt sie doch in den meisten Fällen die Heilungsaussichten und verdient deswegen besondere Beachtung. Die bestehenden Adhäsionen müssen möglichst bald beseitigt werden, um den Pneumothorax zu seiner vollen Wirkung kommen zu lassen. Handelt es sich um strangförmige Verwachsungen, so eignet sich zu ihrer Durchtrennung besonders die geschlossene Thorakokaustik. Eine absolute Indikation zu diesem Eingriff besteht bei sog. hängenden Kavernen und bei dauernder Tuberkelbazillenausscheidung. Aber auch bei Kavernen die im Bereiche der Adhäsion liegen und unter der Pneueinwirkung röntgenologisch nicht mehr darstellbar sind, ist eine Strangdurchtrennung unbedingt angezeigt, da sonst die Gefahr besteht, daß nach

Auflassung des Pneumothoraxes die Kaverne wieder in Erscheinung tritt. Bei basalen Verwachsungen kommt zur Vervollständigung der Pneumothoraxwirkung die Phrenikusexhairese in Frage. Bestehen flächenhafte, nicht lösbare Verwachsungen, dann ist die Fortsetzung einer Pneumothoraxbehandlung zwecklos. Statt ihrer ist ein geeignetes kollapsoperatives Verfahren anzuwenden.

Pneumoperitoneum

Dieses Verfahren wird allein oder in Verbindung mit der Phrenikusausschaltung bei denjenigen Lungenprozessen angewandt, die im Unterlappen lokalisiert sind und durch den Pneumothorax allein nicht ruhiggestellt werden können. Durch Einblasung von Luft in die Bauchhöhle, wodurch das Zwerchfell höher tritt und seine Beweglichkeit abnimmt, wird die Ruhigstellung der unteren Lungenabschnitte weitgehend unterstützt.

Für diesen Eingriff wird dasselbe *Instrumentarium* wie für die Pneumothoraxbehandlung verwendet. Die geeignetste Einstichstelle liegt in der Bauchmittellinie etwa 2 Querfinger oberhalb des Nabels. An dieser Stelle ist die Bauchdecke, die nur aus Haut, Fett, Faszie und Peritoneum besteht, relativ dünn und es fehlen hier größere Gefäße, die verletzt werden könnten. Sollte an dieser Stelle die Anlage nicht möglich sein, was besonders bei Nachfüllungen, infolge auftretender Netzverwachsungen, nicht selten der Fall ist, dann wird links neben dem Nabel am Rektusrand eingegangen. Bei empfindlichen Kranken empfiehlt es sich, besonders bei der Anlage, die örtliche Betäubung anzuwenden. Der Einstich selbst wird mit der üblichen Pneunadel (nach DENECKE) ausgeführt, wobei die Tiefe des Einstiches von der Dicke der Bauchdecken abhängt. Vor dem Eingriff fordere man den Patienten auf, den Bauch zu spannen, da hierdurch das Eindringen der Nadel erleichtert wird.

Schlägt das Manometer des Pneumothoraxapparates nach dem Einstich nicht gleich aus, was oft der Fall ist, dann kann man es meist durch kurzes Öffnen des Hahnes und Einblasen einer geringen Luftmenge erreichen. Schlägt das Manometer trotzdem nicht aus, dann hängt das weitere Vorgehen davon ab, ob Luft aus dem Behälter in die Bauchhöhle abfließt oder nicht. Trifft das erste zu, dann bestehen keine Bedenken, die Füllung fortzusetzen, ist dagegen das letzte der Fall, dann ist es ein Zeichen dafür, daß die Nadel nicht in der freien Bauchhöhle liegt. Man wird versuchen, die Nadel vorsichtig weiter vorzuschieben, wenn sie schätzungsweise noch in der Bauchdecke steckt oder sie zurückziehen, wenn sie zu tief eingedrungen sein könnte. Führen die Versuche zu keinem Erfolg, dann wechselt man die Einstichstelle.

Beim Messen des Füllungsdruckes muß der Kranke den Bauch völlig entspannen, denn nur in diesem Fall erhält man brauchbare Werte. Der intraabdominelle Druck ist von Anfang an, d. h. schon vor der Einblasung positiv und nimmt im Gegensatz zum intrathorakalen Druck im Inspirium zu und im Exspirium ab.

Bei der Anlage werden in der Regel etwa 400 ccm Luft eingeblasen, bei den nächsten Füllungen, die in Abständen von einigen Tagen stattfinden sollen, erhöht man die Luftmenge auf 600—800—1000 ccm. Bei den späteren regelmäßigen Nachfüllungen, die durchschnittlich alle 14 Tage vorgenommen werden, bläst man 1000—1400 ccm Luft ein. Der Zeitabstand zwischen den einzelnen Nachfüllungen hängt von dem Luftverbrauch ab, die zuzuführende Menge richtet sich sowohl nach dem Körperbau als auch nach der Verträglichkeit und Wirksamkeit der Behandlung. Für die Beurteilung der letzteren ist unter anderem eine regelmäßige Röntgenkontrolle unerläßlich.

Komplikationen ernster Art sind beim Pneumoperitoneum sehr selten. Im Schrifttum finden sich Angaben über Verletzungen des Querdarmes, über das Auftreten eines Bauchdeckenempyems und seröser Bauchergüsse, über Verschlimmerung von Eingeweidebrüchen und über Todesfälle durch Luftembolie. Häufiger treten dagegen leichtere Folgeerscheinungen auf, wie z. B. Druckgefühl und Schmerzen im Oberbauch, Beeinträchtigung der Nahrungsaufnahme durch Abnahme des Fassungsvermögens des Magens und kurzdauernde Anstiege der Körpertemperatur.

Die Magen- und Duodenalsondierung

Unter einer Sondierung des Magens bzw. des Zwölffingerdarmes versteht man die Einführung eines geeigneten Gummischlauches in diese Organe. Dieses Verfahren, das zu den häufigsten der Klinik und Praxis gehört, wird sowohl zu diagnostischen als auch therapeutischen Zwecken angewandt und dem Bedarf entsprechend modifiziert. Die therapeutische Sondierung dient entweder der Gewinnung des Inhaltes der genannten Hohlorgane oder der Zufuhr von Nahrungs- bzw. Arzneistoffen, deren natürliche Einverleibung aus irgendeinem Grunde unmöglich ist oder auf Schwierigkeiten stößt. Mit der Gewinnung des Magen- oder Duodenalinhaltes wird gelegentlich eine Spülung verbunden, die auch als selbständige Methode besonders bei entzündlichen Prozessen Anwendung findet. Schließlich wird die Sondierung auch zur Behandlung von Verengungen der Speiseröhre durch Narbenbildungen und des Mageneinganges durch einen Schließmuskelkrampf (Kardiospasmus) angewandt. Die Technik der Sondierungen bei den verschiedenen oben angeführten Indikationen soll im folgenden eingehend erörtert werden.

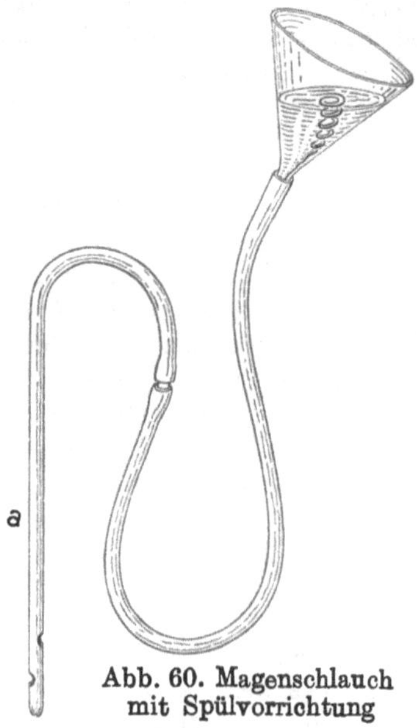

Abb. 60. Magenschlauch mit Spülvorrichtung

Die Magensondierung

Bei diesem Eingriff kommen je nach dem Zweck und dem Zustand des Kranken zweierlei Sonden in Frage: Die eine ist ein ziemlich dicker und fester Gummischlauch, dessen Außendurchmesser 6—15 mm und dessen Länge 60—80 cm beträgt (s. Abb. 60 a), die andere ist ein dünner und weicher Gummischlauch von etwa 2—3 mm Durchmesser (s. Abb. 61), die gleichzeitig als Duodenalsonde verwendet wird. Das einzuführende Ende des dicken Magenschlauches ist verschlossen und abgerundet, die Öffnungen befinden sich seitlich, einige Zentimeter vom Ende entfernt. Die dünne Magensonde ist an ihrem Ende meist mit einer Olive aus Metall oder Hartgummi mit kleinen seitlichen Öffnungen

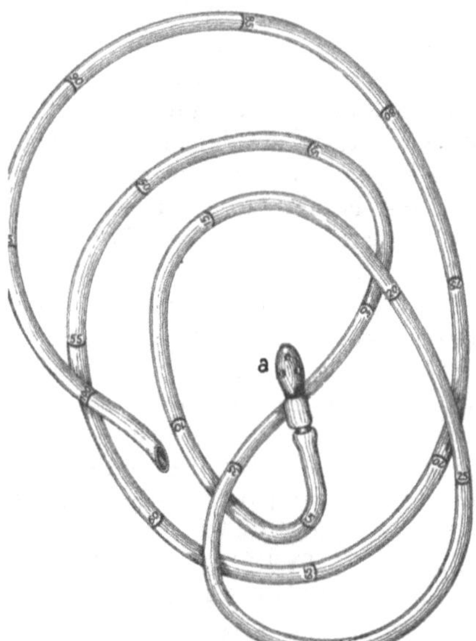

Abb. 61. Duodenalsonde mit Olive (a)

versehen (Abb. 61a). Am dünnen Gummischlauch selbst sind Markierungen angebracht, durch die man jederzeit über die Länge des eingeführten Schlauches orientiert ist. Ausnahmsweise, namentlich wenn es sich um Patienten handelt, die nicht schlucken können, wird zwar ein dünner aber etwas härterer Gummischlauch angewandt, der seinem Aussehen nach dem dicken Magenschlauch entspricht. Wenn die Einführung des dicken Magenschlauches nur durch den Mund möglich ist, so können die zuletzt beschriebenen dünnen Sonden auch durch die Nase eingeführt werden. Die Wahl des Einführweges hängt wohl meist von der individuellen Einstellung des Arztes und des Kranken ab, es müssen allerdings auch praktische Gesichtspunkte hierbei berücksichtigt werden. Die Wahl der Sondenart richtet sich dagegen ausschließlich nach der Indikation zum Eingriff und dem Zustand der Kranken.

Die Ausheberung und Spülung des Magens

Unter Ausheberung des Magens versteht man die Gewinnung bzw. Entfernung seines Inhaltes mittels eines Magenschlauches. Eine häufige **Indikation** zu einer therapeutischen Ausheberung bilden die verschiedenen Vergiftungen durch unbeabsichtigten oder beabsichtigten Genuß von gesundheitsschädlichen Stoffen (verdorbene Lebensmittel, giftige Pflanzen, organische und anorganische Gifte, große Mengen stark wirkender Arzneien). Wenn irgend möglich, ist die Ausheberung mit einer Spülung zu kombinieren, denn nur diese gewährleistet eine vollständige Entfernung des Mageninhaltes. Voraussetzung für den Eingriff ist die Anwesenheit von Giftstoffen im Magen, was von verschiedenen Faktoren, in erster Linie von dem Zeitfaktor abhängt. Darum muß im Fall einer Vergiftung die Magenausheberung und -spülung sobald als möglich vorgenommen werden, um zu verhindern, daß größere Mengen des Giftes in den Darm übertreten. In der Regel ist 4 Stunden nach dem Genuß von Speisen der größte Teil davon in den Darm übergetreten. Darum hat eine Ausheberung und Spülung des Magens nach dieser Zeit wenig Aussicht auf Erfolg. Bei der Zufuhr von Flüssigkeit besonders in geringen Mengen und in den leeren Magen erfolgt der Übertritt des Mageninhaltes in den Darm noch viel schneller, wodurch auch eine frühzeitige Ausheberung erfolglos bleibt. Trotzdem soll man sich nicht durch diese Möglichkeiten im Handeln beeinflussen lassen, sondern stets auch bei scheinbarer Aussichtslosigkeit den Eingriff vornehmen. Schon die Beschaffenheit der ersten Spülflüssigkeit gibt uns meist Aufschluß über den Füllungszustand des Magens und die Beschaffenheit des Mageninhaltes. Ist der Magen bereits leer, dann begnügt man sich mit ein- bis zweimaligem Spülen und strengt den Kranken nicht unnötig an.

Als eine weitere Indikation zur Magenausheberung und -spülung ist eine Reihe von Magenkrankheiten zu nennen. Als erstes ist die Störung der Magenentleerung, bedingt durch Verengung des Magenausganges oder durch Magenatonie zu nennen. Bei der Pylorus- oder Duodenalstenose kommt der Magenspülung nur als einer zur Operation vorbereitenden Methode eine Bedeutung zu. Meist wird in diesen Fällen die Spülung abends ausgeführt, um den Magen vor der Nacht zu entleeren und dem Kranken dadurch einen ruhigen Schlaf zu verschaffen. Ist der Mageninhalt sehr zersetzt, dann empfiehlt sich der Zusatz eines desinfizierenden Mittels zur Spülflüssigkeit (z. B. Calium hypermanganicum 1:1000—2000 — die entsprechende Lösung hat eine hellviolette Farbe, nach der man sich bei der Herstellung der Lösung nur zu richten braucht, ohne die Substanz abwiegen zu müssen). Zweitens kommt für die Magenspülung der chronische Magenkatarrh, besonders wenn er mit starker Supersekretion und Hyperazidität oder mit reichlicher Schleimbildung einhergeht, in Frage. Bei diesen Fällen ist die Spülung morgens auf nüchternen Magen angezeigt, wobei ein Zusatz von Karlsbader Salz (1—2 Teelöffel auf 1 l) zu empfehlen ist. Die Spülungen werden meist zwei- bis dreimal in der Woche bis zum Eintreten einer Besserung vorgenommen.

Gelegentlich hat die Magenspülung auch bei Magenneurosen eine günstige Wirkung auf die Beschwerden, was auf eine psychotherapeutische Wirkung des Eingriffes zurückzuführen ist.

Für die therapeutische Magenausheberung und Spülung kommt in erster Linie der dicke Magenschlauch in Frage, da erstens die Prozedur schneller und ausgiebiger von statten geht und zweitens eine Verstopfung des Schlauches durch Speisereste weniger wahrscheinlich ist. Für die Anwendung des dünnen Magenschlauches bleiben darum nur die Fälle von chronischer Gastritis ohne Entleerungsstörungen übrig, die morgens nüchtern gespült werden.

Für die Magenspülung ist bei Anwendung des dicken Magenschlauches ein Trichter von $^3/_4$—1 l Fassungsvermögen erforderlich, der mittels eines entsprechend dicken Gummischlauches von 1—1½ m Länge mit einem Glaszwischenstück an den Magenschlauch angeschlossen wird (s. Abb. 60). Bei dem dünnen Schlauch muß eine passende Spritze am besten von 50 ccm Inhalt zur Verfügung stehen.

Der **Eingriff** am sitzenden Patienten bei Anwendung des dicken Magenschlauches wird auf folgende Weise ausgeführt. Zur Vermeidung einer Verunreinigung der Kleider legt man dem Patienten eine Gummischürze an und läßt ihn mit beiden Händen in Brusthöhe eine Brechschale halten. Vor der Einführung eines Magenschlauches müssen aus dem Mund Zahnprothesen und evtl. andere Fremdkörper (Kautabak, Kaugummi u. a.) entfernt werden. Ängstliche und aufgeregte Kranke müssen durch Zuspruch unter Hinweis auf die Ungefährlichkeit des Eingriffes beruhigt werden. Der den Magenschlauch einführende Arzt steht am zweckmäßigsten zur rechten Seite des Patienten und stützt mit der linken Hand den Hinterkopf des Kranken. Die Stellung des Arztes vor dem Patienten hat in bezug auf die Handhabung des Schlauches den Vorzug, daß der Schlauch mit beiden Händen eingeführt werden kann, sie hat den Nachteil, daß die Kleider des Arztes durch Mageninhalt im Falle des Erbrechens beschmutzt werden können.

Man fordert den Patienten auf, den Mund weit zu öffnen und führt den Schlauch, den man etwa 15—20 cm von seiner Spitze entfernt hält, waagerecht in die Mundhöhle ein, bis er an die hintere Rachenwand stößt. Bei weiterem Vorschieben des Schlauches gleitet dieser an der Rachenwand entlang nach unten ab. In Höhe des Ringknorpels kann der Schlauch auf ein Hindernis stoßen, das bei normaler Beschaffenheit der Speiseröhre leicht dadurch überwunden wird, daß man den Patienten auffordert zu schlucken und gleichzeitig den Schlauch weiter vorschiebt. Die Fortbewegung des Schlauches und sein Eindringen in den Magen bietet keine weiteren Schwierigkeiten, normale Verhältnisse vorausgesetzt. Bei einer durchschnittlich 40 cm betragenden Entfernung der Kardia von der Zahnreihe wird man bei Einführung eines etwa 60 cm langen Schlauchstückes in den meisten Fällen imstande sein, Mageninhalt zu gewinnen. Nur bei sehr langem Oberkörper oder hochgradiger Magensenkung wird man mit einer etwa 70 cm betragenden Schlauchlänge rechnen müssen. Da bei einem zu tiefen Hereinschieben des Schlauches Schleimhautverletzungen auftreten können und nicht selten durch Aufrollen des Schlauches im Magen kein Mageninhalt zu bekommen ist, empfiehlt es sich immer, erst bei einer durchschnittlichen Schlauchlänge zu versuchen, Mageninhalt auszuhebern, und erst beim Versagen, den Schlauch weiter vorzuschieben. Oft, und zwar besonders bei vollem Magen, entleert sich sofort nach dem Eindringen in den Magen aus dem Schlauch der Mageninhalt. Ist es nicht der Fall, dann fordert man den Patienten auf, tüchtig zu pressen, und wenn auch danach keine Entleerung erfolgt, dann zieht man den Magenschlauch etwas zurück, um ihn gleich wieder vorzuschieben und dadurch einen Würge- und Brechreiz auszulösen. Wenn auch dieser Handgriff versagt, dann setzt man eine 100 ccm fassende Spritze mit geeignetem Ansatz, die man gewöhnlich zum Spülen der Ohren oder Harnblase benutzt, an das freie Schlauchende und saugt den Mageninhalt an. Führt auch diese Methode zu keinem Ergebnis, dann spritzt man aus der ebengenannten Spritze etwas Wasser in den Schlauch ein, um sich von seiner Durchgängigkeit zu überzeugen. Gelingt es auch danach nicht, Mageninhalt anzusaugen, dann ist der Magen entweder leer oder es liegt eine wesentliche Abweichung von der Norm, wie z. B. eine hochgradige Ptose, vor. Ist bei einem Patienten eine Magenspülung vorgesehen, dann hält man sich mit der Magenausheberung gar nicht auf und beginnt im Falle ihres Versagens sofort mit der Spülung.

Zwecks einer Magenspülung schließt man den mit einem großen Trichter montierten Gummischlauch vermittels eines Glaszwischenstückes an den Magenschlauch an. Um das Eindringen von Luft in den Magen zu vermeiden, müssen Schlauch und Trichter vor dem Anschließen an den Magenschlauch mit lauwarmen Wasser oder der vorgesehenen Spülflüssigkeit gefüllt sein. Das freie Ende des Magenschlauches muß sowohl beim Einführen des Schlauches als auch beim Ausheben und Spülen immer vom Arzt oder einer Hilfsperson festgehalten werden, da es schon vorgekommen ist, daß der Magenschlauch verschluckt wurde.

Das **Spülen** selbst wird auf die Weise ausgeführt, daß der zu Beginn der Prozedur in Magenhöhe gehaltene Trichter um etwa $^3/_4$ m, beim sitzenden Patienten etwa bis zur Kopfhöhe gehoben wird. Um zu vermeiden, daß der besonders beim schnellen Einfließen sich in der Mitte der Wassersäule bildende Wirbel Luft in den Schlauch und von da in den Magen hineinzieht, empfiehlt es sich, den Trichter etwas schräg zu halten (s. Abb. 60). Dadurch stößt der Wirbel auf die Seitenwand des Trichters und wird abgefangen. Wenn auch das Eindringen von Luft in den Magen ungefährlich ist, so kann sie doch durch Dehnung des Magens für den Kranken lästig sein und damit die Magenspülung beeinträchtigen.

Nachdem der Trichter fast leergelaufen ist, senkt man ihn unter die Ausgangshöhe und läßt in ihn die Spülflüssigkeit vermischt mit dem Mageninhalt zurückströmen. Der vollgelaufene Trichter wird in einen neben dem Kranken stehenden Eimer ausgegossen und wieder mit Wasser aus einer bereitstehenden Kanne gefüllt. Dieser Spülvorgang wird so lange wiederholt, bis die Spülflüssigkeit ganz klar aus dem Magen zurückfließt. Besonders bei Vergiftungen wende man ausgiebige Spülungen an, um den Giftstoff auch restlos aus dem Magen zu entfernen.

Bei stark erweitertem Magen, namentlich infolge einer Stenose des Magenausganges, ist der Inhalt meist so groß und durch zersetzte Speisereste so verunreinigt, daß ein Reinwaschen bei der ersten Spülung zuviel Zeit in Anspruch nehmen und den Kranken zu sehr anstrengen würde. Darum empfiehlt es sich, in solchen Fällen die Spülung nach etwa 15 Minuten abzubrechen und sie am folgenden Tag zu wiederholen.

Bei der *Morphiumvergiftung* ist es angebracht, nach einigen Stunden die Spülung zu wiederholen, um das vor der ersten Spülung bereits im Darm enthaltene Gift, das nach seiner Resorption wieder durch die Magenschleimhaut in den Magen ausgeschieden wird, zu entfernen.

Bei Vergiftungen empfiehlt es sich, im Anschluß an die Spülungen 1 bis

2 Eßlöffel medizinische Kohle in etwa 1 Glas Wasser aufgeschwemmt in den Magen durch den Trichter einzuführen.

Beim Herausziehen des Magenschlauches ist darauf zu achten, daß sein Inhalt beim Vorübergleiten des Schlauchendes am Kehlkopf nicht aspiriert wird. Darum ziehe man den Schlauch besonders zum Schluß schnell heraus und klemme dabei sein freies Ende, aus dem das Verbindungstück herausgezogen ist, mit den Fingern fest ab.

Als eine verhältnismäßig häufige Störung beim Aushebern und Spülen ist das meist nach Einführen des Magenschlauches einsetzende Erbrechen zu nennen. Es tritt einerseits bei sensiblen Patienten anderseits bei stark gefülltem oder entzündlichem Magen auf. Diese Störung ist in der Regel ungefährlich, es ist nur darauf zu achten, daß der Kranke nichts vom Erbrochenen aspiriert. Um das zu vermeiden, muß der Kranke den Kopf weit nach vorn beugen und den neben dem Magenschlauch herauskommenden Mageninhalt sowie den sich vermehrt bildenden Speichel in die Brechschale abfließen lassen. Ein Herausziehen des Magenschlauches wird in den seltensten Fällen erforderlich sein, und zwar nur, wenn der Kranke sich sehr erregt oder wenn Atemnot bzw. Kreislaufstörungen auftreten.

Eine weitere Störung beim Magenspülen bildet die Verstopfung des Magenschlauches durch größere Speisereste, die sich in den Schlauchfenstern festsetzen. Man merkt es an einer plötzlichen ruckartigen Erschütterung des Magenschlauches und stellt es anschließend daran am Aufhören des Abflusses des Mageninhaltes fest. Um den Schlauch wieder durchgängig zu machen, füllt man nach vorheriger Entleerung den Trichter mit Wasser und hebt ihn möglichst hoch, um durch den Wasserdruck das Hindernis zu beseitigen. Gleichzeitig kann man durch mehrmaliges kräftiges Zusammendrücken des Schlauches mit der ganzen Hand versuchen, diese Maßnahme zu unterstützen. Starkes Ansaugen des Mageninhaltes oder starke Druckerzeugung durch Einpressen von Luft oder Wasser in den Schlauch mit einer Spritze ist nicht zu empfehlen, da Verletzungen der Magenschleimhaut auftreten können. Gelingt es mit den angegebenen Verfahren nicht, den Schlauch wieder durchgängig zu bekommen, dann muß der Schlauch herausgezogen und gereinigt werden. Erfolgt die Magenspülung nach einer reichlichen und hastig zu sich genommenen Mahlzeit, dann kann es unter Umständen notwendig sein, diese Prozedur mehrmals zu wiederholen. Dieses kommt allerdings nur bei akuten Vergiftungen vor, denn bei anderen Magenprozessen, bei denen eine Magenspülung angezeigt ist, wird man durch entsprechende Regelung der Ernährung und Belehrung des Kranken über die Notwendigkeit die Speisen gut zu kauen, diese Störung von Anfang an aus dem Wege räumen.

Bei Gastritiden ohne Entleerungsstörungen kann die Magenspülung auch mit einem dünnen Magenschlauch vorgenommen werden. Die Technik der Schlaucheinführung stimmt im großen und ganzen mit der bei Anwendung des dicken Magenschlauches beschriebenen überein. Der prinzipielle Unterschied besteht darin, daß der dicke Schlauch ohne Zutun des Kranken, ja sogar gegen seinen Widerstand eingeführt werden kann, was beim dünnen Schlauch nicht möglich ist. Bei diesem ist man auf die Mitarbeit des Kranken angewiesen, die darin besteht, daß der Kranke den Schlauch „schlucken" muß. Wendet man den jetzt üblichen, mit einer Olive versehenen Schlauch an, dann führt man ihn soweit in die Mundhöhle hinein, daß die Olive auf die Zungenwurzel zu liegen kommt. Danach fordert man den Kranken auf, die Olive herunterzuschlucken und wenn das erfolgt ist, immer wieder zu schlucken, bis die Schlauchlänge von der Olive bis zur Zahnreihe etwa 60 cm beträgt, d. h. der Schlauch in den Magen gelangt ist. Der Arzt hat darauf zu achten, daß sich der Schlauch im Munde nicht aufrollt und unterstützt das beim Schlucken erfolgende Hinabgleiten des Schlauches durch entsprechendes Nachschieben desselben. Dabei ist darauf zu achten, daß beim Vorschieben der Schlauch keinen zu großen Bogen insbesondere keine Schleife bildet, die durch Berührung der Mund- und Rachenschleimhaut einen Würgereflex auslösen können. Tritt trotz vorschriftsmäßigen Vorgehens ein Würgen auf, dann muß versucht werden, durch vorübergehendes Einstellen des „Schlauchschluckens", durch Aufforderung tief zu atmen und durch suggestives Zureden diese Störung zu beseitigen. Bringt der Patient den Schlauch trotzdem wieder heraus, dann darf dieser Mißerfolg den Arzt nicht mutlos machen. Erst wenn wiederholte Versuche ohne Erfolg bleiben, wird man gezwungen sein, zum dicken Magenschlauch zu greifen oder eine örtliche Betäubung der Mund- und Rachenschleimhaut mit Novocain oder einem seiner Abkömmlinge (z. B. Pantocainlösung) vorzunehmen. Die Einführung des dünnen Magenschlauches nach ausgiebig durchgeführter Lokalanästhesie gelingt ohne Schwierigkeiten.

Statt der Einführung des dünnen Schlauches durch den Mund kann man auch die Nase benutzen. Wegen der meist bestehende Asymmetrie der Nasengänge wird man von einem Nasenloch leichter als von dem anderen sondieren können. Aus diesem Grunde empfiehlt es sich, bei erschwerter Einführung des Schlauches durch ein Nasenloch gar nicht viel Zeit zu verlieren, sondern die Sondierung durch das andere Nasenloch zu versuchen. Die Einführung des Schlauches durch die Nase wird von manchen Patienten als weniger lästig empfunden.

Die Spülung wird bei Anwendung des dünnen Schlauches mit einer größeren Spritze (am geeignetsten ist die mit 50 ccm Fassungsvermögen) ausgeführt. Gegenüber der Spülung mit dem dicken Magenschlauch hat die mit dem dünnen den Vorzug, daß der einmal eingeführte dünne Schlauch weniger lästig empfunden wird als der dicke Schlauch. Auch das Einführen des dünnen Schlauches wird von vielen Patienten angenehmer empfunden. Dafür dauert das Verfahren mit dem dünnen Schlauch länger und ist wegen der größeren Wahrscheinlichkeit einer Schlauchverstopfung weniger zuverlässig.

Künstliche Ernährung durch den Magenschlauch

Bei einer Reihe von Krankheiten, bei denen die normale Nahrungsaufnahme erschwert oder sogar unmöglich ist, muß die Nahrungszufuhr durch den Magenschlauch erfolgen. Als häufigste von ihnen sind zu nennen erstens die Krankheiten, die zu Schluckstörungen geführt haben (zerebrale Prozesse, Poliomyelitis, Diphtherie, Tetanus), zweitens die Krankheiten, die mit tiefer Bewußtlosigkeit und totaler oder partieller Schlucklähmung einhergehen und schließlich Psychosen, die jede Nahrungsaufnahme verweigern. Für die ersten beiden Arten von Krankheiten wird sich in der Regel der dünne Magenschlauch besser eignen, dagegen wird man bei den geisteskranken Nahrungsverweigerern wohl in den meisten Fällen den dicken Magenschlauch anwenden müssen. Die Einführung des dünnen Schlauches bei Kranken mit klarem Sensorium kann sowohl durch den Mund als auch durch die Nase vorgenommen werden. Besteht die Absicht, den Schlauch längere Zeit liegenzulassen, um die Möglichkeit zu haben, dem Kranken jederzeit Nahrung, Flüssigkeit und Arzneien zuzuführen, dann erscheint mir die Einführung des Schlauches durch die Nase zweckmäßiger zu sein, da für die meisten Kranken die Nasensonde weniger lästig als die Mundsonde ist. Auch ist die Gefahr einer Komplikation bei der durch den Mund eingeführten Sonde wie z. B. das Herausrutschen, Durchbeißen und Verschlucken der Sonde größer als bei der Sondierung durch die Nase.

Die Zufuhr der Nährlösung erfolgt am besten mit einer größeren Spritze, deren Konus in den Schlauch gut hineinpaßt oder mit einem geeigneten Trichter. Um eine Verstopfung des dünnen Schlauches zu vermeiden, ist es angezeigt, nach Beendigung der Nahrungszufuhr den Schlauch mit Wasser durchzuspülen. Nach einigen Tagen soll der Schlauch herausgezogen, gründlich gesäubert und dann nach einigen Stunden erst wieder eingeführt werden. Als Dauersonden eignen sich besonders die aus dünnem und weichem Gummi (Ventilgummi) hergestellten Sonden, die auch bei wochenlangem Liegen keine wesentlichen Beschwerden auslösen, im Gegensatz zu den dickeren und härteren Sonden, die Reizerscheinungen am Rachen und Kehlkopf hervorrufen und gelegentlich sogar Dekubitalgeschwüre verursachen.

Bei bewußtlosen Patienten, besonders bei solchen, die einen Schlingreflex vermissen lassen, wählt man den dünnen Magenschlauch ohne Olive. Infolge seiner festeren Konsistenz läßt sich dieser Schlauch auch ohne Schlingbewegung in die Speiseröhre und den Magen einführen. Der Weg durch die Nase erscheint in jedem Fall, wenn keine Gegengründe vorliegen, der gegebene. Wird der Magenschlauch durch den Mund eingeführt, dann muß durch entsprechende Vorrichtungen dafür gesorgt werden, daß der Mund während des ganzen Eingriffes offen bleibt. Verweilsonden sind bei bewußtlosen Kranken aus verständlichen Sicherheitsgründen nicht angebracht.

Bei der Einführung des dünnen Schlauches bei bewußtlosen Kranken ist besonders darauf zu achten, daß der Schlauch nicht in den Kehlkopf und die Luftröhre gelangt. Wenn auch bei Patienten mit klarem Sensorium aber mit Schlingstörungen dieses auch gelegentlich vorkommen kann, so werden die beim Eindringen des Schlauches in die Luftwege auftretenden Reaktionen, namentlich der heftige Husten als Alarmzeichen nicht unbeachtet bleiben können. Demgegenüber wird beim Bewußtlosen diese Alarmreaktion gar nicht oder nur ganz wenig ausgeprägt in Erscheinung treten und darum die bestehende Gefahr übersehen werden können. Aus diesem Grunde achte man bei Bewußtlosen besonders sorgfältig darauf, daß der Schlauch den richtigen Weg einschlägt. Treten Atemstörungen, Hustenreiz, vermehrte Unruhe auf, oder stößt die weitere Einführung des Schlauches auf Schwierigkeiten, dann prüfe man, ob der Schlauch vielleicht in die Luftwege eingedrungen ist. Zu diesem Zweck führt man das Ohr nahe an die Schlauchöffnung und stellt fest, ob bei der Ausatmung Luft aus dem Schlauch ausströmt. Ist es der Fall, dann muß die Möglichkeit des Eindringens des Schlauches in die Luftröhre oder einen großen Bronchus in Betracht gezogen werden, wenngleich auch die gemachte Wahrnehmung auf dem gelegentlich vorkommenden „Schlauchatmen“ beruhen kann. Dieses Phänomen beruht auf einer Dehnung des im Brustkorb verlaufenden Ösophagusabschnittes unter dem Einfluß des während der Einatmung auftretenden negativen Druckes in der Brusthöhle. Infolgedessen wird durch den Schlauch Luft aspiriert, die dann während des Ausatmens wieder durch den Schlauch entweicht und den Eindruck erweckt, daß die Atemluft sich durch den Schlauch bewegt. Um die Entscheidung zu treffen, ob es sich um ein Schlauchatmen im eben beschriebenen Sinne oder um ein wirkliches Ausatmen der Luft durch den Schlauch handelt, klemmt man den Schlauch während der Einatmung fest ab und öffnet ihn bei der Ausatmung. Bei dem sog. Schlauchatmen darf jetzt keine Luft aus dem Schlauch ausströmen, da während der Einatmung in die Speiseröhre keine einströmen konnte. Dagegen wird im Falle des Eindringens des Schlauches in die Luftwege das Abklemmen des Schlauches keinen Einfluß auf das beschriebene Symptom haben.

Ist man im Zweifel, ob der Schlauch wirklich im Magen und nicht etwa in den Atmungswegen liegt, dann schließe man einen Blasebalg an den Magenschlauch an und pumpe eine größere Menge Luft hinein. Liegt der Schlauch in dem Magen, dann kann die eingeblasene Luft meist mit Leichtigkeit durch Perkussion festgestellt werden. Außerdem wird diese Luft auch nach kurzer Zeit unter Erzeugung eines unverkennbaren Geräusches, wie beim Aufstoßen, den Magen wieder verlassen. Befindet sich der Schlauch dagegen im Tracheobronchialraum, dann entweicht die eingeblasene Luft sofort wieder aus der Luftröhre. Ist der Schlauch in einen engeren Bronchus eingedrungen, dann wird der an dem Schlauch ausströmenden Luft ein mehr oder weniger starker Widerstand entgegentreten. Mit Rücksicht auf die Gefahr einer Verletzung hat man ein zu starkes und schnelles Einfließen der Luft unbedingt zu vermeiden.

Zur **Sondenernährung** eignet sich besonders gut Milch, der verschiedenen Nahrungsmittel und Nährstoffe wie z. B. Butter, Eier, Zucker, Fleischsaft, Nährpräparate zugesetzt werden können. Bei längerer Dauer der künstlichen Ernährung ist darauf zu achten, daß auch Vitamine, namentlich das Vitamin C als Askorbinsäure oder als natürlicher Fruchtsaft (Zitronensaft) der Nährlösung zugesetzt wird. Selbstverständlich können auch Arzneimittel auf diesem Wege zugeführt werden.

Sondierung des Magens und der Speiseröhre bei Stenosen organischer oder funktioneller Natur

Der Sondierung des Magens bei einer Kardiastenose, die durch ein Neoplasma bedingt ist, kommt im allgemeinen keine therapeutische Bedeutung zu. In solchen Fällen ist es Aufgabe des Chirurgen entweder radikal das Hindernis zu beseitigen oder es mit Hilfe eines palliativen Verfahrens zu umgehen (WITZELsche Fistel). Dagegen eignen sich narbige Stenosen oder solche, die durch einen Sphinkterkrampf (Kardiospasmus) hervorgerufen sind, sehr wohl für die Sondenbehandlung.

Für die Sondierung bei dem Kardiospasmus eignet sich nach meinen Erfahrungen sehr gut der dicke Magenschlauch. Man beginnt die Sondierungen mit einem verhältnismäßig dünnen Magenschlauch (6—8 mm), um nach gelungenem Eingriff einen dickeren zu nehmen, bis man den für den betreffenden Fall geeigneten gefunden hat. Geeignet ist aber der dickste Schlauch, zu dessen Einführung man wohl mit gewisser Gewaltanwendung den Spasmus überwinden muß, dabei aber keine Verletzung verursacht. Zu dieser Wahl gehört schon ein gewisses Fingerspitzengefühl, das nur durch die Praxis zu erlangen ist. Bei Anwendung des üblichen Magenschlauches aus Gummi ist übrigens die Gefahr einer evtl. Verletzung nicht sehr groß, so daß man bei Überwindung des Sphinkterkrampfes eine gewisse Gewalt anwenden darf. Kleine Blutspuren am Schlauch oder im Mageninhalt sind ohne Bedeutung, dagegen muß bei stärkeren Blutbeimengungen ein dünnerer Schlauch genommen werden oder sogar ganz auf die Sondierung an diesem Tage verzichtet werden. Man hilft sich bei der Sondierung dadurch, daß man dem Patienten verordnet, sich etwa 1 Stunde vorher ein spasmolytisches Zäpfchen (Extr. belladonn. 0,03, Papaverin 0,04, Ac. phenylaethylbarbitur 0,02) einzuführen.

Hat der Magenschlauch die Kardiaenge überwunden, dann läßt man ihn eine Zeitlang (1—2 Minuten) in dieser Lage, um ihn dann wieder aus der Kardia herauszuziehen und dann sogleich wieder in den Magen einzuführen. Sowohl das Liegenlassen des Schlauches als auch das mehrmalige Überwinden des Kardiakrampfes durch das Einführen des Schlauches fördern die Dehnbarkeit des Schließmuskels und vermindern dadurch die Intensität der Störung. Zur erfolgreichen Behandlung ist es notwendig, die Sondierung erst täglich, später jeden 2.—3. Tag durchzuführen. Starre oder halbstarre Sonden sind zur Behandlung dieser Störung nicht nur entbehrlich, sondern wegen der bei ihrer Anwendung bestehenden größeren Verletzungsgefahr auch zu vermeiden.

Dagegen wird man auf diese Art von Sonden nicht verzichten können, wenn es sich um narbige Veränderungen an der Speiseröhre oder an der Kardia handelt. Am geeignetsten erscheinen mir die halbstarren Sonden, die aus einem mit Lack getränkten Seidengewebe hergestellt sind und einen Durchmesser von wenigen Millimetern bis zu 1,5 cm bei einer Länge von 60—80 cm besitzen. Diese meist massiven Sonden haben eine abgerundete oder kegelförmige Spitze, die das Vorrücken der Sonde an der engen Stelle erleichtert. Vor der Anwendung empfiehlt es sich, die Sonde in heißes Wasser zu legen, wodurch sie weicher und biegsamer wird.

Die Einführung der Sonde entspricht im wesentlichen der des Magenschlauches. Mit Rücksicht auf die geringere Nachgiebigkeit der Sonde im Vergleich zum Magenschlauch ist es notwendig, ihr die richtige Krümmung zu geben, um ihr Eindringen in die Speiseröhre zu erleichtern. Man biegt zu diesem Zweck das vordere, etwa 15—20 cm lange Stück der Sonde so ab, daß ihre Spitze in einem etwa rechten Winkel zum folgenden mittleren Teil der Sonde zu stehen kommt. Diese Krümmung entspricht ungefähr dem Verlauf des Speisekanals von der vorderen Zahnreihe bis zum Speiseröhreneingang. Faßt man die Sonde etwa 20 cm von ihrer Spitze entfernt an und führt sie in die Mundhöhle ein, indem man ihren mittleren Teil langsam hebt, dann gleitet die Sondenspitze an dem Kehlkopfeingang vorbei in die Speiseröhre hinein, wenn die sondenführende Hand an der Mundöffnung angelangt sein wird. In dieser Phase muß der mittlere Teil der Sonde sich in ungefähr waagerechter Lage befinden. Auf dem Weg in die Speiseröhre kann der Sonde unter normalen Verhältnissen zweimal ein Hindernis entgegentreten: Einmal ist es die hintere Rachenwand, das zweitemal der Ringknorpel. Stößt die Sonde an die hintere Rachenwand an und gleitet nicht weiter, dann zieht man sie etwas zurück und schiebt sie wieder ein, wobei man den mittleren Teil der Sonde etwas stärker hebt und dadurch die Sondenspitze an der hinteren Rachenwand vorbeigleiten läßt. Tritt das Hindernis am Ringknorpel auf, dann fordert man den Patienten auf, zu schlucken und schiebt gleichzeitig unter Anwendung eines leichten Druckes die Sonde weiter vor, was meist ohne Schwierigkeit auch gelingt. Ist man an der eigentlichen Stenose angelangt, was man an dem auftretenden Widerstand merkt, so versucht man unter Anwendung eines leichten Druckes die Enge zu überwinden. Gelingt das nicht, so zieht man die Sonde etwas zurück, läßt den Kranken den Kopf mehr nach hinten beugen und versucht in dieser Stellung die Sonde vorzuschieben. Dabei empfiehlt es sich, durch Drehung die Sonde in eine andere Richtung zu bringen. Gelingt nach mehreren Versuchen die Einführung der Sonde nicht, dann muß sie herausgezogen und durch eine dünnere ersetzt werden. Ist dagegen die Sondierung erfolgreich verlaufen, dann läßt man die Sonde einige Minuten liegen, um sie daraufhin schnell herauszuziehen und mit einer dickeren den Versuch zu wiederholen. Auf diese Weise gelingt es, manche narbige Stenose zu dehnen und die natürliche Nahrungspassage durch die Speiseröhre wiederherzustellen. Erschwerend wirkt sich bei der Sondierung manchmal das Bestehen mehrerer narbiger Verengungen in der Speiseröhre aus, was den Eingriff sehr mühsam und zeitraubend macht. Da die Derbheit einer Narbe und gleichzeitig damit die Enge einer Stenose von der Dauer ihres Bestehens abhängen, sollte man möglichst früh nach erfolgter Verätzung mit der Sondierung beginnen. Es darf dabei allerdings nicht außer acht gelassen werden, daß frische Verätzungen wegen Perforationsgefahr nicht sondiert werden dürfen. Im allgemeinen wird man nach 4 Wochen mit der Sondierung beginnen dürfen, wobei man einen gewöhnlichen Magenschlauch geeigneten Durchmessers anwenden soll.

Der in seltenen Fällen bei Einführung der Sonde auftretende Speiseröhrenkrampf, der daran zu erkennen ist, daß die Sonde plötzlich wie festgehalten sich weder vorwärts noch rückwärts verschieben läßt, ist ungefährlich. Man versuche in diesem Falle nicht, die Sonde gewaltsam herauszuziehen, sondern beruhige den Kranken und warte ab. Nach wenigen Minuten löst sich der Krampf und die Sondierung kann fortgesetzt oder die Sonde entfernt werden

Schwierigkeiten und Gefahren bei der Magensondierung

Die Ausheberung und Spülung des Magens gestalten sich mitunter recht schwierig, wenn der Kranke von Anfang an den Mund fest geschlossen hält oder wenn er während des Eingriffes fest zubeißt und dadurch die Fortbewegung des Schlauches unmöglich macht. Bei psychisch normalen Personen kommt es nur ausnahmsweise vor, und zwar wenn es sich um sehr empfindliche und ängstliche Menschen handelt, die sich allerdings meist durch Zuspruch beruhigen lassen und dann dem Eingriff keinen Wider-

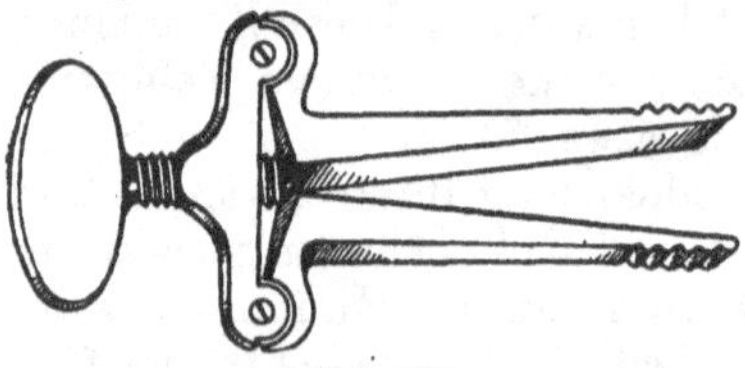

Abb. 62
Mundsperrer nach HEISTER

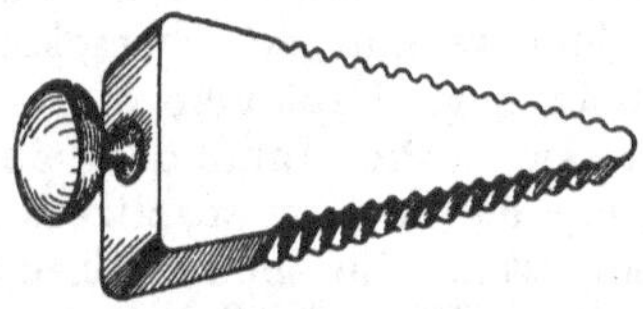

Abb. 63
Mundsperrer als Keil

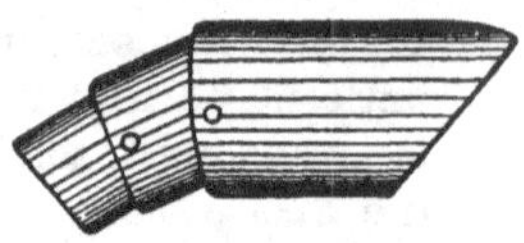

Abb. 64
Mundsperrfingerling

stand mehr entgegensetzen. Handelt es sich dagegen um Bewußtlose, Benommene, Berauschte (Alkohol) oder Irre, dann müssen schon vor Beginn des Eingriffes Vorkehrungen zur Vermeidung eines Zwischenfalles getroffen werden. Dabei richten sich Vorgehen und die zu treffenden Vorsichtsmaßnahmen nach dem Zweck der Magensondierung.

Besteht eine Indikation zur Magenspülung und Anwendung des dicken Magenschlauches, dann muß versucht werden, den Mund des Patienten, wenn nicht anders möglich, mit Gewalt zu öffnen und offenzuhalten. Zu diesem Zweck eignet sich am besten ein aus Metall hergestellter Mundsperrer, nach seinem Erfinder HEISTER (Chirurg in Helmstedt, 1683—1758) genannt. Er besteht aus zwei Branchen, von denen jede durch ein Scharnier mit einer kräftigen Metallplatte verbunden ist. In der Mitte der Platte findet sich ein Gewinde, durch das eine passende Schraube mit flachem Griff durchgeht (s. Abb. 62). Man schiebt den Heister in geschlossenem Zustand, d. h. mit aneinanderliegenden Branchen zwischen die Backenzähne und sperrt ihn dann durch Drehen der Schraube soweit auf, daß der Mund für das Einführen des Schlauches weit genug geöffnet ist. Die Hilfsperson, die den Heister hält, hat während des Eingriffes darauf zu achten, daß er fest zwischen den Zähnen liegenbleibt und nicht abrutscht. Statt des Heisters kann man auch einen mit Rillen versehenen Holzkeil benutzen (s. Abb. 63), den man bis zur erforderlichen Tiefe zwischen den Backenzähnen einschiebt. Zum gleichen Zweck dient auch ein mit Gelenken versehener eiserner Fingerling (s. Abb. 64), der allerdings nur bei offenem Mund eingeführt werden kann. Fehlt eines der beschriebenen Instrumente, dann muß man versuchen, ein entsprechend dickes rundes Stück Holz zwischen die Zahnreihen zu schieben.

Handelt es sich um einen bewußtlosen oder widerspenstigen Kranken, bei dem eine Sondenernährung angezeigt ist, dann eignet sich dafür am besten eine Gummisonde von 5—6 mm Durchmesser, die man durch die Nase einführt. Die Sondierung als solche bietet keine Schwierigkeiten, bei unruhigen oder geistesgestörten Patienten ist nur darauf zu achten, daß sie den Schlauch nicht herausreißen. Aus diesem Grunde muß eine Hilfsperson die Hände des Patienten festhalten, notfalls müssen die Hände durch Gurte oder geeignete Binden festgemacht werden. Nach erfolgter Nahrungszufuhr ist die Sonde, wie bereits erwähnt, sofort zu entfernen.

Aus der Notwendigkeit, die Magensondierung bei Bewußtlosen und Benommenen im Liegen durchzuführen, ergibt sich die Gefahr, daß Magen- oder Schlauchinhalt bzw. Speichel in die Luftwege gelangen kann. Um diesem vorzubeugen, wird man erstens den Oberkörper des Kranken so hoch als möglich lagern und zweitens den Kopf des Kranken stark zur Seite gedreht halten. Die den Kopf haltende Person führt im Falle, daß die Zunge zurücksinkt, den v. ESMARCH-HEIBERGschen Griff aus, indem sie die Handflächen auf die Schläfen und die Daumen auf die Stirn legt und mit den anderen Fingern den Unterkiefer stark nach vorn schiebt. Man kann auch, wenn nötig, mit Hilfe einer Zungenklemme die Zunge vorziehen.

Auf die Schwierigkeit, die bei Anwendung der dünnen Sonde dadurch entsteht, daß bei stark ausgeprägtem Würgereflex der Kranke die Sonde immer wieder herausbringt, wurde schon hingewiesen. Mit gründlichem Anästhesieren der Zungenwurzel, der hinteren Rachenwand und des Kehlkopfeinganges mit einem Lokalanästhetikum (2% Pantocain) überwindet man nach meinen Erfahrungen stets die Störung. Sollte aus irgendeinem Grunde (Zeitmangel, Fehlen eines geeigneten Anästhetikums) dieses nicht möglich sein, dann muß ein dickerer und härterer Schlauch genommen und auf die Vorzüge der dünneren Sonde verzichtet werden.

Die sonst noch vorkommenden Schwierigkeiten sind bereits bei der Besprechung der einzelnen Eingriffe gebührend erwähnt.

Die wesentlichen **Gefahren** bei der Sondierung des Magens und der Speiseröhre sind die Blutung und die Perforation. Wendet man eine dünne mit der Olive versehene Sonde an, so sind derartige Zwischenfälle so gut wie ausgeschlossen. Daß gelegentlich geringe Blutbeimengungen auch bei Anwendung dieser Art Sonden im Ausgeheberten beobachtet werden, ist ohne praktische Bedeutung. Selbstverständlich ist bei einer frischen Magenblutung jede Sondierung auch mit einer dünnen Sonde kontraindiziert. Wird ein dicker Magenschlauch oder eine halbstarre Sonde angewandt, dann ist beim Bestehen eines ulzerösen Prozesses oder beim Verdacht auf einen solchen größte Vorsicht angezeigt. Jedes gewaltsame Vorgehen ist zu vermeiden, beim Auftreten von frischem Blut im Mageninhalt ist die Sondierung abzubrechen, das gleiche gilt auch beim Auftreten von stärkeren Schmerzen. Von einer Magenspülung sollte man bei solchen Fällen, wenn nicht ganz besondere Gründe dafür vorliegen, grundsätzlich Abstand nehmen.

Auf eine Sondierung und Spülung soll von Anfang an verzichtet werden, wenn frische Verätzungen bestehen, da die Gefahr einer Perforation des morschen Gewebes sehr groß ist. Nur wenn man den Patienten unmittelbar nach erfolgter Verätzung zur Behandlung bekommt, ist eine vorsichtige Sondierung und Spülung mit einer neutralisierenden Lösung (dünne Bikarbonat- oder Salzsäurelösung) zu empfehlen.

Bei einer starken Speiseröhrenerweiterung oberhalb stenosierender Prozesse am Ösophagus oder an der Cardia kann es zu Aspiration des gestauten Inhaltes in die Luftwege kommen, wenn durch das Sondieren starkes Würgen auftritt. Vorsichtiges Vorgehen mit genauer Beobachtung des Kranken und Abbrechen der Sondierung beim Fortbestehen des Würgens, namentlich beim Auftreten von Erbrechen, lassen diese an und für sich selten vorkommende Gefahr vermeiden.

Die Duodenal- und Jejunalsondierung

Die Duodenalsondierung zu therapeutischen Zwecken wird angewandt, wenn man bei Erkrankungen der Gallenwege und der Leber durch intraduodenale Zufuhr von Magnesiumsulfat (20 ccm einer 25% Lösung) oder anderen Cholagoga (gallentreibende Mittel) einen stärkeren Gallenfluß erzeugen will. Hierdurch wird bei Stauungen und entzündlichen Veränderungen im Gallensystem eine günstige Wirkung auf den Krankheitsprozeß ausgeübt. Man wendet die Duodenalsondierung auch an, um schlecht verträgliche Medikamente unter Umgehung des Magens in den Zwölffingerdarm zu bringen oder um die örtliche Wirksamkeit einer Arznei im Dünndarm durch massierte Zufuhr zu erhöhen (Bandwurmmittel).

Die Jejunalsondierung dient fast ausschließlich der künstlichen Ernährung bei Erkrankungen des Magens, speziell beim therapieresistenten Magengeschwür. Duodenalgeschwüre, besonders chronische, die mit Narbenbildung und Verengerung einhergehen, eignen sich nicht für diese Behandlung, da die Sonde einen dauernden mechanischen Reiz auf das Geschwür selbst oder seine Umgebung ausübt und dadurch den Heilungsprozeß nur ungünstig beeinflußt. Dagegen erzielt man selbst bei großen und der üblichen diätetischen und medikamentösen Therapie trotzenden Magengeschwüren mit der Jejunaldauersonde in den meisten Fällen einen vollen Erfolg. Es darf allerdings die Kur vor 3—4 Wochen nicht abgebrochen werden.

Die bei der Duodenalsondierung gebräuchliche Sonde entspricht der bei der Magensondierung (s. S. 112 und Abb. 61). Sie soll, wenn möglich mit Markierungen in Abständen von 10 cm versehen sein. Fehlen diese, dann kennzeichnet man sich den 60 und 80 cm Abstand von der Spitze mit einem Bleistiftstrich oder einem dünnen Faden, den man fest um den Schlauch bindet, ohne ihn dadurch einzuengen.

Die *Einführung der Duodenalsonde* kann sowohl durch den Mund als auch durch die Nase erfolgen. Das Vorgehen entspricht zunächst dem bei der Magensondierung beschriebenen (S. 116). Beträgt die Länge des eingeführten Sondenstückes etwa 60 cm, dann läßt man den Kranken die rechte Seitenlage einnehmen und schiebt langsam, alle 2—3 Minuten etwa 1 cm, die Sonde vor. Beim Vorschieben der Sonde fordert man den Patienten auf, zu schlucken, um dadurch die Fortbewegung der Sonde zu unterstützen. Das freie Ende der Sonde wird meist in ein leeres Reagenzglas gehängt, das neben dem Lager aufgestellt wird, und eine geeignete Klemme angelegt. Der Sondeninhalt wird von Zeit zu Zeit mit einer Spritze aspiriert, man kann ihn auch kontinuierlich ins Reagenzglas abfließen lassen. Beim durchgängigen Ductus choledochus wird man das Eindringen der Sonde ins Duodenum an der gelben bzw. grünen Farbe des aus der Sonde abfließenden Sekretes erkennen. Nur ausnahmsweise wird ein Rückfluß des Duodenalinhaltes in den Magen zu falschen Schlüssen Anlaß geben. Besteht dagegen ein Choledochusverschluß, wodurch der Gallenabfluß ins Duodenum unmöglich ist, dann kann die Prüfung der Reaktion des Sekretes über die Lage der Sonde Aufschluß geben. Man prüft sie am einfachsten auf die Weise, daß man einen Tropfen der Sondenflüssigkeit auf rotes Lakmuspapier bringt. Tritt ein Farbumschlag ins Blaue ein, dann wird man mit ziemlicher Sicherheit annehmen dürfen, daß die Sonde im Zwölffingerdarm liegt. Bleibt die Farbe unverändert, dann macht man eine Gegenprobe mit blauem Lakmuspapier. Schlägt dabei die Farbe ins Rote um, dann wird man berechtigt sein anzunehmen, daß die Sonde noch im Magen liegt, tritt keine Farbänderung ein, dann ist die Lage zweifelhaft, denn bei anazidem Magensaft könnte die Sonde im Magen liegen, bei Anwesenheit von freier Säure im Magensaft könnte diese beim Übertritt ins Duodenum die neutrale Reaktion des Duodenalsaftes bedingen. Hieraus ergibt sich, daß bei bekannten Aziditätsverhältnissen des Magensaftes die Entscheidung über die Lage der Sonde auf Grund der Prüfung der Reaktion des Sondeninhaltes möglich ist. Der Vollständigkeit wegen muß noch erwähnt werden, daß beim Rückfluß von Duodenalsaft in den Magen eine neutrale und gelegentlich sogar eine alkalische Reaktion besonders bei subazidem Magensaft vorgetäuscht werden kann, was zu falschen Schlüssen über die Lage der Sonde führen kann. Darum empfiehlt es sich, bei bestehendem Zweifel durch Röntgenkontrolle die Lage der Sonde festzustellen.

In den meisten Fällen bietet das Einführen der Sonde in den Zwölffingerdarm keine Schwierigkeiten, wenn es auch gelegentlich längere Zeit in Anspruch nimmt und viel Geduld vom Kranken und Arzt oder seinem Vertreter verlangt. Tritt die Sonde trotz längerem Liegen (20—30 Minuten) nach Einführen von 70—80 cm nicht in das Duodenum ein, dann versucht man es dadurch zu erreichen, daß man den Patienten in Rücken- und gleichzeitig Beckenhochlage bringt. Gelingt es auch auf diese Weise nicht zum Ziele zu kommen, dann kontrolliere man vor dem Röntgenschirm den Verlauf der Sonde besonders auf evtl. Schleifen- und Schlingenbildungen. Man prüfe bei dieser Gelegenheit auch Lage und Größe des Magens, indem man den Kranken ein bis zwei Schluck Kontrastmittel trinken läßt. Hochgradige Ptose und Lageanomalien des Magens können manchmal Schuld am Mißerfolg sein. Bildet die Duodenalsonde Schleifen oder Schlingen im Magen, dann wird sie vorsichtig so weit zurückgezogen bis diese Verlaufsabweichungen wieder verschwunden sind, worauf sie wieder bis zum Pylorus vorgeschoben wird. Bei Übersäuerung des Magensaftes und damit zusammenhängender erhöhter Schlußbereitschaft des Pylorus kann die Zufuhr von Alkali (ein Kaffelöffel Natrium bicarbonicum in einem halben Glas Wasser per os oder durch die Sonde) die Pylorusfunktion normalisieren und dadurch den Eintritt der Sonde ins Doudenum erleichtern.

Gelingt es trotz wiederholten Bemühens nicht, die Sonde in die richtige Lage zu bringen, dann versucht man am liegenden Patienten unter Röntgenkontrolle die Sonde ins Duodenum hineinzumassieren. Sollte auch diese Maßnahme nicht zum Erfolg führen, dann wiederhole man die Sondierung nach einem oder zwei Tagen. Man erlebt es oft, daß beim zweitenmal die Sonde ohne Schwierigkeit und gelegentlich sogar in kurzer Zeit in den Zwölffingerdarm eintritt.

Bei narbig stenosierenden Prozessen am Duodenum ist eine Aussicht auf Erfolg nur bei geringer Stenosierung vorhanden. Darum wird man bei einer hochgradigen Stenose am besten von Anfang an auf die Sondierung verzichten.

Die *Zufuhr von Arzneimitteln* erfolgt mit einer geeigneten Spritze, am gebräuchlichsten ist die mit 10—20 ccm Fassungsvermögen. Ist die Arznei ins Duodenum eingebracht, dann wartet man 2—3 Minuten und zieht die Sonde erst langsam, die letzten 40 cm rasch heraus. Das freie Sondenende muß beim Herausziehen entweder abgeklemmt oder durch die aufgesetzte Spritze verschlossen sein, um das Auslaufen des Inhaltes namentlich in Kehlkopfhöhe zu verhindern.

Soll mit der Duodenalsonde bei Gallen- und Duodenalleiden eine sog. *Duodenaldusche* ausgeführt werden, dann läßt man die vorgesehene Arzneilösung durch die Sonde einlaufen und klemmt darauf das freie Ende ab. Nach etwa 5 Minuten löst man die Klemmen und läßt das Duodenalsekret etwa 15 Minuten lang ablaufen, worauf die Sonde, wie oben beschrieben, herausgezogen wird.

Zur Jejunalsondierung kann dieselbe Sonde wie zur Duodenalsondierung verwandt werden, sie muß aber mindestens 130 cm lang und aus weichem Gummi (Ventilgummi) angefertigt sein. Als Olive eignet sich besonders gut eine von schlanker Form, die aus Leichtmetall oder Hartgummi hergestellt ist.

Da die Jejunalsonde fast ausschließlich als Dauersonde Verwendung findet, wird man sie in der Regel durch die Nase einführen (s. hierzu die Ausführungen auf S. 117). Das Vorgehen entspricht grundsätzlich dem bei der Duodenal- und Magensondierung (S. 116, 123) beschriebenen, man schiebt nur die Sonde nach ihrem Eindringen ins Duodenum langsam noch weiter vor bis sie ins Jejunum eintritt, was bei einer Entfernung der Sondenspitze von der Zahnreihe gleich etwa 100 cm der Fall ist. Dieses Ziel wird gelegentlich schon nach 1—2 Stunden, meist erst nach mehreren Stunden erreicht. Wenn irgend möglich, kontrolliere man röntgenologisch die Lage der Sonde und achte besonders dabei auf evtl. Schleifenbildungen, die unbedingt beseitigt werden müssen, da sie im Laufe der Zeit zu Verknotungen führen können. Den Abschluß bildet die Befestigung des freien Sondenendes an der Wange mit einem schmalen Heftpflasterstreifen, den man um den Schlauch schlingt und dann zu beiden Seiten desselben an der Haut festmacht.

Aus Sparsamkeitsgründen ist es zweckmäßiger, ein schmales aber festes Leinenbändchen mehrmals um den Schlauch zu schlingen und dann zu verknoten und die freien Enden mit einem Heftpflasterstreifen an der Wange zu befestigen. Dadurch vermeidet man bei der Entfernung des Heftpflasterstreifens von der Sonde die Anwendung von Benzin, das den Gummi angreift und dadurch die Gebrauchsdauer der Sonde verringert.

Die Ernährung durch die Sonde wird im allgemeinen so ausgeführt, daß man mehrmals (mindestens fünfmal) am Tage, mit Hilfe einer 20—50 ccm Spritze die Nährflüssigkeit durch die Sonde in den Dünndarm einbringt. Dabei ist auf folgendes zu achten:

1. Das zugeführte Nährgemisch muß stets etwa körperwarm sein, da bei höheren oder niedrigeren Temperaturen desselben im Laufe der Zeit Reizerscheinungen an der Dünndarmschleimhaut, verbunden mit subjektiven Beschwerden, besonders mit Schmerzen nach der Nahrungszufuhr, auftreten können.

2. Die bei jeder Mahlzeit zugeführte Flüssigkeitsmenge darf 300 ccm nicht übersteigen und muß langsam eingespritzt werden. Die durchschnittliche Dauer einer Mahlzeit soll 10—15 Minuten betragen. Die Anwendung einer Tropfvorrichtung ist nach meinen Erfahrungen nicht notwendig.

3. Die Nährflüssigkeit darf keine festen Bestandteile enthalten, die die Sonde verstopfen könnten. Man lasse darum bei der Zubereitung besonders sorgfältig darauf achten, daß keine Klümpchen im Nährgemisch entstehen. Vorsichtshalber gieße man das Gemisch vor dem Gebrauch durch ein feines Sieb.

4. Nach jeder und besonders nach der letzten Tagesmahlzeit, vergesse man nicht, den Schlauch mit etwa 20 ccm lauwarmem Tee oder Wasser durchzuspülen, um eine Verstopfung zu vermeiden.

Für das Nährgemisch verwendet man als Grundsubstrat 1¼—1½ l Vollmilch, der man konzentrierte Nahrungsmittel und Nährstoffe zusetzt, und zwar 3—5 Eier, 50—100 g Butter, 30—50 g Weizen- oder Hafermehl bzw. Mondamin oder Maizena, 50—75 g Traubenzucker und Saft einer halben Zitrone.

Diese Zusammensetzung des Nährgemisches, die für normale Ernährungsverhältnisse zugeschnitten ist, muß bei reduzierter Ernährungslage entsprechend geändert, indem die fehlenden Mengen der knappen Lebensmittel durch vorrätige ersetzt werden. So kann man statt frischer Eier Eierpulver, statt Butter Margarine, Schmalz oder Pflanzenöl und statt des Zitronensaftes Askorbinsäure (50 mg) nehmen.

Notfalls muß man statt der Eier als Eiweißträger ein künstliches Eiweißpräparat nehmen, und das fehlende Fett durch Kohlehydrat ersetzen. Der im Durchschnitt erforderliche Kalorienbedarf beträgt je nach der Größe und dem Gewicht des Patienten 2000—2500 Kalorien.

Die Zubereitung des Nährgemisches nimmt man auf folgende Weise vor: Das Mehl oder eines der dafür in Frage kommenden Präparate wird mit etwa 50 ccm kalter Milch oder Wasser angerührt und dann in etwa $\frac{1}{2}$ l heißgemachter Milch, der bereits der Traubenzucker und die Butter zugesetzt worden sind, hineingeschüttet und aufgekocht. Während die Milch abkühlt, werden die Eier zu Schaum geschlagen, um dann mit dem Zitronensaft der gesamten Menge der lauwarmen Milch zugesetzt zu werden.

In den ersten Tagen der Sondenernährung gebe man bei jeder Mahlzeit etwa 200—250 ccm des Nährgemisches, um den Kranken allmählich an diese Darreichungsform zu gewöhnen. Wird sie, was meist der Fall ist, gut vertragen, dann geht man zur Volldosis über, treten dagegen nach der Mahlzeit Beschwerden auf, dann vermindert man die einzelnen Portionen und ersetzt evtl. noch eine Mahlzeit durch eine entsprechende Menge Tee. Beim Auftreten von Beschwerden nach den Mahlzeiten, und zwar von Druckgefühl und Schmerzen in der Magengegend, gleichgültig ob zu Beginn oder im Verlauf der Kur, ist eine Röntgenkontrolle zu empfehlen, um festzustellen, ob die Sonde nicht wieder in den Magen zurückgerutscht ist. In diesem Fall sind die Beschwerden verständlich und haben noch das Gute, daß sie helfen, rechtzeitig die Fehlleistung der Sondenbehandlung zu entdecken.

Bei Anwendung weicher Sonden kommen stärkere örtliche Beschwerden, die durch die Sonde ausgelöst sein könnten, nicht vor. An das anfangs unangenehme Fremdkörpergefühl an der hinteren Rachenwand gewöhnen sich die meisten Kranken schnell. Bei härteren Sonden dagegen kann dieses Gefühl im Laufe der Zeit in ein Schmerzempfinden, verbunden mit Heiserkeit, übergehen, und zur Unterbrechung der Sondenkur zwingen.

Wenn auch die Gefahr einer Schädigung des Darmes durch den Druck der Olive nicht groß ist, so ist es doch ratsam, die Sonde von Zeit zu Zeit zu verschieben, um dadurch die Lage der Olive zu ändern. Nach meinen Erfahrungen genügt es, wenn man den Lagewechsel alle 8 Tage vornimmt, indem man die Sonde um einige Zentimeter vorschiebt, um sie das nächste Mal wieder einige Zentimeter zurückzuziehen. Selbstverständlich ist während der ganzen Kur sorgfältige Mundpflege, besonders bei Patienten mit herabgesetzter Speichelsekretion angezeigt. Solche Patienten sollen außerdem mehrmals am Tage je einen Schluck Tee zur Reinigung der Speiseröhre nehmen.

Bettruhe ist bei der Sondenbehandlung unbedingt angezeigt, da sie den Heilungsprozeß unterstützt und auf den Ernährungszustand einen günstigen Einfluß hat. Wenn man bedenkt, daß die Sondenbehandlung fast ausschließlich bei Kranken angewandt wird, die an hartnäckigen, der üblichen Therapie trotzenden Geschwüren leiden und die sich infolgedessen meist in einem reduzierten Ernährungszustand befinden, dann wird man den therapeutischen Wert der Bettruhe richtig ermessen können.

Schwierigkeiten, die beim Einführen der Duodenal- bzw. Jejunalsonde auftreten können, sind teils im Abschnitt über Magensondierung (S. 122), teils bei der Beschreibung des Verfahrens (S. 117) ausführlich besprochen worden.

Störungen, die während der Kur auftreten können, beziehen sich meist auf eine Beeinträchtigung der Durchgängigkeit der Sonde, die durch Verstopfung derselben oder Knotenbildung bedingt sein können. Eine Verstopfung der Sonde kann eintreten, wenn das Nährgemisch nicht genügend sorgfältig zubereitet ist und größere Klümpchen oder Gerinnsel enthält, die sich in der Sonde festsetzen, oder wenn nach der Mahlzeit der Schlauch unzureichend durchgespült wird. Man versucht durch kräftiges Durchspülen der Sonde mit Hilfe einer Spritze das Hindernis zu beseitigen. Gelingt es nicht, dann muß die Sonde herausgezogen und gründlich gereinigt werden. Gelegentlich wird man feststellen, daß das Passagehindernis nicht auf einer Verstopfung, sondern auf einer Knotenbildung beruhte, nach deren Beseitigung und gründlicher Reinigung des Schlauches dieser wieder eingeführt wird. Die Knotenbildung, die übrigens nur relativ selten vorkommt, kann dadurch entstehen, daß beim Einführen der Sonde sich eine Schlinge bildet, die bei der Röntgenkontrolle übersehen wird und die im Laufe der Zeit zu einer Knotenbildung führt. Aber auch bei einwandfreier Sondenlage kann es infolge von peristaltischen und retroperistaltischen Verlagerungen der Olive im Dünndarm zu einer Schlingenbildung kommen, die dann zu einer Verknotung führt.

Subjektive Beschwerden, die in den ersten Tagen nach dem Einführen der Sonde besonders bei sensiblen Patienten gelegentlich auftreten, klingen meist auf Zureden ab und sind in den seltensten Fällen der Anlaß zur Unterbrechung der Kur.

Schwerwiegender sind die Störungen, die als „jejunokardiales Syndrom" beschrieben sind. Sie treten nach der Nahrungszufuhr auf als Schmerzen im Oberbauch und in der Nabelgegend, die nach dem Herzen ausstrahlen, krampfartiger Natur sind und mit verstärkter und beschleunigter Herztätigkeit sowie mit Ohnmachtsanwandlungen einhergehen können. Am häufigsten treten sie nach zu schneller und reichlicher Sondenfütterung auf und können durch entsprechende Korrektur der Ernährung wieder beseitigt werden. Bleiben sie trotzdem bestehen, dann versucht man mit zusätzlicher medikamentöser Behandlung, und zwar mit Belladonna-Papaverinzäpfchen und örtlicher Wärmeanwendung die Störung zu meistern. Nur in Ausnahmefällen wird man gezwungen sein, die Kur abzubrechen.

Bei genauem Einhalten der Vorschriften bietet die Dauersondenbehandlung keine Gefahren. Die bei vielen Patienten auftretende Gewichtsabnahme ist meist nur geringfügig und wird nach dem Übergang zur normalen Ernährung schnell ausgeglichen und nicht selten in eine Gewichtszunahme verwandelt.

Der Darmeinlauf

Der Darmeinlauf, d. h. die Zufuhr von Flüssigkeit in den Mastdarm und Dickdarm, wird angewandt:

1. als Reinigungseinlauf zur Kotentleerung;
2. als medikamentöser Einlauf, der eine direkte Einwirkung der Arznei auf die Darmschleimhaut bezweckt;
3. als Resorptionseinlauf, der die Zufuhr von Flüssigkeit, Nährstoffen und Arzneien vom Darm aus ermöglicht;
4. als Darmspülung, zur gründlichen Reinigung des Dickdarmes evtl. kombiniert mit dem medikamentösen Einlauf.

Da Gerät und Verfahren bei allen Einlaufsarten grundsätzlich dieselben sind, sollen sie gleich zu Anfang besprochen und ihre Besonderheiten dann bei den einzelnen Verfahren geschildert werden.

Das Gerät setzt sich zusammen aus dem Darmrohr, dem Verbindungsschlauch und dem Flüssigkeitsbehälter (Irrigator; s. Abb. 65). Das Darmrohr (s. Abb. 65a) erinnert an einen kurzen Magenschlauch, es ist aus festem Gummi, 40—50 cm lang und 10—12 mm dick, hat eine abgerundete, ziemlich derbe Spitze und zwei seitliche längliche Öffnungen. Die früher statt des Gummirohres angewandten Ansatzstücke aus Horn, Hartgummi oder Glas sollen wenn möglich nicht angewandt werden, da sie besonders in der Hand eines Ungeübten Verletzungen der Mastdarmschleimhaut verursachen können. Bei Kindern wird ein der Größe nach geeigneter Gummikatheter angewandt. Der Verlängerungsschlauch (s. Abb. 65b) hat ungefähr denselben Durchmesser wie das Darmrohr und eine Länge von etwa $1\frac{1}{2}$ m und wird mit einem Glaszwischenstück an das Darmrohr angeschlossen. Oberhalb des Zwischenstückes bringt man zweckmäßigerweise eine Klemme an, um den Zufluß nach Bedarf zu regeln. Fehlt eine geeignete Klemme, dann muß die Regulierung durch Fingerdruck ausgeführt werden, wobei man zur sicheren Unterbrechung des Zuflusses den Schlauch in Form einer S-Schleife abknickt (s. Abb. 66) und fest zusammenrückt.

Der Behälter, der in der Regel ein Fassungsvermögen von $1\frac{1}{2}$ l hat und mit einer Graduierung entsprechend 100 ccm nach Möglichkeit versehen sein soll, wird aus Glas oder Metall angefertigt (s. Abb. 65c). Letzte Ausführung hat den Nachteil, daß man bei ihr die Einflußgeschwindigkeit schlechter beobachten und evtl. zurückgebliebene Verunreinigungen leichter übersehen kann. Statt eines Irrigators kann man auch einen Glastrichter, wie bei der Magenspülung benutzen, er hat nur den Nachteil, daß man ihn nicht aufhängen kann, was manchmal den Eingriff erschwert.

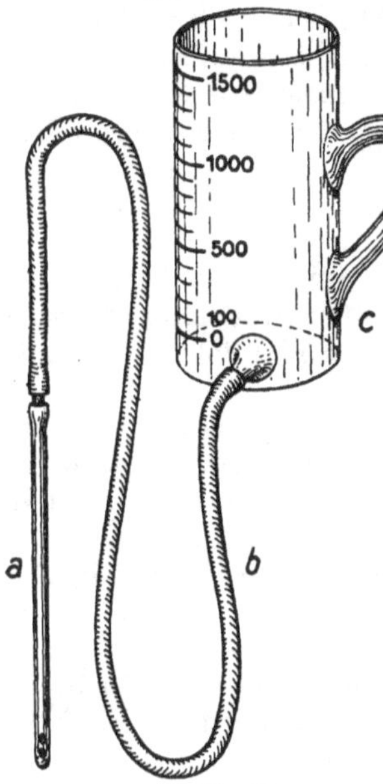

Abb. 65
Darmrohr (a) mit Einlaufvorrichtung

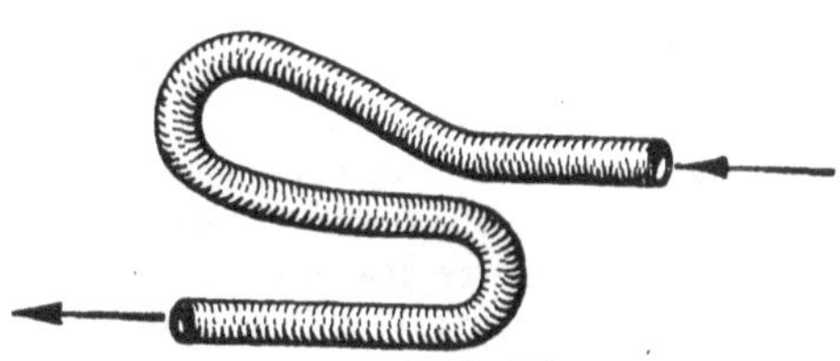

Abb. 66
Schema zum Abklemmen des Schlauches

Die Reinigung des Darmrohres soll nach Möglichkeit sofort nach dem Gebrauch erfolgen. Man wäscht es mit Seife und warmem Wasser ab und spült es gründlich mit fließendem Wasser durch. Wurde der Einlauf bei einem Kranken mit einer infektiösen Darmkrankheit oder bei einem Bazillenausscheider gemacht, dann muß der Darmschlauch durch Auskochen oder Einlegen in eine Desinfektionslösung, entkeimt werden. Verbindungsschlauch und Irrigator brauchen nach einem gewöhnlichen Einlauf nur mit Wasser ausgespült zu werden. Nur wenn Darminhalt, wie z. B. bei der Spülung, auch in diese Teile des Gerätes hereingekommen ist, dann ist eine genau so gründliche Reinigung wie beim Darmrohr erforderlich.

Bei Kindern werden zu Reinigungseinläufen die sog. *Beutelspritzen* angewandt — es sind ballartige Behälter aus dickwandigem Gummi mit einem Ansatzstück. Am zweckmäßigsten, weil ungefährlich, sind Ansatzstücke aus weichem Gummi, die in den Gummi des Behälters unmittelbar übergehen. Harte Ansatzstücke können gelegentlich die zarte Schleimhaut des Mastdarms der Kinder, besonders bei plötzlichen Schreckbewegungen, verletzen. Das Fassungsvermögen der Beutelspritzen richtet sich nach dem Alter der Kinder und beträgt für Säuglinge etwa 100 ccm, für größere Kinder etwa 200—250 ccm. Um die Spritze zu füllen, drückt man den Ball fest zusammen, taucht den Ansatz ins Wasser ein und läßt dann den Druck fort, wodurch sich der Behälter entfaltet und das Wasser einsaugt.

Vor Einführung des Darmrohres wird der Patient so gelagert, daß man den Eingriff bequem durchführen kann. Um eine evtl. Verunreinigung des Lagers zu vermeiden, breitet man eine wasserdichte Unterlage aus und stellt in greifbarer Nähe ein Steckbecken hin, für den Fall, daß eine plötzliche Stuhlentleerung während des Einlaufes eintreten sollte. Der Patient nimmt Rücken- oder Seitenlage ein, die Oberschenkel werden etwas herangezogen und bei Rückenlage außerdem noch gespreizt. Man kann den Patienten auch Knie-Ellenbogenlage einnehmen lassen, besonders wenn man einen großen Einlauf machen will, da bei dieser Lage die Bauchdeckenspannung und der intraabdominelle Druck herabgesetzt sind, wodurch der Einfluß gefördert wird. Da diese Lage auf die Dauer besonders für geschwächte Kranke lästig ist, wird man sie nur ausnahmsweise anwenden.

Vor der Einführung des Darmrohres füllt man den Irrigator mit der erforderlichen Flüssigkeitsmenge, entlüftet den Verbindungsschlauch, klemmt ihn ab und schließt ihn an das Darmrohr an. Die Temperatur der Einlaufflüssigkeit muß im Irrigator mit einem Thermometer nachgeprüft und erforderlichenfalls auf die richtige Höhe eingestellt werden. Nachdem die Spitze und der Anfangsteil des Darmrohres mit einem Gleitmittel (Vaseline, Öl, Paraffin. liquid.) eingeschmiert sind, wird der Darmschlauch langsam mit leicht drehenden Bewegungen in den After eingeführt. Man erleichtert die Einführung dadurch, daß man mit der freien Hand die eine Gesäßhälfte beiseite zieht oder den Patienten auffordert, mit den Händen die Gesäßhälften auseinanderzuziehen. Hat das Darmrohr den Schließmuskel überwunden und ist in den Darm eingedrungen, dann schiebt man es vorsichtig von hinten unten nach vorn oben, entsprechend dem anatomischen Verlauf des Mastdarmes, vor. Man führt in der Regel den Darmschlauch 10—12 cm tief ein. Nach abgeschlossener Einführung des Darmschlauches löst man die Klemme und läßt den Inhalt des Irrigators in den Darm einfließen, wobei man mit einer Hand das Darmrohr festhält, um einem evtl. Herausgleiten vorzubeugen.

Zur Technik des Einlaufes ist noch folgendes zu sagen: Die Menge der Flüssigkeit richtet sich danach, ob der ganze Dickdarm oder nur sein unterer Abschnitt gefüllt werden soll. Zur Füllung des ganzen Dickdarms benötigt man im allgemeinen 1—1½ l, doch können gelegentlich besonders bei Darmatonie 2—3 l notwendig sein, wie es Röntgenuntersuchungen einwandfrei gezeigt haben. Soll sich dagegen der Einlauf nur auf den Mastdarm beschränken, dann genügen schon 300—500 ccm. Die Menge und die Verweildauer der Flüssigkeit, die von dem Darm aufgenommen wird, hängt allerdings nicht nur von den anatomischen sondern auch von funktionellen Verhältnissen ab. Die in den Darm eindringende Flüssigkeit übt einen um so stärkeren Kontraktionsreiz aus, je schneller sie einläuft und je niedriger ihre Temperatur ist. Hieraus ergibt sich, daß ein großer Einlauf mit langer Verweildauer am sichersten zu erzielen sein wird, wenn man die Einlaufflüssigkeit etwa körperwarm und sehr langsam zuführt. Da die Zuflußgeschwindigkeit in erster Linie von der Höhe des Flüssigkeitsspiegels im Irrigator über dem After abhängt, so kann man sie durch Heben und Senken des Irrigators nach Bedarf ändern. Hierbei ist zu bemerken, daß eine Höhe von 1½ m in der Regel nicht überschritten werden darf, da sonst eine zu starke Dehnung des Darmes mit Schädigung der Muskulatur eintreten kann.

Außer den eben genannten Momenten ist auch die Zusammensetzung der Einlaufflüssigkeit für ihre Verweildauer von Bedeutung. Je stärker der Reiz ist, den sie infolge ihrer physikalisch-chemischen Beschaffenheit auf die Darmschleimhaut ausübt, desto schneller wird sie auch aus dem Darm wieder ausgestoßen. Dabei ist selbstverständlich auch der Zustand der Darmschleimhaut mitbestimmend, da eine entzündete oder pathologisch veränderte Schleimhaut meist stärker auf verschiedene Reize als eine gesunde reagiert.

Zu Beginn des Einlaufes ist der Kranke aufzufordern, sich bei evtl. eintretendem Stuhldrang sofort zu melden. Durch Senkung des Irrigators und Verminderung der Einlaufgeschwindigkeit wird man in den meisten Fällen die vorzeitige Entleerung verhindern können. Nach Abklingen des Stuhldranges wird der Einlauf mit verminderter Geschwindigkeit fortgesetzt. Spezielle Einzelheiten der Einlauftechnik werden später bei den verschiedenen Indikationsgebieten noch näher besprochen.

Schwierigkeiten bei der Einführung des Darmschlauches kommen im allgemeinen nicht vor. Bei sensiblen Kranken und Kindern kann es zu einer stärkeren Kontraktion des Schließmuskels kommen, wodurch die Einführung des Darmrohres erschwert wird. Durch Zureden und Aufforderung, im Augenblick der Einführung zu pressen, wie bei einer Stuhlentleerung, gelingt es in den meisten Fällen, den Widerstand ohne Gewaltanwendung zu überwinden. Bei Bestehen von Hämorrhoiden kann das Einführen des Darmrohres recht schmerzhaft und infolge des dadurch reflektorisch ausgelösten Sphinkterkrampfes auch schwierig sein. In diesem Fall wird man den Schlauch, nachdem er ausgiebig eingefettet ist, besonders behutsam einführen. Bei sehr starken Beschwerden wird man etwa $\frac{1}{4}$ Stunde vor dem Eingriff eine der üblichen anästhesierenden Hämorrhoidalsalben anwenden. Ausnahmsweise kann das Darmrohr kurz oberhalb des Afters mit seiner Spitze in einer Schleimhautfalte steckenbleiben und sich infolgedessen nicht weiter vorschieben lassen. Durch Drehbewegung oder Zurückziehen des Schlauches gelingt es meist die Spitze freizumachen. Sollte dieser Versuch fehlschlagen, dann kann man durch Lösen der Klemme und Einlaufenlassen von etwas Flüssigkeit den Mastdarm so weit dehnen, daß das Darmrohr an der Schleimhautfalte vorbeigleitet.

Schädigungen durch Einläufe kommen nicht vor, vorausgesetzt, daß sie ordnungsgemäß durchgeführt werden. Nur bei zu starkem Einlaufdruck und zu großen Einlaufmengen kann es zu einer Überdehnung der Darmwand und Schädigung der Darmmuskulatur kommen. Zu kalte oder zu heiße Einläufe können Schleimhautreizungen hervorrufen und zu Darmkatarrhen Anlaß geben. Kalte Einläufe, besonders bei Anwendung großer Flüssigkeitsmengen, können außerdem bei schwächlichen Personen durch starken Wärmeentzug ungünstige subjektive und objektive Reaktionen auslösen.

Der Reinigungseinlauf

Dieser wird, meist bei Darmträgheit, zur Kotentleerung angewandt. So einfach das Verfahren ist, es muß sich doch nach der Beschaffenheit des Stuhles und der Ansprechbarkeit des Mastdarms auf mechanische und thermische Reize richten. Handelt es sich um eine gewöhnliche Obstipation mit einer annähernd normalen Konsistenz des Kotes, dann wird jeder Einlauf, der zu einer Mastdarmkontraktion führt, auch die gewünschte Darmentleerung zustande bringen. Die Größe des Eingusses und die Höhe seiner Temperatur werden von der Reaktivität des Darmes abhängen, und zwar wird man im allgemeinen mit $\frac{1}{2}$—$\frac{3}{4}$ l lauwarmem (25—30°) Wasser, das unter mittlerem Druck ($\frac{1}{2}$—$\frac{3}{4}$ m Fallhöhe) zufließt, zum Ziele kommen. Bei herabgesetzter Ansprechbarkeit des Darmes, die bei lange bestehender und hartnäckiger Obstipation nicht selten ist, wird man die Flüssigkeitsmenge und den Einlaufdruck erhöhen und die Flüssigkeitstemperatur senken müssen. In den meisten Fällen wird man mit einem Einlauf von 1 l Wasser von Zimmertemperatur (15—20° C), das aus einer Höhe von etwa 1 m einfließt, auskommen. Nur in Ausnahmefällen werden größere Flüssigkeitsmengen erforderlich sein. Durch Zusatz von Kochsalz oder flüssiger Seife (etwa 1 Eßlöffel auf 1 l) kann die Reizwirkung der Einläufe verstärkt werden.

Bei sehr verhärtetem Kot wird das eben beschriebene Verfahren nicht zum Erfolg führen, da die Darmkontraktion wohl zur Entleerung der Flüssigkeit, nicht aber des Kotes führen wird. Darum muß erst der Kot so weit erweicht werden, daß er durch den After durchtreten kann. Dieses erreicht man mit einem etwa $^3/_4$ l Einlauf von lauwarmem Wasser, den man langsam zuführt. Die längere Verweildauer des Einlaufes im Darm führt zu einer Stuhlerweichung mit anschließender Stuhlausstoßung. Tritt infolge herabgesetzter Ansprechbarkeit des Darmes auf den gewählten Reiz keine Stuhlentleerung ein, dann muß der Einlauf wiederholt und seine Reizwirkung erhöht werden.

Bei den sog. **hohen Einläufen** werden Wassermengen von 2—3 l angewandt, die am zweckmäßigsten in Knie-Ellenbogenlage, wenn es der Zustand des Patienten erlaubt, zugeführt werden sollen. Die Temperatur dieser Einläufe soll 25—30° C betragen. Dieses Verfahren wird bei einem fraglichen Darmverschluß angewandt, wenn der Zustand nicht bedrohlich ist und einen Aufschub der Operation zuläßt. Besonders bei alten Patienten erzielt man mit dieser Art Einläufen nicht selten einen vollen Erfolg, und nach der meist ausgiebigen Stuhlentleerung verschwinden oft die bestandenen Zeichen eines Darmverschlusses. In Anbetracht der Ungefährlichkeit dieses Verfahrens sollte man es in jedem Fall versuchen, ohne allerdings die bei einem mechanischen Verschluß allein in Frage kommende Operation zu lange aufzuschieben.

Auch bei starkem, mit Beschwerden einhergehenden Dickdarmmeteorismus kann ein hoher Einlauf eine weitgehende Erleichterung und manchmal sogar völlige Beschwerdefreiheit dadurch herbeiführen, daß beim Abfließen des Wassers Gas aus dem Darm entweicht. Besonders wirksam ist solch ein Einlauf, wenn man das zugeführte Wasser durch Senkung des Irrigators wieder abfließen läßt (Hebereinlauf).

Die in früherer Zeit recht beliebten *Öleinläufe*, die zur Zeit aus Ölmangel keine praktische Bedeutung haben, wurden bei chronischen Obstipationen meist in Form einer Ölkur angewandt. Man beginnt mit Einläufen von 500 ccm Öl, das morgens gegeben wird und angewärmt sein muß, da es in kaltem Zustand, infolge der hohen Viskosität, nur sehr langsam und unter hohem Druck durch das Schlauchsystem fließt. Anfangs werden die Einläufe täglich, später bei eintretender Besserung der Obstipation mit größeren Pausen und Verminderung der Ölmenge angewandt. In günstigen Fällen gelingt es mit Einläufen von 200—250 ccm ein- bis zweimal wöchentlich, einen regelmäßigen Stuhlgang zu erzielen. Ein Nachteil dieser Kur besteht darin, daß durch das Öl Verunreinigungen der Wäsche verursacht werden können. Sie können nur vermieden werden, wenn der Kranke die Möglichkeit hat, zeitraubende Waschungen oder Sitzbäder nach jedem Stuhlgang anzuwenden. Als Öl kam früher Olivenöl bzw. Sesamöl in Frage, das heutzutage, wenn vorhanden, eine bessere Verwendung finden kann. Statt dessen kann mit gleichem Erfolg das Paraffinöl (Paraffin. liquid.) angewandt werden, das allerdings rein sein muß, da sonst Reizerscheinungen seitens der Darmschleimhaut auftreten können.

Als einfaches und bequemes Verfahren zur Erzeugung einer Darmentleerung ist die Einspritzung von Glyzerin in den Mastdarm zu nennen. Das in den Mastdarm eingeführte Glyzerin löst eine Darmkontraktion aus, die zur Ausstoßung des Kotes führt.

Zur Einspritzung des Glyzerins bedient man sich entweder einer Glasspritze mit Hartgummifassung und Hartgummiansatz, deren Kolben eine Lederdichtung hat oder einer Ganzmetallspritze (s. Abb. 67a und b). Das Fassungsvermögen solcher Spritzen für Erwachsene beträgt 50 bzw. 75 ccm, für Kinder 10—20 ccm. Die Graduierung ist bei der Metallspritze an der Kolbenstange angebracht (siehe Abb. 67b). Die Menge des Glyzerins zu einer Einspritzung beträgt bei Erwachsenen in der Regel 50 ccm, bei Kindern je nach dem Alter 5—20 ccm. Aus Sparsamkeitsgründen kann man das Glyzerin zu gleichen Teilen mit Wasser verdünnen.

Vor dem Einführen wird das Ansatzstück mit Vaseline oder einem anderen Gleitmittel bestrichen und etwa 3 cm tief eingeführt. Das leicht gebogene Ansatzstück gestattet ein leichtes und bequemes Einführen. Trotzdem muß man mit Vorsicht vorgehen und auf keinen Fall Gewalt anwenden, da das harte Ansatzstück leicht Verletzungen der Darmschleimhaut verursachen kann.

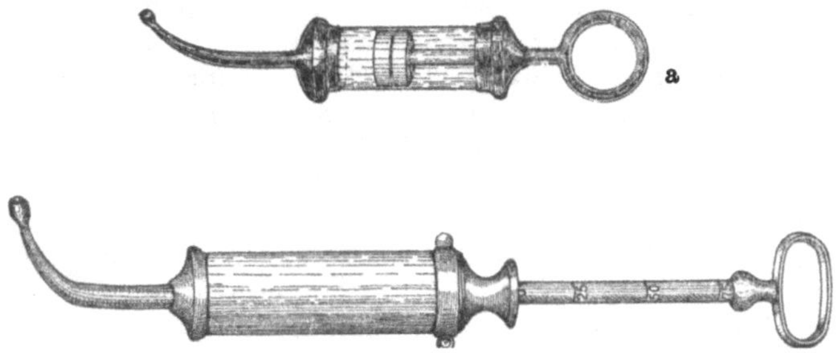

a

b

Abb. 67. Mastdarmspritze: a aus Glas, b aus Metall

Schwierigkeiten beim Reinigungseinlauf können dadurch entstehen, daß bei längerem Ausbleiben einer Entleerung der Kot stark verhärtet und dadurch das Einführen des Darmrohres unmöglich wird, oder das einlaufende Wasser sofort neben dem Schlauch wieder zurückfließt. Man hilft sich in solchem Fall damit, daß man etwas Kot aus dem Mastdarm entfernt, was am einfachsten mit dem Finger, der durch einen eingefetteten Gummifingerling oder Gummihandschuh geschützt ist, geschieht. Sind die Kotballen so hart, daß sie auch durch längeres Verweilen von warmem Wasser im Mastdarm nicht aufweichen, d. h. durch den Einlauf nicht beseitigt werden können, dann müssen sie manuell entfernt werden. Das Verfahren ist für den Kranken auch bei sehr schonendem Vorgehen meist recht unangenehm, um nicht zu sagen schmerzhaft.

Bei einer Schwäche oder gar Lähmung des Schließmuskels entstehen Schwierigkeiten dadurch, daß der Patient den Einlauf nicht halten kann. Auch in diesen Fällen wird gelegentlich eine manuelle Kotausräumung des Mastdarmes nicht zu umgehen sein.

Auf die möglichen Schädigungen, die nur bei Nichtbeachtung der Vorschriften eintreten können, wurde bereits auf S. 130 hingewiesen.

Der medikamentöse Einlauf

Diese Einlaufsart findet Anwendung bei Dickdarmerkrankungen, und zwar vorwiegend entzündlicher Art, die durch eine direkte Einwirkung des Arzneimittels auf die Darmschleimhaut therapeutisch beeinflußt werden sollen. Voraussetzung für einen Wirkungseffekt ist ein inniger Kontakt der Arznei mit der erkrankten Darmschleimhaut in ihrer ganzen Ausdehnung. Diese kann nur erreicht werden, wenn der Darm frei von Kot und die Schleimhaut frei von irgendwelchen entzündlichen Auflagerungen wie z. B. Schleim, Eiter, Fibrin, ist. Um dieses zu erreichen wird man dem medikamentösen Einlauf einen Reinigungseinlauf, etwa ¼—½ Stunde vorher, vorausschicken. Da der Wirkungseffekt um so größer ist, je länger die Schleimhaut unter der Arzneiwirkung steht, so wird man bestrebt sein, die Verweildauer des Einlaufes nach Möglichkeit zu verlängern. Zu diesem Zweck wird man die Einlaufmenge auf das Mindestmaß beschränken, die Temperatur der Einlaufflüssigkeit auf Körpertemperatur halten und die Einlaufzufuhr möglichst langsam vornehmen. Beim Befallensein des unteren Dickdarmdrittels (Rektum, Sigmoid und Kolon deszendens) wird man in der Regel mit ½—¾ l, bei einer Erkrankung nur des Rektums und eines Teiles des Sigmoids schon mit 250—300 ccm auskommen.

Da die meisten der für den Darmeinlauf in Frage kommenden Arzneimittel bei höheren Konzentrationen auch eine größere Reizwirkung auf die Darmschleimhaut ausüben, beginnt man stets mit verhältnismäßig dünnen Lösungen und steigert bei guter Verträglichkeit die Konzentration bis zur erforderlichen Höhe. Bei Anwendung von Adstringenzien verordnet man gern, gewissermaßen zur Milderung ihrer Reizwirkung, schleimhauteinhüllende Substanzen (Mucilaginosa), wie z. B. Stärke, Gummi arabicum, Rad. Althaeae, Tuber. Saleps, Tylose (synthetisches Zellulosederivat). Ein früher oft verordneter leicht adstringierender Einlauf war der Tannin-Stärkeeinlauf (eine Messerspitze Tannin und ein Teelöffel Stärke auf ¾ l Wasser, wobei die Stärke in etwa 100 ccm kaltem Wasser gelöst und aufgekocht und dann zur Gesamtmenge des Wassers zugesetzt wurde). Neuerdings werden oft kolloidale Silberpräparate (Targesin 0,2—1,0%) oder Dermatol (1—2%) oder Yatren (2—4%) allein oder in Kombination mit dem oder jenem Mucilago angewandt.

Bei ausgesprochener Darmreizbarkeit oder bei Bestehen von Durchfällen wird man ½—1 Stunde vor Beginn des Einlaufes ein Opiumpräparat (T. Opii 10 bis 20 Tropfen) verabreichen. Manchmal genügt schon die Anwendung von Extr. Belladonnae (0,03) und Papaverin (0,04), um die abnorme Reaktionsbereitschaft so weit herabzusetzen, daß der Einlauf mindestens einige Minuten gehalten wird. So kurz diese Zeit auch ist, meist reicht sie für das Zustandekommen einer therapeutischen Wirkung aus, um so mehr, da ein Teil des Einlaufes auch nach der Entleerung im Darm bleibt. Darum soll man zu Beginn einer Einlauftherapie nicht verzagen, wenn die Einläufe von dem Patienten nur mit Mühe gehalten werden, sondern soll versuchen, durch Änderung der Zusammensetzung der Einlaufflüssigkeit und der Einlauftechnik wenigstens einen bescheidenen Anfangserfolg zu erzielen und diesen im Laufe der Zeit weiter auszubauen. Nur wer über Geduld und Sinn für Kleinarbeit verfügt, kommt auch bei hartnäckigen und scheinbar aussichtslosen Fällen schließlich doch noch zum Erfolg.

Der Resorptionseinlauf

Man wendet den Resorptionseinlauf zwecks Zufuhr von Flüssigkeit bei den Patienten an, die ihren Bedarf auf natürlichem Wege, d. h. peroral, nicht decken können. Das trifft zum größten Teil für solche Kranke zu, die infolge eines Krankheitsprozesses im Bereiche des oberen Magen-Darmkanals größere Flüssigkeitsmengen nicht zu sich nehmen können oder dürfen bzw. bei denen selbst bei ausreichender Zufuhr die Flüssigkeit nicht zur Resorption gelangt (stenosierende Prozesse am Zwölffingerdarm oder oberen Dünndarm). Das gleiche gilt selbstverständlich auch für operierte Kranke, denen peroral keine oder nur geringe Flüssigkeitsaufnahme gestattet ist.

Um einen dringenden Flüssigkeitsbedarf rasch zu decken (Exsikkationszustand) eignet sich die rektale Zufuhr nicht, sondern man wird je nach der Lage der Dinge zur intravenösen oder subkutanen Infusion greifen müssen. Als Ergänzung oder Fortsetzung dieser Therapie kommt dem Einlauf allerdings eine große praktische Bedeutung zu, da er weit einfacher auszuführen ist, belästigt den Patienten auch meist beträchtlich weniger und belastet seinen Kreislauf nicht.

Vorbedingung für eine erfolgreiche Anwendung des Resorptionseinlaufes sind möglichst unbeeinträchtigte Resorptionsbedingungen im Dickdarm. Eine der praktisch wichtigsten Gegenindikationen ist das Bestehen von Durchfällen.

Für die Zufuhr großer Flüssigkeitsmengen eignet sich am besten der *Dauertropfeinlauf*, da er die größte Gewähr für eine vollständige Resorption des dauernd in Tropfen zufließenden Einlaufes bietet. Ist seine Anwendung aus irgendeinem Grunde nicht möglich, dann wird je nach dem Flüssigkeitsbedarf ein bis mehrmals am Tage ein regelrechter Einlauf gemacht. Da dieser eine möglichst vollständige Resorption der zugeführten Flüssigkeit bezweckt, so muß bei seiner Ausführung alles vermieden werden, was seine Entleerung veranlassen könnte. Man richte sich deshalb nach den oben angeführten Vorschriften und gebe eine kleine Flüssigkeitsmenge (höchstens ½ l), die körperwarm sein muß und nur ganz langsam unter geringem Druck zugeführt werden darf. Als besonders geeignete Flüssigkeit kommt physiologische Kochsalzlösung oder 5% Traubenzuckerlösung in Betracht.

Für den Dauertropfeinlauf wendet man das für den gewöhnlichen Einlauf übliche Gerät an, bei dem der Darmschlauch durch einen weicheren und dünneren Gummischlauch ersetzt und zusätzlich eine Tropfkugel eingeschaltet wird. Genau so wie für die Dauertropfinfusion kommen auch für den Tropfeinlauf zwei Tropfkugeln in Frage und zwar die MARTINsche und die BRAUNsche (s. Abb. 13a u. b). Bei Anwendung der ersten Art muß die Zuflußgeschwindigkeit, gemessen an der Tropfenzahl, durch eine oberhalb der Tropfkugel eingeschaltete Schraubenklemme eingestellt werden, bei der zweiten Art erfolgt es mit Hilfe eines an der Kugel selbst angebrachten Hahnes. Der Irrigator wird in einer Höhe von etwa 1 m über dem Bett des Kranken entweder in einem dazu geeigneten Ständer angebracht oder an der Wand aufgehängt. Zur Not kann der Irrigator auch auf einen Stuhl, der auf einem Tisch neben dem Krankenbett steht, gestellt werden.

Nachdem der gefüllte Irrigator an der richtigen Stelle angebracht ist, wird ein dünner Darmschlauch (oder ein Gummikatheter) in den Mastdarm eingeführt und an den Verbindungsschlauch angeschlossen. Der Patient nimmt danach die für ihn bequemste Lage ein und wird so zugedeckt, daß der Schlauch frei unter der Decke heraustreten kann. Es ist darauf zu achten, daß der Gummischlauch in seiner ganzen Länge nicht abgeknickt oder zusammengedrückt wird. Jetzt schraubt man die Klemme oder dreht den Hahn soweit auf, daß aus dem Zuflußrohr in der Tropfkugel Flüssigkeit zu tropfen beginnt. Durch entsprechende Einstellung der Schraubklemme oder des Hahnes drosselt man den Zufluß im Durchschnitt auf 30—40 Tropfen in einer Minute, doch kann selbstverständlich, je nach der Lage des Falles, diese Zuflußgeschwindigkeit in beiden Richtungen geändert werden.

Mit Rücksicht darauf, daß im Laufe der Zeit sich die Flüssigkeit im Irrigator, abkühlt, wählt man schon von Anfang an eine höhere Temperatur (45° C) als bei einem gewöhnlichen Einlauf. Zur Herabsetzung des Wärmeverlustes hüllt man den

Irrigator in ein wollenes Tuch oder legt um ihn ein elektrisches Heizkissen. Trotzdem wird man, besonders bei langsamem Abfluß und kühler Umgebung, mit einer Abkühlung der Einlaufflüssigkeit rechnen müssen und darum von Zeit zu Zeit ihre Temperatur kontrollieren und wenn nötig durch Zugießen von heißer Flüssigkeit auf den vorgesehenen Stand erhöhen.

Wenn die Zeit und die sonstigen Umstände es erlauben, empfiehlt es sich vor Beginn des Tropfeinlaufes einen Reinigungseinlauf auszuführen, um durch die Entleerung des Kotes einerseits die Resorptionsbedingungen zu verbessern und anderseits einer Unterbrechung des Eingriffes durch einsetzenden Stuhlgang vorzubeugen.

Neben der Aufrechterhaltung des Wasserhaushaltes kann der Einlauf auch zur *behelfsmäßigen Ernährung* dienen. Die Indikation hierzu ist im wesentlichen die gleiche wie zur rektalen Flüssigkeitszufuhr und zwar beschränkte oder völlig behinderte Ernährung auf natürliche Weise durch Krankheitsprozesse am oberen Magen-Darmkanal. Bei Anwendung des Nährklysmas ist allerdings nicht zu vergessen, daß die auf diese Weise zugeführte Nahrung sowohl in quantitativer als auch in qualitativer Hinsicht eine unzureichende ist und infolgedessen nur begrenzte Zeit angewandt werden soll. Als Nahrungsstoffe für das Nährklysma kommen Kohlehydrate und Eiweißstoffe in Frage, nicht aber Fette, die vom Dickdarm aus nicht resorbiert werden. Als geeignete Kohlehydratstoffe sind Dextrin und Zucker zu nennen, am üblichsten ist Traubenzucker, der in 5% Lösung rasch und vollständig resorbiert wird, ohne Nebenwirkungen auszulösen. Stärkere Konzentrationen sind für mehrmaligen Gebrauch ungeeignet, da sie starke Reizerscheinungen an der Darmschleimhaut hervorrufen. Als Eiweißstoffe wurden früher entweder die natürlichen eiweißhaltigen Nahrungsmittel wie Milch und Eier oder Eiweißpräparate wie Pepton, Tropon, Nutrose u. a. m. angewandt. Es gab zahlreiche Rezepte für Nährklysmen, von denen ich hier nur einige anführen will: 1. 250 g Milch, 2 Eier, 5 g Tropon, je eine Messerspitze Kochsalz und Traubenzucker (nach EWALD); 2. 60 g Riba, 9 g Alkohol, 0,9 g Kochsalz, 300 g Wasser (nach v. NOORDEN-SALOMON). Jetzt werden derartige Nähreinläufe nur noch ausnahmsweise angewandt, man begnügt sich meist mit der Zufuhr von Traubenzucker und Kochsalz und fügt ihnen evtl. noch Alkohol zu (40 g Traubenzucker, 3,0 g Kochsalz, 30,0 g Alkohol auf 1 l Wasser).

Auf Grund der neuesten Erkenntnisse über die Bedeutung der Aminosäuren für den intermediären Stoffwechsel und andere wichtige Funktionen des Organismus wäre die Zufuhr eines wasserlöslichen Gemisches der wichtigsten Aminosäuren mit dem Nähreinlauf angezeigt. Gebrauchsfertige Präparate stehen uns leider zur Zeit noch nicht zur Verfügung.

Für die Durchführung eines Nähreinlaufes in Form eines gewöhnlichen Einlaufes oder eines Dauertropfeinlaufes gelten dieselben Vorschriften wie für den Einlauf, der zwecks Flüssigkeitszufuhr angewandt wird.

Die Anwendung des Einlaufes zur *Einverleibung von Arzneien*, die bei peroraler Darreichung schlecht vertragen werden, ist heute selten geworden und beschränkt sich auf einzelne Mittel (Digitalispräparate, Choralhydrat). Der Grund dafür ist einmal der, daß bei rektaler Medikation der resorbierte Anteil der Arznei recht verschieden sein kann, was die Dosierung erschwert und die Wirkung unberechenbar macht und einen wesentlichen Nachteil gegenüber der Injektionstherapie bedeutet. Deswegen wird man auch in allen Fällen, in denen es auf eine genaue Dosierung ankommt, die Injektionstherapie der rektalen vorziehen. Der zweite Grund für die Zurücksetzung des Arzneieinlaufes ist der, daß die Anwendung von Zäpfchen handlicher und bequemer als die von Einläufen ist.

Für einen Arzneieinlauf wird so viel Flüssigkeit verwendet als gerade zur Lösung der Arznei nötig ist, so wird z. B. beim Digitalis die zu verabfolgende Menge des flüssigen Präparates in 10—20 ccm Wasser gelöst oder eine entsprechende Menge von Infus verwendet. Da bei rektaler Applikation die Arzneien direkt in die Hohlvene und nicht in die Pfortader, d. h. in die Leber gelangen, so werden sie auch von der Leber nicht angegriffen und infolgedessen auch nicht in ihrer Wirksamkeit beeinträchtigt. Speziell für die Digitalispräparate, die in der Leber entgiftet werden, d. h. einen Teil ihrer Wirkung verlieren, bedeutet die rektale Anwendung im Vergleich zur oralen oft eine bessere Ausnutzung des therapeutischen Effektes, besonders wenn durch die bestehende Stauung noch die Resorption des Mittels vom Dünndarm aus beeinträchtigt ist.

Die Darmspülung

Sie bezweckt eine gründliche Reinigung des Darmes und wird angewandt bei chronischer Obstipation besonders bei der atonischen Form, bei chronisch entzündlichen Prozessen des Dickdarms und bei endogenen und exogenen Vergiftungen. Bei Dickdarmentzündungen wird nicht selten die Spülung mit einem medikamentösen Einlauf kombiniert, indem der Spülflüssigkeit eine adstringierende Arznei zugesetzt wird (s. medikamentöser Einlauf S. 133), wodurch es zu einer Summation der mechanisch-reinigenden und der chemisch-verschorfenden Wirkung kommt. Es muß aber bei dieser Gelegenheit darauf hingewiesen werden, daß man bei der Auswahl der Krankheitsfälle für die Spülung sehr vorsichtig und bei der Durchführung dieser Behandlung sehr sorgfältig sein soll, da sich nicht jeder entzündliche Dickdarmprozeß für dieses Verfahren eignet. Darum muß diese Behandlung bei den geringsten Zeichen einer Verschlimmerung wenn nicht gleich abgesetzt, so doch modifiziert werden.

Die **Technik** der Darmspülung erinnert im Prinzip an die der Magenspülung. Statt des Irrigators wendet man gern einen großen Glastrichter mit weitem Abflußrohr an und verwendet nach Möglichkeit weite Gummischläuche und Verbindungsstücke, um eine Verstopfung durch zurückgebliebene Kotballen zu vermeiden. Der Spülung schickt man einen Reinigungseinlauf voraus. Die Spülung selbst wird mit körperwarmem Wasser, das ganz langsam aus geringer Höhe einlaufen soll, ausgeführt. Ist die vorgesehene Wassermenge in den Darm eingeflossen, so senkt man den Trichter unter Betthöhe und läßt das Wasser wieder aus dem Darm herauslaufen. Darauf entleert man den Trichter und füllt ihn wieder mit frischem Wasser, um es wieder in den Darm einlaufen zu lassen. Diese Prozedur wird mehrmals wiederholt. Einige Zeit nach der Spülung kommt es meist zu einer spontanen Entleerung der im Darm zurückgebliebenen Flüssigkeit, worauf der Patient aufmerksam gemacht werden muß. Die Menge der jedesmal zugeführten Flüssigkeit beträgt bei Spülungen nur des unteren Dickdarmabschnittes etwa ½ l, dagegen des ganzen Dickdarmes 1—1½ l.

Gefahren bietet eine Darmspülung nicht, wenn die für das Einlaufverfahren angegebenen Richtlinien eingehalten werden.

Eine gründliche Reinigung des Dickdarmes erzielt man mit dem **subaqualen Darmbad** (Sudabad). Der für diesen Zweck konstruierte Apparat (Enterocleaner) gibt die Möglichkeit, lauwarmes Wasser laufend unter Druck in den Darm einfließen und gleichzeitig abfließen zu lassen. Die Menge der Spülflüssigkeit kann 20 l und noch mehr in kurzer Zeit (15—20 Minuten) betragen. Der Apparat wird in einer Badewanne aufgestellt und an die Badewasserleitung angeschlossen, die Darmspülung wird im Vollbad vorgenommen. Außer den bereits für die Darmspülung angegebenen Indikationen wird das Sudabad auch bei Nieren- und besonders Harnleitersteinen empfohlen. Seine Anwendung ist kontraindiziert bei Herz- und Kreislaufschwäche.

Katheterismus der Harnblase

Bei diesem Eingriff wird eine besonders dazu geeignete Hohlsonde, genannt Katheter, in die Harnblase eingeführt, um ihren Inhalt zu entleeren. Eine therapeutische Indikation zum Katheterismus ist dann gegeben, wenn eine völlige Unfähigkeit oder eine hochgradige Beeinträchtigung der spontanen Harnentleerung vorliegt, die sich mit anderen weniger eingreifenden Mitteln nicht beheben läßt. Solche Miktionsstörungen, die akuter oder chronischer Art sind und zu hochgradigen Harnverhaltungen führen können, werden durch mechanische oder funktionelle Vorgänge hervorgerufen. Als mechanische Hindernisse kommen Harnsteine, Blutgerinnsel, Geschwülste, Strikturen und namentlich Prostataerkrankungen in Frage, funktionelle Störungen, und zwar Sphinkterkrampf oder Detrusorlähmung kommen bei verschiedenen Erkrankungen des zentralen und vegetativen Nervensystems vor. Sind Harnverhaltung und die damit verbundenen Beschwerden nicht so hochgradig, daß eine sofortige Abhilfe geschafft werden muß, dann versucht man erst mit örtlichen Mitteln (Wärme, Umschläge, Sitzbäder) oder geeigneten Arzneien (Cylotropin, Prostigmin, Doryl, Atropin, Gynergen usw.) den spontanen Harnabgang herbeizuführen. Nur wenn diese Versuche scheitern, soll katheterisiert werden.

Vor dem Katheterisieren unterrichte man sich durch Palpation und Perkussion über den Füllungszustand der Harnblase, da die Angaben der Kranken in dieser Hinsicht nicht immer zuverlässig sind, und der auf Grund der geklagten Beschwerden zu erwartende Befund von dem objektiv festgestellten oft beträchtlich abweicht. Meist sind die Beschwerden hochgradiger als der ihnen zugrunde liegende objektive Befund, es kommt aber auch vor, daß bei geringen oder sogar fehlenden subjektiven Erscheinungen eine beträchtliche Harnverhaltung besteht. Man soll sich dabei durch die Angabe, daß der Harn spontan entleert werden kann, nicht täuschen lassen, denn bei chronischen Harnverhaltungen ist eine Teilentleerung der Harnblase, in der eine beträchtliche Menge von Restharn zurückbleiben kann, keine Seltenheit. Auch an die Möglichkeit des Bestehens einer scheinbaren Inkontinenz bei überfüllter Harnblase (Ischuria oder Inkontinentia paradoxa) muß gedacht werden. Besonders bei bewußtlosen Patienten versäume man nie, den Füllungszustand der Harnblase zu kontrollieren, um eine eventuelle Harnverhaltung nicht zu übersehen.

Die für die Entleerung der Harnblase in Betracht kommenden Katheter unterscheiden sich einmal durch die *Art des Materials*, aus dem sie hergestellt sind, und das andere Mal durch *ihre Form*. Unter Zugrundelegung des ersten Unterscheidungsmerkmals teilen wir die Katheter in 3 Gruppen ein:

1. Weiche Katheter, die aus Gummi hergestellt und sehr nachgiebig sind, wodurch eine Verletzung so gut wie ausgeschlossen ist.
2. Halbstarre Katheter, die aus Seidengewebe, das mit Lack oder Firnis durchtränkt ist, hergestellt sind (Seidengespinstkatheter).
3. Starre Katheter, die aus versilbertem Metall oder für Frauen auch aus Glas hergestellt sind.

Die *Form* eines Katheters kann eine sehr verschiedene sein, wobei sich die Abweichungen fast ausschließlich auf den vorderen Teil, die Spitze oder den Schnabel des Katheters, beziehen. Wir nennen hier nur die gebräuchlichsten Arten, und zwar sind es bei den weichen Kathetern, der NELATON-, der TIEMANN- und der MERCIER-Katheter. Bei dem ersten von ihnen (s. Abb. 68a) bildet die Spitze eine geradlinige Fortsetzung des Katheterschaftes, d. h., des Kathetermittelstückes, und behält den gleichen Durchmesser bis zu ihrem leicht abgerundetem Ende. Der TIEMANN-Katheter, der meist etwas derber als der NELATON-Katheter ist, zeigt eine allmählich zunehmende Verjüngung seiner Spitze, bis zu ihrem Ende, das eine knopfartige Form hat (s. Abb. 68c). Außerdem ist die Spitze deutlich nach oben abgebogen. Der MERCIER-Katheter ist in seiner ganzen Länge von gleichem Durchmesser wie der NELATON-Katheter, doch ist seine Spitze deutlich nach oben abgebogen, wie auf Abb. 68b) angegeben. Die Katheteröffnung, genannt Fenster oder Auge, liegt beim Nelaton und Mercier in der Spitze nahe ihrem Ende, beim Tiemann dagegen am Übergang vom Schaft zur Spitze, beim Mercier befindet sie sich an einer Seite, beim Tiemann an der oberen Fläche.

Die *halbstarren Katheter*, die jetzt verhältnismäßig selten benutzt werden, sind im allgemeinen geradlinig und haben in ganzer Ausdehnung den gleichen Durchmesser.

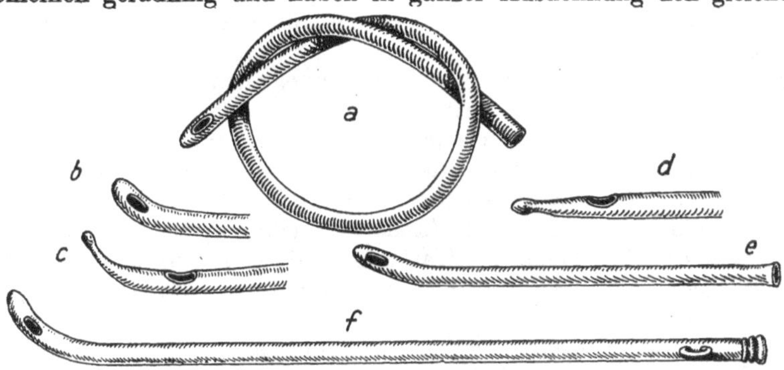

Abb. 68. Katheter
a Nelaton, *b* Mercier, *c* Tiemann, *d* halbstarrer K., *e* weiblicher K., *f* starrer K.

messer. Sie werden auch mit einer sich verjüngenden Spitze, die am Ende ın eine knopfartige Verdickung übergeht, hergestellt (s. Abb. 68d). Der für Prostatiker mit schwieriger Passage geeignete BICOUDÉ-Katheter hat zwei Biegungen, eine am Schaft, die andere am Übergang vom Schaft zur Spitze. Die *starren Katheter* schließlich haben in ihrer ganzen Länge einen gleichen Durchmesser und eine nach oben mehr oder weniger stark abgebogene Spitze (s. Abb. 68f). Bei den weiblichen Kathetern ist diese Biegung nur sehr gering (s. Abb. 68e).

Die für Männer bestimmten Katheter haben durchschnittlich eine Länge von 30 cm, die bei Frauen üblichen, entsprechend der kürzeren Harnröhre, nur eine Länge von 10—12 cm. Der Durchmesser des Katheters kann sehr verschieden sein und wird im allgemeinen mit den von CHARRIÉRE angegebenen Größen gekennzeichnet. Die Größe 1 dieses Maßstabes entspricht einem Durchmesser von $\frac{1}{3}$ mm, bei jeder nächsten Nummer nimmt der Durchmesser um $\frac{1}{3}$ mm zu. Die dicksten Katheter haben die Nummer 30 und somit einen Durchmesser von 10 mm. Die gebräuchlichsten Größen sind für den Mann Nr. 16—20, für die Frau Nr. 12—15.

Zum leichteren Einführen, besonders des männlichen Katheters, benutzt man ein Gleitmittel, wozu sich besonders gut eignen Olivenöl, Paraffinum liquidum und das fabrikmäßig hergestellte und in Tuben erhältliche sterile Katheterpurin (Zusammensetzung: Hydrarg. oxycyanat. 0.246, Glyzerin 20.0, Traganth 3.0, Aq. dest. 100.0). Die ersten beiden Mittel müssen vor dem Gebrauch durch Einbringen in ein kochendes Wasserbad oder in einen Autoklaven sterilisiert und in sterilen verschlossenen Gefäßen aufbewahrt werden.

Selbstverständlich dürfen die Katheter nur nach vorheriger *Entkeimung* angewandt werden. Die weichen Gummikatheter sowie die starren aus Metall oder Glas angefertigten Katheter werden am einfachsten durch Auskochen sterilisiert. Die halbstarren Seidengespinstkatheter vertragen das Auskochen nicht, sondern werden entweder durch strömenden Dampf, wobei sie einzeln in Gaze eingewickelt sein müssen, um sich nicht direkt zu berühren, oder durch Einlegen für mehrere Stunden in eine Desinfektionsflüssigkeit sterilisiert. Besonders geeignet für diese Zwecke ist Hydrarg. oxycyanat. in einer Verdünnung von 1:2000 oder Sublimat in einer Verdünnung von 1:1000. Auch durch Einwirkung von Formalindämpfen können halbstarre Katheter entkeimt werden, und zwar durch Einbringen der Katheter in geschlossene Gefäße, in denen einige Tabletten von Formalin liegen. Man muß nur bei dieser Art von Desinfektion die Katheter vor dem Gebrauch mit sterilem Wasser bzw. physiologischer Kochsalzlösung oder einem anderen milden Desinfektionsmittel abspülen oder abwaschen, um das Anhaften des Formalins, das die Harnröhre reizt, zu beseitigen.

Außerordentlich wichtig ist neben der Entkeimung auch die sachgemäße *Reinigung* der Katheter. Man nimmt sie am zweckmäßigsten gleich nach der Benutzung vor, weil man dann am leichtesten von dem Instrument die ihm eventuell anhaftenden Verunreinigungen (Schleim, Eiter, Blut, Gleitmittel) entfernen kann. Zu diesem Zweck wäscht man den Katheter, wenn möglich mit fließendem, heißem Wasser und Seife ab, spült bzw. spritzt ihn durch und reibt ihn gründlich ab. Nach der Reinigung muß die Oberfläche des Katheters glatt und beim Metallkatheter noch außerdem spiegelnd sein. Bei Bestehen von Rahigkeiten darf der Katheter nicht mehr benutzt werden.

Die auskochbaren Katheter werden, nachdem sie abgetrocknet sind, in verschlossene Glaskästen oder in Sterilisiertrommeln auf einer sterilen Mullschicht aufbewahrt. Um beim späteren Gebrauch langes Suchen zu vermeiden, ordne man sie im Behälter ihrer Stärke nach an. Die weiblichen Glaskatheter können auch in einer $1^0/_{00}$ Sublimat- oder $2^0/_{00}$ Oxyzyanatlösung aufbewahrt werden. Die halbstarren Seidenkatheter werden nach mehrstündiger Desinfektion in einer der ebengenannten Lösungen mit sterilen Tüchern abgetrocknet und danach wie die auskochbaren aufbewahrt

Die **Technik des Einführens** hängt von der Art des Katheters ab. Man mache sich dabei aber zur Regel, das Instrument ausschließlich an seinem Griff anzufassen, um seine Sterilität nicht versehentlich zu beeinträchtigen und dadurch Keime in die Harnblase oder Harnröhre einzuführen, was unter Umständen, besonders bei einer Harnstauung, zu einer sekundären Infektion führen kann. Wenn es ausnahmsweise erforderlich sein sollte, den Katheter am Schaft anzufassen, dann bediene man sich eines sterilen Gummihandschuhes.

Unmittelbar vor dem Einführen des Katheters muß die Harnröhrenmündung und ihre Umgebung mit einem der üblichen Desinfektionsmittel abgewischt bzw. betupft werden. Bei der Frau werden hierzu die Schamlippen mit Daumen und Zeigefinger auseinandergezogen und die Harnröhrenmündung freigelegt. Nach erfolgter Desinfektion wird bei auseinandergehaltenen Schamlippen der für Frauen angegebene kurze Metall- oder Glaskatheter eingeführt, was fast ausnahmslos ohne Schwierigkeiten gelingt. Nur bei pathologischen Prozessen im kleinen Becken, z. B. bei Tumoren, kann es zu einer Verdrängung der Harnblase kommen, wodurch der übliche Katheter entweder zu kurz wird oder wegen seiner Form und starrer

Beschaffenheit Schwierigkeiten beim Einführen bereitet. In solchem Fall wird ein NELATON- oder Seidengespinstkatheter versucht.

Beim Mann muß vor der Einführung des Katheters die Vorhaut zurückgezogen werden und dann die Harnröhrenmündung und die Eichel desinfiziert werden. Der Arzt, der zur Seite des auf dem Rücken mit gespreizten Beinen liegenden Patienten steht, hält das Glied hinter der Eichel zwischen dem 3. und 4. Finger fest und bringt mit Daumen und Zeigefinger derselben Hand die Harnröhrenmündung zum Klaffen. Dabei muß das Glied gestreckt und senkrecht zur Körperoberfläche (in Erektionsstellung) gehalten werden.

Man beginne den Eingriff stets mit einem weichen Katheter, der vor dem Eingriff ausgesucht und in erreichbare Nähe gelegt wird. Die Art des Gummikatheters richtet sich in erster Linie nach der festgestellten oder vermuteten anatomischen Veränderung am Harnapparat. Besteht eine erschwerte Harnröhrenpassage durch Prostatahypertrophie, dann nimmt man gleich von Anfang an den TIEMANN-Katheter, sonst versucht man meist erst den NELATON-Katheter einzuführen. Von einigen Urologen wird der MERCIER-Katheter dem Nelaton vorgezogen, da er dank seiner gebogenen Spitze, die beim Einführen längs der vorderen glatten Wand der Harnröhre gleitet, leicht an den Taschen und Winkeln der hinteren Harnröhrenwand vorbei kommen soll. Trotz dieses Vorzuges des MERCIER-Katheters wird von manchem namhaften Urologen der NELATON-Katheter immer noch als Standardkatheter mit Erfolg angewandt. Was die Stärke des Katheters betrifft, so wählt man einen mitteldicken Katheter (Charrière 11—18), da man mit ihm am sichersten zum Ziel kommt. Gelingt es infolge bestehender Harnröhrenverengungen nicht, ihn in die Blase einzuführen, dann nimmt man einen dünneren Katheter, dessen Stärke im Falle des Versagens noch weiter reduziert wird. Nur ausnahmsweise wird man beim Versagen eines mittleren Katheters mit einem dickeren Gummikatheter Erfolg haben, und zwar, wenn es sich um eine Taschenbildung in der Harnröhre handelt, in der sich ein Katheter von mittlerem Durchmesser verfängt, an der aber einer von größerem Durchmesser vorbeigleitet.

Vor der Einführung wird die Katheterspitze mit einem Gleitmittel bestrichen, und zwar auf die Weise, daß man das Gleitmittel aus der Tube oder aus dem Standgefäß direkt auf die Katheterspitze tropfen läßt, oder daß man das Gleitmittel auf eine sterile Mullplatte bringt, und es von dieser auf die Katheterspitze überträgt.

Beim Einführen wird der Katheter an seinem Ende von der assistierenden Person so gehalten, daß seine nach unten gerichtete Spitze etwa bis an das vom Arzt gehaltene Glied herankommt. Fehlt eine Assistenz, so kann das Halten des Katheters auch der Kranke selbst übernehmen, vorausgesetzt, daß sein Krankheitszustand und seine psychische Verfassung es zulassen. Der Arzt faßt mit einer sterilen Pinzette kurz oberhalb der Spitze den Katheter und führt ihn vorsichtig in die Harnröhrenmündung ein, worauf er ihn langsam weiterschiebt. Ist der Katheter bereits 10—12 cm tief eingeführt, dann braucht er nicht mehr gehalten zu werden, da jetzt keine Gefahr des Herausrutschens beim Verschieben der Pinzette mehr besteht. Fließt aus der Mündung des Katheters Harn heraus, dann wird das Glied mit dem Katheter in eine zwischen den Beinen bereitstehende Schale gesenkt, in der der Harn aufgefangen wird. Das Herausziehen des Katheters nach Entleerung der Harnblase bietet keine Schwierigkeiten.

Auch der halbstarre Katheter kann auf die gleiche Weise eingeführt werden, es besteht allerdings hierbei der Nachteil, daß durch die Rillen der Pinzette die an der Oberfläche befindliche Lackschicht leicht beschädigt werden kann, wodurch der Katheter unbrauchbar wird. Aus diesem Grunde ist es zweckmäßiger, den halbstarren Katheter direkt mit der Hand einzuführen. Man faßt ihn wie einen Federhalter 5—6 cm oberhalb der Spitze und führt in die Harnröhrenmündung ein. Nachdem man den Katheter fast bis zu den Fingern der führenden Hand in die Harnröhre eingeschoben hat, greift man mit dieser Hand schnell um einige Zentimeter zurück, und führt das freigewordene Katheterstück weiter ein. Man wiederholt diesen Handgriff bis der Katheter in die Blase eingetreten ist, was man am Herausfließen des Harnes erkennt. Es ist selbstverständlich, daß bei dieser Art des Vorgehens die Hände gründlich desinfiziert oder sterile Gummihandschuhe benutzt werden müssen.

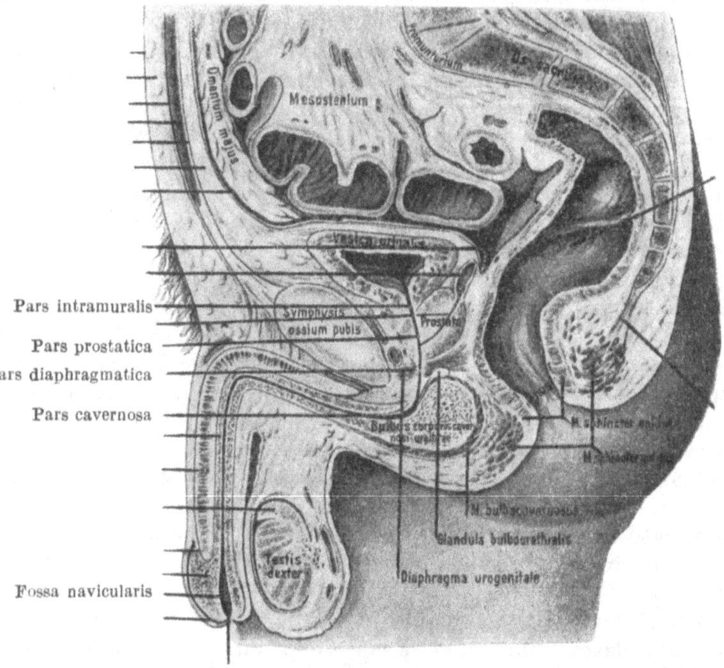

Abb. 69. Medianschnitt des männlichen Beckens (nach WALDEYER)

Stößt man beim Einführen des Katheters auf ein Hindernis, so versuche man nicht, es mit Gewalt zu überwinden, sondern ziehe den Katheter etwas zurück und schiebe ihn dann erneut ein, nachdem man seine Spitze etwas gedreht und das Glied straffer angezogen sowie seine Richtung etwas geändert hat. Gelingt es auch dann nicht, den Katheter einzuführen, so wählt man, wie bereits erwähnt, einen dünneren, und wenn auch dieser versagen sollte, dann muß eine andere Katheterart (Tiemann, Mercier) versucht werden.

Beim Auftreten von Schwierigkeiten beim Katheterisieren nehme man sich Zeit und verliere nicht die Geduld. Wiederholtes Einführen verschiedener Katheter schadet dem Kranken nicht, vorausgesetzt, daß der Eingriff jedesmal sachgemäß durchgeführt, und namentlich nicht mit Gewalt vorgegangen wird. Das Katheterisieren kann unangenehm, aber es darf nicht schmerzhaft sein.

Führen alle Versuche mit weichen und halbstarren Kathetern nicht zum Ziel, dann ist die Anwendung eines starren Katheters angezeigt.

Zur Beherrschung der Technik des Einführens eines starren Katheters ist es notwendig, die anatomischen Verhältnisse der männlichen Harnröhre genau zu kennen (s. Abb. 69). Die Länge der männlichen Harnröhre beträgt 20—25 cm, sie hängt einerseits von der individuell verschiedenen Länge und andererseits von dem Zustand des Gliedes ab. Sie wird in 4 Abschnitte unterteilt, und zwar in die pars cavernosa (von dem Orificium externum bis zum Bulbus corporis cavernosi urethrae), die pars diaphragmatica (die innerhalb des Diaphragma urogenitale verläuft und bis zur Prostata reicht), die pars prostatica (innerhalb der Prostata) und die pars intramuralis (innerhalb der Harnblasenwand). Die engste Stelle der Harnröhre stellt die pars diaphragmatica, auch Harnröhrenenge genannt, dar. Sie hat einen Umfang von etwa 1,2—1,5 cm, läßt sich aber weitgehend dehnen. Im Gegensatz

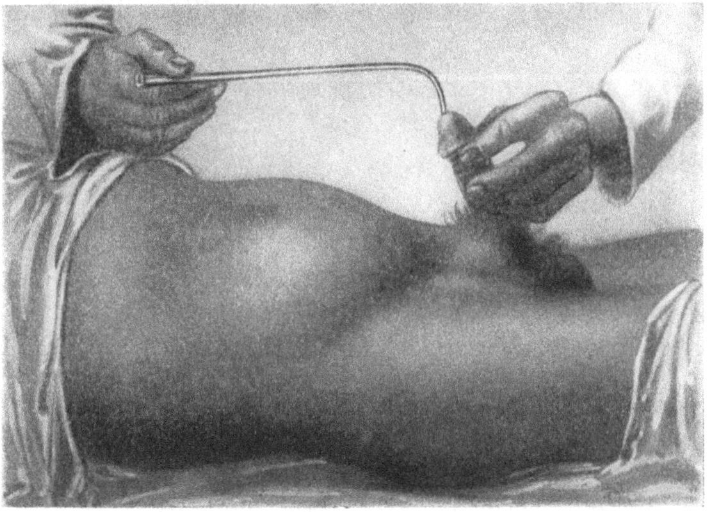

Abb. 70. Einführung eines starren Katheters 1. Phase

hierzu ist das ebenfalls enge Orificium externum nur wenig ausweitungsfähig. Die weitesten Abschnitte der Harnröhre sind bei Gesunden und jungen Personen die pars cavernosa und die pars prostatica. Die Hinterwand der pars cavernosa kurz vor dem Übergang in die pars diaphragmatica ist von dem sehr weichen und dehnungsfähigen Gewebe des Bulbus corporis cavernosi urethrae umgeben (s. Abb. 69) und läßt sich infolgedessen leicht ausweiten. Deshalb besteht beim Katheterisieren an dieser Stelle die Gefahr, daß durch den vordringenden Katheter die hintere Harnröhrenwand ausgebuchtet und bei Benutzung von ungeeigneten Instrumenten und grobem Vorgehen verletzt und sogar perforiert wird. Begünstigt wird diese Fehlleistung noch durch die an dieser Stelle bestehende Biegung der Harnröhre (s.Abb.69). Darum ist besondere Vorsicht an dieser Stelle bei Anwendung von dünnen und geraden Instrumenten (Seidengespinstkathetern) geboten.

Bei der Einführung des *starren Katheters,* die am auf dem Rücken liegenden Patienten vorgenommen wird, steht der Arzt, wenn möglich, zur linken Seite des Kranken. Mit der linken Hand faßt er, wie bereits angegeben (s. S. 140), das Glied und spreizt mit Daumen und Zeigefinger die Harnröhrenmündung, worauf er mit der rechten Hand, die den Schaft des Katheters hält, diesen an das Glied heranbringt. Nachdem die Spitze des Katheters vorsichtig in die Harnröhrenmündung eingeführt ist (s. Abb. 70) *), wird mit der linken Hand das Glied über den Katheter

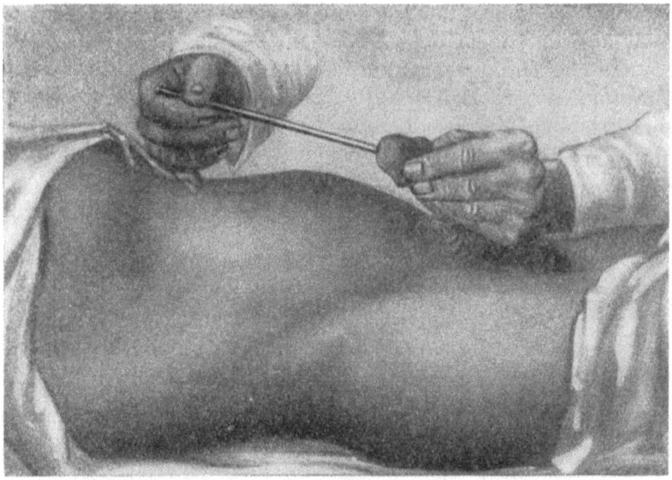

Abb 71. Einführung eines starren Katheters 2. Phase

herübergezogen (s. Abb. 71), wodurch der Katheter langsam in die Harnröhre abwärts gleitet, bis er an und unter die Symphyse gekommen ist. Durch Hochziehen

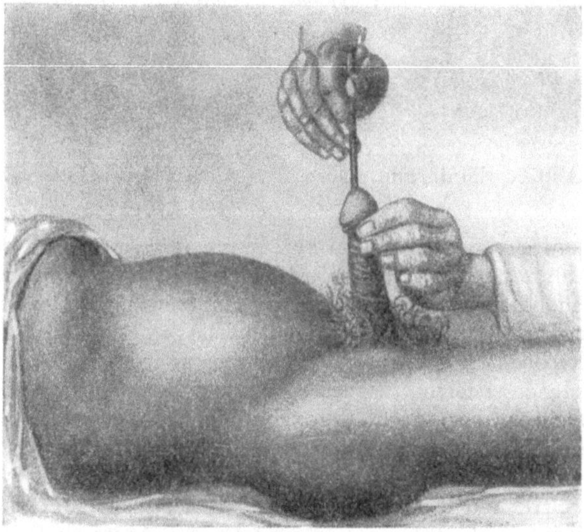

des Katheters nabelwärts kann man sich davon überzeugen, daß seine Spitze am unteren Symphysenrand liegt. Jetzt wird das Instrument in die senkrechte Lage gebracht (s. Abb. 72), wodurch der Katheter in den Bulbusabschnitt der pars

*) Abb. 70—75 sind der „Urologie des praktischen Arztes" von SCHLAGINTVEIT entnommen.

cavernosa urethrae und von da in die hintere Harnröhre geführt wird. Hat das Glied mit Katheter die senkrechte Lage erreicht, dann ist die Spitze des Katheters

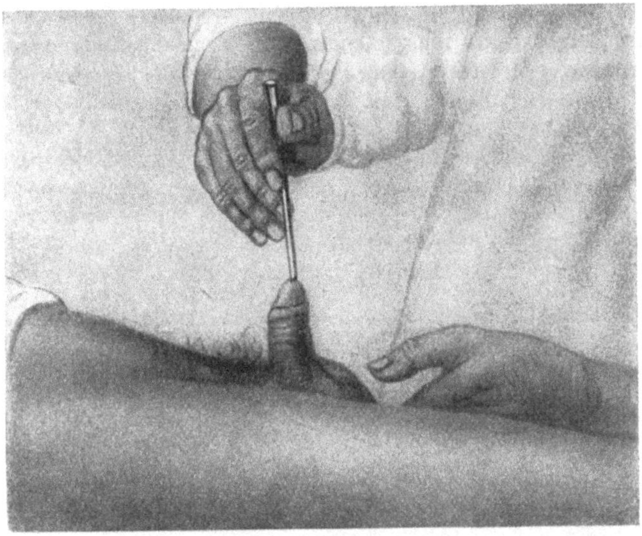

Abb. 73. Einführung eines starren Katheters 4. Phase

bis an die pars diaphragmatica vorgedrungen und befindet sich an der oben beschriebenen nachgiebigen Stelle der pars bulbosa. Um das Eindringen des Katheters

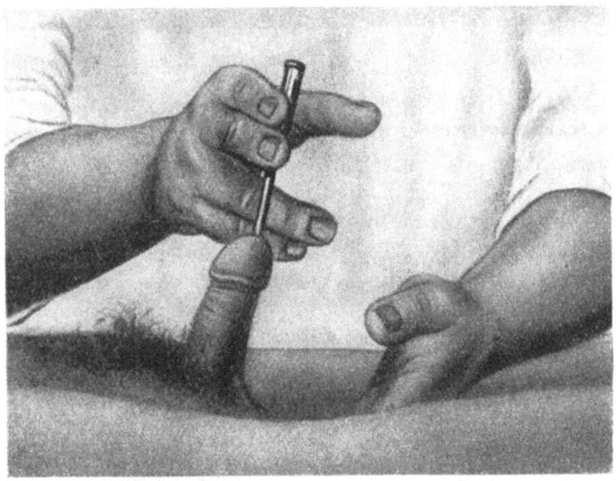

Abb. 74. Einführung eines starren Katheters 5. Phase

in den diaphragmatischen Abschnitt zu erleichtern, empfiehlt es sich, mit dem Zeigefinger der linken Hand die Katheterspitze vom Damm aus nach vorn zu drängen (s. Abb. 73). Bei weiterem Senken des Katheters (s. Abb. 74), tritt seine Spitze in den Prostataabschnitt der Harnröhre und schließlich in die Blase ein

(s. Abb. 75). Das Abfließen des Harnes in einem gleichmäßigen Strahl zeigt das Gelingen des Eingriffes an. Bei leerer Harnblase erkennt man das Eindringen des Katheters in die Harnblase daran, daß man den Katheter ohne Schwierigkeit um seine Achse drehen kann, d. h., daß die Katheterspitze frei in der Blase liegt, vorausgesetzt gewiß, daß die Blase nicht pathologisch im Sinne einer Schrumpfung oder Raumverlegung verändert ist.

Während des Einführens des Katheters ist darauf zu achten, daß die gebogene Spitze ständig nach der vorderen Harnröhrenwand gerichtet ist. Eine am Griff des Katheters angebrachte Markierung schließt jeden Zweifel über die Lage der Spitze aus. Die Entfernung des Katheters bietet keine Schwierigkeiten, sie erfolgt auf gleiche Weise wie seine Einführung, nur in umgekehrter Richtung.

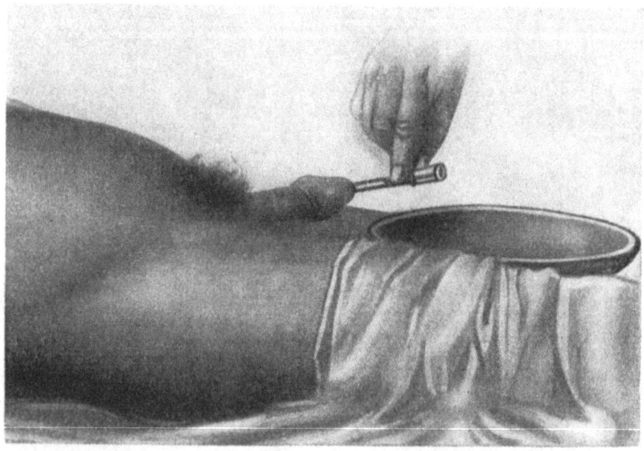

Abb. 75. Einführung eines starren Katheters. 6. Phase (Harnentleerung)

Katheterismus unter erschwerten Bedingungen

Harnröhrenveränderungen verschiedener Art, wie z. B. Entzündungen, Verletzungen, Narbenbildungen, Geschwülste und Fremdkörper können die Einführung eines Katheters sehr erschweren und manchmal sogar unmöglich machen. Nur relativ selten kommen hierfür Veränderungen, die außerhalb der Harnröhre liegen (Penisödem, starke Auftreibung des Leibes), in Frage. Unter den erstgenannten Ursachen stehen in Bezug auf Häufigkeit das Prostataadenom (Prostatahypertrophie) und die Narbenstriktur der Harnröhre an erster Stelle.

Bei der **Prostatahypertrophie** hängt die Enge der Harnröhre nicht nur von der Größe der bestehenden Adenomknoten ab, sondern auch von der Richtung, in der sie sich entwickeln. Drängen die wachsenden Adenomknoten das sie umgebende Prostatagewebe und die Prostatakapsel nach dem Mastdarm oder der Blase ab, so braucht es zunächst noch nicht zu einer Erschwerung des Harnabflusses zu kommen, selbst wenn die Prostata eine ansehnliche Größe angenommen hat. Ist die Prostatakapsel dagegen sehr straff und läßt eine Ausdehnung nach außenhin nicht zu, dann nimmt der Gewebsdruck innerhalb der Prostata selbst zu und überträgt sich auf die von ihr eingeschlossene Harnröhre. In diesem Fall treten Entleerungsstörungen, verbunden mit subjektiven Beschwerden, wie z. B. Druck in der Blase oder in der Dammgegend, häufiger Harndrang u. a. m., oft schon bei verhältnismäßig geringer und nicht einmal mit Sicherheit nachweisbarer Vergrößerung der Vorsteherdrüse auf. Auch beim Befallensein des Prostatamittellappens, der sich in das Lumen der Harnröhre vorwölbt und es dadurch verlegt, kommt es frühzeitig zu einer erschwerten Harnentleerung, ohne daß man palpatorisch eine nennenswerte Vergrößerung der Drüse feststellen könnte. Entscheidend für die Indikation zur Kathetereinführung in diesem Falle ist auch nicht die Größe und Beschaffenheit der Prostata, sondern die Art und Schwere der Klagen des Patienten und die Größe der Harnretention. Hat ein Versuch mit den auf S. 137 beschriebenen Maßnahmen nicht zum Erfolg geführt, dann muß katheterisiert werden.

Beim Katheterisieren eines Prostatikers müssen die durch Vergrößerung der Prostata bedingten Veränderungen der Harnröhre berücksichtigt werden. Sie bestehen darin, daß der innerhalb der Drüse verlaufende Teil der Harnröhre an Länge zunimmt und stärker gekrümmt ist, und daß sein Querschnitt, seitlich zusammengedrückt, eine Säbelscheidenform annimmt. Hieraus ergibt sich die Notwendigkeit, einen längeren (35—40 cm) und stärker gebogenen Katheter zu benutzen.

In der Regel versucht man zuerst einen Tiemann-Katheter Nr. 16 einzuführen. Dabei ist darauf zu achten, daß seine Spitze stets in der Mittellinie und nach oben gerichtet bleibt. Gleitet er nicht sofort in die Harnblase hinein, dann ziehe man möglichst weit das Glied über den Katheter. Gelingt es hierdurch auch nicht, den Katheter einzuführen, dann nehme man Tiemann Nr. 14. Mißlingt auch dieser Versuch, dann kann ein Tiemann Nr. 12 oder 18, bzw. gleich ein Mercier Nr. 16 genommen werden. Im Falle des Versagens versucht man mit dünneren (Nr. 14 und 12) und eventuell auch mit stärkeren (Nr. 18) Mercier-Kathetern. Gelingt der Eingriff nicht, dann kann ein halbstarrer Bicoudé-Katheter genommen werden, und wenn auch dieser versagt, dann versucht man mit starren Kathetern, und zwar zuerst mit einem dicken (Nr. 20) zum Ziel zu kommen. Führen alle diese Versuche nicht zum gewünschten Erfolg, dann wird nichts anderes übrigbleiben, um die Harnblase zu entleeren, als eine Blasenpunktion vorzunehmen (s. S. 155).

Bei allen diesen Versuchen darf keine Gewalt angewandt werden, da sonst, besonders bei Anwendung von dünnen halbstarren oder starren Instrumenten, schwere Verletzungen verursacht werden können. Stößt der Katheter auf ein Hindernis, so ziehe man ihn um ½—1 cm zurück, und schiebe unter leichtem Seitwärtsdrehen die Spitze wieder ein. Beim starren Katheter kommt es besonders darauf an, das Glied soweit als möglich über den Katheter zu ziehen. Erst dann soll man den Katheter aus seiner parallel zur vorderen Bauchwand gerichteten Lage in die Senkrechte bringen, um ihn dann weiter nach abwärts bis zwischen die Oberschenkel des Patienten zu senken.

Nach gelungenem Katheterismus ist zweierlei zu entscheiden: erstens ob der ganze Inhalt der Blase zu entleeren ist und zweitens, ob der Katheter nach der Entleerung entfernt oder liegengelassen werden soll. Die erste Entscheidung hängt davon ab, ob es sich um eine akute oder chronische Harnverhaltung handelt, denn im ersten Fall wird man eine vollständige Entleerung der Harnblase vornehmen, dagegen im zweiten Fall sich mit einer teilweisen begnügen müssen.

Es ist dringend davor zu warnen, eine chronisch überdehnte Harnblase durch vollständige Entleerung ihres Inhaltes zum Zusammenfallen zu bringen. Solche Harnblase hat infolge der lange Zeit bestandenen Überdehnung ihre Retraktionsfähigkeit weitgehend eingebüßt, sie kann sich nur sehr unvollkommen zusammenziehen und wirkt infolgedessen nach der Harnentleerung als großer, schlaffer Sack, in den leicht eine Blutung aus den überdehnten und durchlässig gewordenen Gefäßen stattfinden kann (Blutung ex vacuo). Der plötzliche Fortfall des hohen hydrostatischen Druckes in der Harnblase führt zu einer beträchtlichen Erweiterung der Blasenwandgefäße, was bei der bestehenden Gefäßschädigung zu mikroskopischen (per diapedesin) sowie makroskopischen (durch Gefäßeinrisse) Blutungen führen kann. Auch Störungen der Nierensekretion, gelegentlich ernster Natur, können die Folge solch einer plötzlichen Druckverminderung in der Harnblase sein.

Die Frage, ob man bei einem Prostatiker nach dem ersten Katheterisieren den Katheter entfernen oder liegen lassen soll, läßt sich nicht schematisch beantworten. Die Entscheidung muß von Fall zu Fall unter Berücksichtigung der verschiedenen Umstände (Dauer der Harnverhaltung, Art und Dauer der Beschwerden, Beschaffenheit der Vorsteherdrüse, Füllungszustand der Harnblase, Alter des Patienten) und namentlich auch der beim Eingriff aufgewandten Mühe, getroffen werden. Näheres Eingehen auf diese Frage überschreitet den Rahmen dieser Abhandlung sowie den Bedarf eines Nichtfachmannes. Soviel sei nur noch als Richtlinie gesagt: ist die Harnverhaltung akuter Art und die Einführung des Katheters verhältnismäßig leicht gewesen, dann entferne man nach der Entleerung der Blase den Katheter, bei chronischer Harnverhaltung dagegen und besonders bei schwierigem Kathetherismus lasse man den Katheter am besten liegen (Technik des Dauerkatheters s. S. 149).

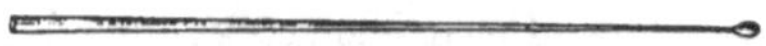

Abb. 76. GÜNZ-Sonde

Die im Anschluß an den erfolgten Katheterismus notwendige Therapie des Prostataleidens und der damit verbundenen Blasenstörungen ist im Interesse des Kranken einem Facharzt zu übertragen. Sollte dieses aus irgend welchen Gründen nicht möglich oder umständlich sein, dann ziehe man ihn mindestens zu Rate, um die Therapie von ihm festlegen und überwachen zu lassen.

Besteht eine durch **Harnröhrenstriktur** bedingte Harnverhaltung, die einen Katheterismus notwendig macht, dann kann mit einem halbstarren Katheter Nr. 10—14 versucht werden, die Enge zu überwinden und den Harn zu entleeren. Selbstverständlich muß äußerst vorsichtig vorgegangen und keine Gewalt angewandt werden, da die Gefahr besteht, durch Verletzung oder allein schon durch zu starke mechanische Reizung der Schleimhaut im Bereiche der Striktur einen vollständigen Harnröhrenverschluß herbeizuführen. Aus diesem Grunde darf auch ein starrer Katheter nicht benutzt werden. Gelingt das Katheterisieren mit halbstarren Kathetern der angegebenen Größen nicht, dann verliere man nicht lange Zeit mit diesen Versuchen, sondern gehe über zu den filiformen GÜNZ-Sonden Nr. 10—14, die biegsam sind und an der Spitze eine knopfförmige Verdickung haben (s. Abb. 76). Man führt eine solche Sonde bis zur Harnröhrenenge ein und tastet sich dann unter leichtem Drehen und eventuell auch Zurückziehen der Sonde langsam vorwärts, bis man an der Verengung vorbeigekommen ist. Sollte auch dieses Verfahren nicht zum Ziele führen, dann wende man die sog. *Büschel- oder Bündelmethode* an, bei der mehrere filiforme Sonden gleichzeitig unter starker Anspannung des Gliedes in die Harnröhre eingeführt werden. Man schiebt dann abwechselnd die einzelnen Sonden vorsichtig tiefer bis zur Strikturstelle, wobei sich einige Sonden in den bestehenden Taschen und Buchten verfangen, dadurch diese „falschen Wege“ verlegen und damit einer Sonde den richtigen Weg zu finden helfen (s. Abb. 77).

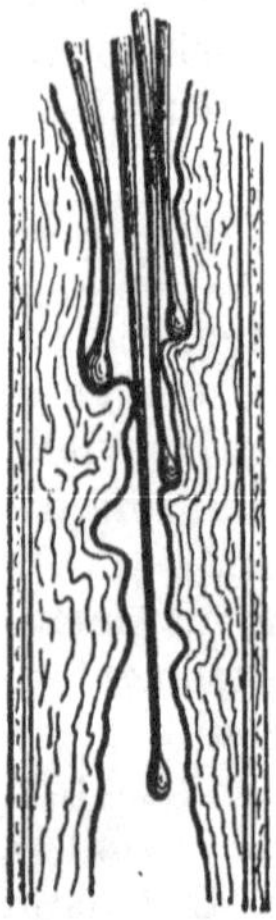

Abb. 77. Schema einer Harnröhrensondierung nach der Bündelmethode

Ist es gelungen, eine Sonde an der Striktur vorbei zu bringen und sie in die Harnblase einzuführen, so läßt man sie zunächst liegen und zwar mindestens einige Stunden. Für den Abfluß des Harnes ist insofern vorerst gesorgt, als er neben der Sonde abtropft. War das Einführen der Sonde verhältnismäßig leicht, dann kann man sie gleich wieder entfernen und den Patienten auffordern, Harn zu lassen, was nicht selten gelingt. Ist der Patient nach dem Herausziehen der Sonde nicht imstande zu urinieren, dann kann dieselbe Sonde wieder eingeführt und liegen gelassen werden, es kann aber auch versucht werden, eine stärkere Sonde einzuführen, um zu prüfen, ob die Striktur dehnbar ist. Wenn es der Fall ist, dann kann durch Einführen stärkerer Sonden gleich die Dehnung vorgenommen werden. Erweist sich die Striktur als nicht nachgiebig, dann führt man die zuerst verwendete filiforme Sonde ein. Günstig ist es, falls man im Besitz dieser Instrumente ist, eine filiforme Sonde mit Gewinde (nach Lefort) zu verwenden, an die man einen stricknadelstarken Katheter anschraubt, ihn darauf in die Blase einführt und den Harn abläßt.

Bleiben alle beschriebenen Versuche erfolglos, und ist der Zustand des Kranken derart, daß eine Überweisung an einen Facharzt oder eine Klinik nicht in Frage kommt, sondern sofortige Abhilfe geschaffen werden muß, dann ist die suprasymphysäre Punktion (der Blasenstich) angezeigt (s. S. 155). Sie behebt sofort den für den Kranken unerträglichen Zustand und hat nicht selten auch einen günstigen Einfluß auf den objektiven Befund, indem die Schwellung an der Strikturstelle zurückgeht und die Sondierung schon am folgenden Tage möglich wird.

Aber auch nach Gelingen des Katheterismus oder der Sondierung mit darauffolgender spontaner Harnentleerung darf nicht vergessen werden, daß die eigentliche Ursache des Harnverhaltens — die Striktur — nicht beseitigt worden ist, und daß die soeben behobene Blasenstörung jederzeit, vielleicht schon am nächsten Tage wieder auftreten kann. Darauf und auf die Notwendigkeit einer konsequenten Behandlung muß der Patient mit allem Nachdruck hingewiesen werden. Auf welche Weise, durch Bougieren oder durch einen operativen Eingriff, man am besten zum Ziele kommt, hängt von der Beschaffenheit der Striktur ab. Ist sie dehnbar, dann kann durch regelmäßiges über lange Zeit (meist über Jahre) fortgesetztes Bougieren ein voller Erfolg erzielt werden. Wichtig ist es, die Behandlung planmäßig und ohne Unterbrechung durchzuführen.

Das Verfahren selbst ist einfach und besteht darin, daß man durch Einführen immer stärkerer Sonden die Harnröhrenstriktur möglichst bis zur normalen Harnröhrenweite dehnt und dann durch Sondierung mit der stärksten Sonde in regelmäßigen Zeitabständen den erreichten Zustand aufrecht erhält.

Die *Technik der Einführung* der Bougies oder Sonden ist ähnlich der bei Anwendung halbstarrer Katheter, nur mit dem Unterschied, daß die Bougies nicht in die Blase, sondern nur über die Verengung hinaus eingeführt werden müssen. Daß, um Verletzungen zu vermeiden, das Bougieren mit leichter Hand ohne Gewaltanwendung ausgeführt werden muß, braucht nach dem bereits Gesagten nicht besonders hervorgehoben zu werden.

Bei Verengung der äußeren Harnröhrenmündung, die so hochgradig ist, daß die Einführung eines Katheters oder eines anderen Instrumentes von einer bestimmten Stärke nicht möglich ist, wird man mit konservativen Methoden, wie z. B. Bougieren, meist nicht zum Ziel kommen, da das Gewebe an dieser Stelle nicht elastisch ist. Man verliere deswegen nicht unnötig Zeit mit Dehnungsversuchen, sondern spalte den engen Ring, indem man ihn mit einer Schere in Richtung auf das Bändchen durchschneide. Meist reicht ein Einschnitt von 0,3—0,5 cm völlig aus. In manchen Fällen setzt sich aber die Enge auf eine Strecke von 3—4 cm in die Harnröhre fort, was mit einer Knopfsonde gleich nach der Spaltung festgestellt werden kann. Eine größere Blutung tritt bei diesem kleinen Eingriff nicht ein, vorausgesetzt, daß man genau in der Mittellinie spaltet. Eine besondere Versorgung der Wunde ist nicht erforderlich, es genügt etwas Mull auf die Gliedspitze zu legen und mit einem Bändchen zu fixieren. Allerdings wird es zur Vermeidung eines Rezidivs notwendig sein, nach dem Eingriff einige Zeit lang die Einschnittstelle und die vordere Harnröhre durch einen geeigneten konischen Metallstift zu dehnen, bis sich die Schnittwunde überhäutet hat.

Die Anwendung des Dauerkatheters

Dieses Verfahren ist angezeigt bei allen Fällen, die häufig katheterisiert werden müssen und bei denen die Einführung des Katheters mit Schwierigkeiten verbunden ist. Zu dieser Gruppe gehören in erster Linie die Prostatiker mit Harnverhaltung und Kranke mit hochgradigen Harn-

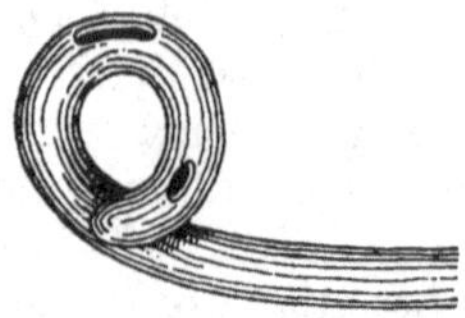

Abb. 78. Schnecken-Katheter

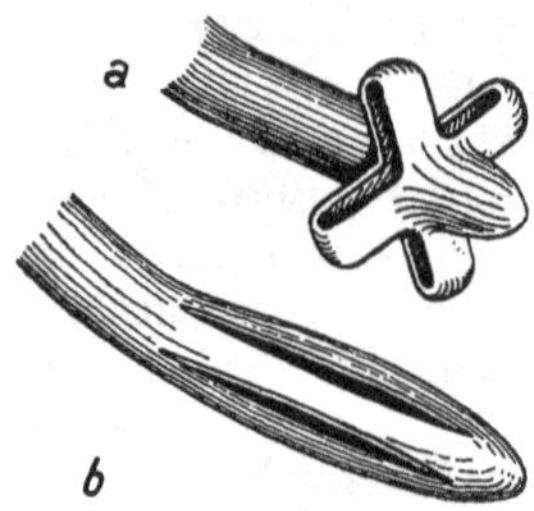

Abb. 79. PEZZER-Katheter
a nach der Einführung ohne Mandrin
b bei der Einführung mit Mandrin

röhrenstrikturen. Außerdem kommen für die Anwendung eines Dauerkatheters schwere, chronische Blasenentzündungen mit Entleerungsstörungen, wie sie z. B. nicht selten bei Krankheiten des Zentralnervensystems beobachtet werden, in Betracht. Hier soll durch ständigen Abfluß des Harnes die aufsteigende Infektion der Harnwege mit Übergang in eine allgemeine Infektion vermieden und gleichzeitig eine schnellere Heilung der Blasenentzündung herbeigeführt werden. Schließlich kommt der Dauerkatheter nach bestimmten Operationen im Bereiche der Harnblase in Betracht.

Als Dauerkatheter eignen sich am besten weiche Gummikatheter, da man mit ihnen den geringsten Schaden anrichten kann. Nur ausnahmsweise, wenn sich ein weicher Katheter nicht einführen läßt, kann ein halbstarrer Katheter verwendet werden. Starre Katheter sind für diesen Zweck ungeeignet. Von den weichen Kathetern ist der besonders geeignet, der sich am leichtesten einführen läßt. Erfahrungsgemäß ist es bei der Prostatahypertrophie der TIEMANN-Katheter, bei anderen Krankheitsfällen können es der Nelaton oder der Mercier sein. Bei der Wahl des Dauerkatheters achte man darauf, daß er nicht zu dick ist und sich leicht in der Harnröhre bewegen läßt, da bei zu starkem Katheter nach längerem Liegen Dekubitalgeschwüre entstehen können.

Als Dauerkatheter namentlich für Frauen eignen sich einige Spezialkatheter, wie z. B. der sog. Schneckenkatheter und der PEZZER-Katheter (s. Abb. 78 und 79a). Die besondere Form ihrer Spitze (spiralig beim ersten und kreuzförmig beim zweiten) verhindern oder erschweren mindestens ihr Herausrutschen aus der Harnblase, ohne daß irgendwelche Haltevorrichtungen notwendig wären. Zur Einführung dieser beiden Katheterarten in die Harnblase benutzt man einen eigens dafür konstruierten Mandrin (s. Abb. 80), der beim Eindringen in die Katheterspitze ihre eigentümliche Form in die eines gewöhnlichen Katheters verwandelt (s. Abb. 79b). Nach dem Einführen des Katheters in die Blase wird der Mandrin entfernt, wodurch der Katheter seine ursprüngliche Form wieder annimmt.

Für das Einführen der sonst üblichen Katheter gelten die bereits früher angegebenen Richtlinien. Man führe aber den Katheter nur so tief ein, als es notwendig ist, um einen ständigen Abfluß des Harnes zu gewährleisten, d. h., bis das Katheterfenster sich richtig in der Blase befindet. Tieferes Einführen verursacht nicht selten schmerzhafte Reizerscheinungen an der Blase, die den Erfolg beeinträchtigen.

Eine besondere Technik erfordert die kunstgerechte **Befestigung des Katheters,** für die verschiedene Modifikationen angegeben sind. Das einfachste Verfahren besteht darin, daß man zwei Leukoplaststreifen direkt vor der Harnröhrenmündung um den Katheter schlingt und ihre freien Enden an dem Glied, und zwar zwei seitlich, die beiden anderen oben und unten befestigt. Zur Sicherung der Haltefähigkeit kann man diese Längsstreifen durch spiralig gelegte Leukoplaststreifen fixieren. Ringförmiges Anlegen von Leukoplaststreifen um das Glied ist nicht statthaft, da

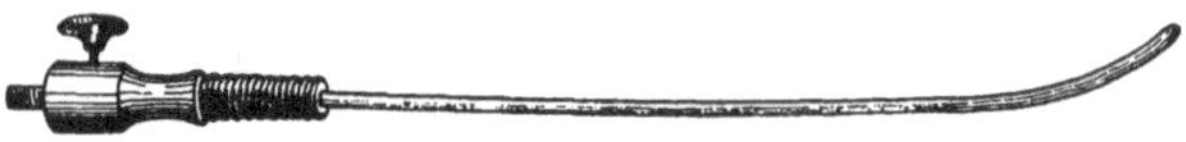

Abb. 80. Mandrin des Dauerkatheters

hierdurch Stauungen, die zur Erektion führen können, nicht selten auftreten. Der Nachteil der angegebenen Befestigungsart besteht darin, daß man die Lage des Katheters nur ändern kann, wenn man alle Befestigungen wieder entfernt. Geringe Änderungen der Katheterlage werden aber gelegentlich beim Stocken des Harnabflusses notwendig sein, wobei oft schon leichtes Drehen der Katheterspitze oder geringe Verschiebungen des Katheters in Längsrichtung genügen, um seine Funktion wieder herzustellen. Diese Möglichkeiten bestehen bei Anwendung der von ESCAT angegebenen Haltevorrichtung, die im Handel erhältlich ist. Dieser Halter (s. Abb. 81), der seiner Form nach an einen Maulkorb erinnert, ist aus Gummi hergestellt und auskochbar. Er besteht aus vier kreuzförmig angeordneten Streifen, die in einer Längsrichtung umgebogen und an ihrem freien Ende durch einen ringförmigen Streifen verbunden sind. Das Zentrum des Kreuzes hat eine Öffnung, durch die ein Katheter eingeführt wird, der gleichzeitig durch eine sich innerhalb des Halters befindliche runde Scheibe durchgeht. Vor dem Einführen des Katheters wird der Halter nahe seinem Griff angebracht, um nach dem Einführen des Katheters durch Herüberstülpen über die Eichel den Katheter in seiner Lage zu fixieren. Durch Verschieben des Katheters einerseits und der Gummischeibe, die den Katheter festhält, anderseits kann die jeweils erforderliche Lage des Katheters erzielt werden. Durch einfaches Durchziehen des einen Endes des ringförmigen Streifens durch eine der Öffnungen des anderen Endes (s. Abb. 81a), wird der Halter hinter der Eichel fixiert. Bei dieser Haltevorrichtung kann der Katheter jederzeit mit Leichtigkeit in seiner Lage verändert werden, im Bedarfsfalle kann er aber genau so leicht, zusammen mit dem Halter, durch den Patienten selbst entfernt werden.

Ein richtig funktionierender Dauerkatheter muß nach Entleerung der Harnblase entweder dauernd tropfen oder mit kleinen Pausen bis zu einer halben Minute, die jedesmal nach Entleerung von einigen Tropfen eintreten. Dieses intermittierende Tropfen ist das Zeichen einer vollständig entleerten Harnblase, aus der jeder Tropfen sofort nach seinem Abfluß aus dem Harnleiter durch den Katheter nach außen geleitet wird.

Bei Frauen wird ein Dauerkatheter, falls kein Spezialkatheter (Pezzer- oder Schneckenkatheter) zur Verfügung steht, mit langen Leukoplaststreifen an den Oberschenkeln oder in der Leistengegend befestigt.

Bei bettlägerigen Patienten wird der Harn in eine zwischen den Beinen liegende Harnflasche („Ente") abgeleitet, wobei der Katheter, wenn er lang genug ist, direkt in den Flaschenhals eingeführt oder bei unzureichender Länge durch ein Glaszwischenstück und Gummischlauch verlängert wird. Sollte die Harnflasche auf die Dauer dem Kranken lästig sein, dann kann neben dem Bett ein geeignetes Gefäß aufgestellt werden, in das der Harn durch einen Verlängerungsschlauch abgeleitet wird. Es empfiehlt sich, in das Auffanggefäß eine bestimmte Menge einer desinfizierenden Flüssigkeit (Sublimatlösung, Hydrarg. Oxyzyanatlösung) hineinzugeben.

Je nach der Indikation kann eine möglichst vollständige und dauernde Entleerung der Harnblase durch fortlaufenden Harnabfluß oder ein Wechsel zwischen Füllung und Entleerung wie bei normaler Funktion der Harnblase angestrebt werden. Es ist verständlich, daß im ersten Fall für einen ungestörten Ablauf des Harnes durch den Katheter gesorgt und jede Stockung nach Möglichkeit sofort beseitigt werden muß, und daß im zweiten Fall durch kürzer oder länger dauernden Verschluß des Katheters der Harnblase die Möglichkeit gegeben wird, sich zu füllen und damit ihre physiologische Funktion wieder zu erlangen. Zum Verschluß des Katheters kann man eine Klemme oder einen Glas- bzw. einen Holzstopfen, die sich leicht desinfizieren lassen, und die besonders für Aufpatienten in Frage kommen, verwenden.

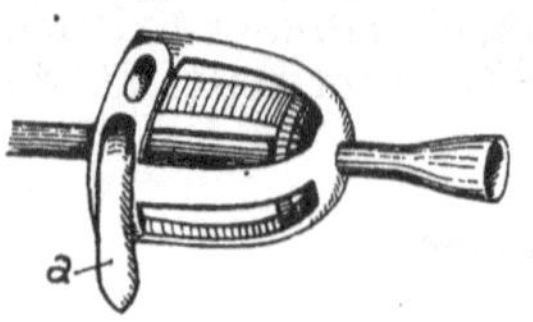

Abb. 81.
Halter des Dauerkatheters

Der richtig liegende und funktionierende Dauerkatheter darf beim Kranken keinerlei Beschwerden auslösen. Er wird von den meisten Patienten gleich von Anfang an als wohltuend und nur in Ausnahmefällen als lästig empfunden, und man kann schon auf Grund dieser Frühreaktion entscheiden, ob die Anwendung eines Dauerkatheters bei einem Patienten Erfolg verspricht oder nicht.

Die bei Anwendung eines Dauerkatheters notwendige Wartung des Kranken besteht in der Hauptsache in einem **regelmäßigen Wechsel des Katheters, der alle 2 bis 3mal 24 Stunden vorgenommen werden muß.** Nach Entfernung des Katheters werden Harnröhre und Harnblase mit einer indifferenten Lösung (physiolog. NaCl) oder milder Desinfektionslösung (3%ige Borlösung) ausgespült und ein neuer Katheter wieder eingeführt. Muß derselbe Katheter wieder eingeführt werden, dann wird er sorgfältig mit fließendem Wasser innen und außen gereinigt und anschließend desinfiziert. Nach einiger Behandlungszeit braucht das Wiedereinführen des Katheters nicht sofort zu erfolgen, man kann einige Stunden (bis zu einem halben Tag) damit warten, wobei man allerdings auf die Reaktion der Harnblase achten muß. Bei eintretendem Harndrang muß der Katheter sofort wieder eingeführt werden, falls eine Spontanentleerung noch nicht möglich ist, da sonst eine Verschlimmerung des Leidens wieder auftreten kann.

Tägliches Spülen des Dauerkatheters und der Blase ist zur Vermeidung einer Katheterverstopfung und zur Reinigung der Blase

angezeigt. Bei dieser Gelegenheit prüft man auch die Kapazität der Harnblase, die bei günstiger Wirkung der Katheterbehandlung im Laufe der Zeit ständig zunehmen muß. Hat die Blasenkapazität 250—300 ccm erreicht, dann kann der Dauerkatheter in den meisten Fällen entfernt werden, um, wenn es noch nötig sein sollte, durch gelegentliches Katheterisieren ersetzt zu werden.

Die Entfernung des Katheters bietet keine Schwierigkeiten, vorausgesetzt die genaue Einhaltung der gegebenen Vorschriften. Nur wenn der Katheter zu lange liegen gelassen wird oder die Blase bei stark zersetztem Harn nicht regelmäßig gespült wird, kann es zur Salzablagerung (Inkrustierung) am Katheter kommen, was seine Entfernung schmerzhaft macht, und gelegentlich sogar zu Verletzungen der Harnröhre führt.

Bei der Entfernung der oben erwähnten Spezialkatheter wird im Gegensatz zu ihrer Einführung kein Mandrin angewandt, sondern sie werden durch mehr oder weniger starken Zug am Griff aus der Blase herausbefördert.

Gefahren und Schäden beim Katheterismus

Die Hauptgefahren, die bei Anwendung eines Katheters bestehen, besonders wenn seine Einführung mit Schwierigkeiten verbunden ist, sind Verletzungen der Harnröhre und Infektion der Harnwege.

Eine *Verletzung der Harnröhre* erfolgt unter physiologischen Verhältnissen am häufigsten an der engen pars diaphragmatica oder im Bereiche von Taschen, besonders der Lacuna magna, die sich am hinteren Ende der fossa navicularis befindet (s. Abb. 69). Bei pathologischen Prozessen besteht diese Gefahr an den durch den Krankheitsprozeß verursachten Harnröhrenverengungen, wie z. B. im Bereiche der Prostata bei einer Prostatahypertrophie oder des Hindernisses bei einer Harnröhrenstriktur. Durch gewaltsames Vorgehen besonders bei Anwendung von dünnen, spitzen, halbstarren oder starren Kathetern kann es vorkommen, daß der Katheter die Schleimhaut einreißt und unter Umständen sich sogar einen falschen Weg in das paraurethrale Gewebe bohrt. Abgesehen von den Beschwerden, die durch diesen Schaden entstehen, besteht noch die damit verbundene Gefahr der Harninfiltration und der Sekundärinfektion der Umgebung mit drohender Allgemeininfektion. Als Zeichen einer Verletzung der Harnröhrenschleimhaut muß das Auftreten eines stärkeren Schmerzes während der Kathetereinführung und einer stärkeren Blutung im Anschluß an den Eingriff angesehen werden. Dagegen sind kleine schmerzlose Blutungen bei Bestehen von Harnröhrenverengungen verschiedener Genese, auch bei Anwendung von weichen Kathetern, keine Seltenheit. Wenn sie auch meist belanglos sind, so sollte man doch nicht übersehen, daß auch kleine Verletzungen gelegentlich zu Infektionspforten werden können.

Die einzige Möglichkeit, einen Schaden zu vermeiden, ist die genaue Befolgung der für den Katheterismus angegebenen Vorschriften, und dazu gehört in erster Linie die Vermeidung jeder Gewaltanwendung. Gelingt trotz mehrfacher vorsichtiger Versuche mit verschiedenen Kathetern nicht die Einführung, so schicke man den Kranken zu einem Facharzt oder wende in dringenden Fällen, die keinen Aufschub dulden, eine Blasenpunktion an.

Eine Infektion der Harnblase und eine von da aufsteigende Infektion der Nierenbecken kann durch Verwendung unsteriler Instrumente entstehen. Daß dieses als grober Kunstfehler anzusehen ist, der nur bei Nichtbeachtung der Vorschriften über Reinigung und Desinfektion vorkommen kann, ist selbstverständlich. Gelegentlich kommt es aber auch zu einer fieberhaften Reaktion — dem sogenannten Katheterfieber, ohne daß irgendwelche Verfehlungen bei der Vorbereitung oder

Ausführung des Eingriffes vorgekommen wären. Es ist anzunehmen, daß diese Infektionen durch Einschleppen von Keimen aus der Harnröhre in die Harnblase oder durch kleine, durch das Instrument gesetzte Verletzungen in das paraurethrale Gewebe zustande kommen. Der plötzlich auftretende Krankheitszustand, der mit allgemeinem Unbehagen, Fieber, gelegentlich auch mit einer Zystitis einhergeht und durch einen Schüttelfrost eingeleitet werden kann, hält zum Glück meist nur kurze Zeit (ein bis wenige Tage) an. Wesentlich gefährlicher kann solch eine Katheterinfektion bei einem Prostatiker in Erscheinung treten. Trotz einwandfrei und leicht durchgeführtem Katheterismus kann es hier zu einer schweren Blasenentzündung kommen, die auf Nebenhoden und Hoden übergreifen und wochenlang anhalten kann.

Mit Rücksicht auf diese Infektionsgefahr empfiehlt es sich, im Anschluß an den Eingriff, besonders wenn er mit Schwierigkeiten verbunden war, dem Patienten ein Harndesinfiziens (Hexamethylentetramin, Salol, Arctuvan, Fol. uvae ursi) zu verabreichen. Beim Auftreten der ersten Zeichen einer Infektion oder Blasenentzündung wird man gut tun, sofort Sulfonamide anzuwenden.

Neben der Infektionsgefahr besteht bei einem Prostatiker nach dem ersten Katheterisieren noch die Gefahr des Verlustes der Fähigkeit, spontan zu urinieren. Das Auftreten dieser beim Prostatiker möglichen Komplikation ist besonders unangenehm, wenn der Patient bis dahin sich relativ wohl gefühlt und klaren Urin abgesondert hat. Darum sollte man vor dem Katheterisieren den Kranken schonend auf die Möglichkeit solcher Nachwirkungen, wenn sie auch relativ selten sind, hinweisen.

Bei Anwendung eines Dauerkatheters können Schäden, unter Umständen recht schwerer Natur, entstehen, wenn der Katheter zu lange ohne gewechselt zu werden, liegengelassen wird. Dadurch können Dekubitalgeschwüre der Harnröhre auftreten, die in der Folgezeit in strikturierende Narben übergehen, wodurch schwere Störungen der Harnentleerung verursacht werden. In seltenen Fällen kann es sogar zu einer Schrumpfblase kommen, die infolge der Wandstarre ihr Kontraktionsvermögen völlig einbüßt und sich in kurzen, regelmäßigen Zeitabständen entleert. Der Entstehung solcher Komplikationen kann man vorbeugen, wenn man den Dauerkatheter regelmäßig, den Vorschriften entsprechend, wechselt. Der bei Anwendung des Dauerkatheters auftretende Urethralausfluß ist eine nahezu regelmäßige, aber belanglose Begleiterscheinung, die nach endgültiger Entfernung des Katheters meist von selbst wieder verschwindet.

Die Blasenspülung

Dieses Verfahren findet meist Anwendung bei chronischen Entzündungen der Blasenschleimhaut, entweder beim Versagen der oralen oder auch parenteralen Therapie oder als unterstützendes Verfahren zur Beschleunigung der Wirkung der anderen Verfahren. Bei akuten Blasenentzündungen ist die Blasenspülung nicht zu empfehlen, da sie keine besonders günstige Wirkung auf den Krankheitsprozeß ausübt, dafür aber oft als unangenehm und schmerzhaft vom Kranken empfunden wird. Bei Anwendung der Blasenspülung ist neben der chemischen Wirkung der Spülflüssigkeit auf die Blasenschleimhaut und die Krankheitserreger auch der mechanischen Wirkung der Flüssigkeitsmasse auf die Blasenwand eine therapeutische Bedeutung beizumessen. Abgesehen von der reinigenden Wirkung der Spülflüssigkeit, kommt ihrem Dehnungsdruck auf die Blasenwand ein günstiger therapeutischer Einfluß auf die bei chronischen Blasenentzündungen auftretende Wandstarre zu. Selbstverständlich muß die Dosierung des Dehnungsdruckes, mit anderen Worten, die Menge der Spülflüssigkeit individuell dem Krankheitsprozeß angepaßt werden, da sonst der günstige therapeutische Effekt ins Gegenteil verwandelt werden kann. (Näheres hierüber siehe weiter unten).

Zur Spülung braucht man außer einem geeigneten Katheter einen Flüssigkeitsbehälter und eventuell einen Verbindungsschlauch. Der Katheter soll nach Möglichkeit weit sein, um durch die unter Umständen in der Blase vorhandenen Blut- und Fibringerinnsel nicht verstopft zu werden, sein Durchmesser muß aber so gewählt werden, daß seine Einführung ohne Schwierigkeiten und namentlich ohne Schmerzen möglich ist. Die Wahl der Katheterart richtet sich nach den bereits dargelegten, für den Katheterismus geltenden Vorschriften, wobei selbstverständlich der weiche Katheter in jedem Fall den Vorzug hat. Als Flüssigkeitsbehälter kommt entweder eine 100—150 ccm fassende Spritze, aus Glas oder Metall, mit einem in den Katheter hineinpassenden konischen Ansatzstück, oder ein 300 ccm fassender Glastrichter bzw. eine gleichgroße Bürette, wie sie zur Infusion (s. Abb. 10) benutzt wird, in Betracht. Bei Anwendung eines Trichters oder einer Bürette ist ein etwa 50 cm langer Verbindungsschlauch erforderlich, der an den Katheter angeschlossen wird, und zwar bei einem weichen durch ein Glaszwischenstück, bei einem starren, indem man den Schlauch über den Kathetergriff stülpt. Die Luft muß aus dem Schlauch, bevor er an den Katheter angeschlossen wird, entfernt werden. Werden Flüssigkeitsmengen von mehr als 150 ccm (Fassungsvermögen der Spritze) angewandt, so empfiehlt es sich, die Spülung mit einem Trichter oder einer Bürette auszuführen. Kommen Mengen von unter 100 ccm in Frage, dann ist die Spritze praktischer. Beim Fehlen derselben kann man sich mit einem kleineren Trichter und dünneren sowie kürzeren Verbindungsschlauch helfen.

Als Spülflüssigkeit kommen verschiedene Lösungen, je nach Art und Schwere der Erkrankung in Frage; die gebräuchlichsten sind: 3%ige Borsäurelösung, 2%ige Kollargollösung, 2- bis 5%ige Targesinlösung, 1‰ bis 1%ige Silbernitratlösung, sowie Lösungen von Hydrarg. oxycyanat (1:4000), Rivanol (1:3000—5000) und von Sulfonamiden (1:1000).

Die Spülung beginnt mit der Einführung des Katheters und restloser Entfernung des Harnes aus der Blase. Danach wird die Toleranz der Blase, d. h. die Flüssigkeitsmenge, die, ohne schmerzhaften Harndrang auszulösen, in die Blase eingeführt werden kann, bestimmt. Ist sie größer als das Fassungsvermögen der Spritze, dann nimmt man den Trichter oder die Bürette, sonst spült man mit der Spritze weiter.

Bei guter Blasentoleranz wendet man 200—300 ccm Spülflüssigkeit, die selbstverständlich keimfrei, wie auch das ganze Gerät, und auf Körpertemperatur erwärmt sein muß, an. Nach einer Verweildauer von 1—2 Minuten wird die Flüssigkeit wieder entleert, und zwar bei Anwendung des Trichters bzw. der Bürette, entweder durch Senken derselben, um einen Rückfluß zu erzielen oder durch Abnahme des Verbindungsschlauches vom Katheter und Ablaufenlassen des Blaseninhaltes. Vor der Lösung des Verbindungsstückes vergesse man nicht den Schlauch abzuklemmen, um ein Eindringen von Luft zu vermeiden. Man wiederholt die Spülung in der Regel noch zweimal; nur ausnahmsweise, bei sehr trübem Harn, wird es ratsam sein, mehrere Male zu spülen. Bei Anwendung von bakteriziden oder bakteriostatischen Lösungen ist es üblich, bei der letzten Spülung einen Teil der Flüssigkeit in der Blase zurückzulassen, um dadurch eine Nachwirkung zu erzielen. Mengen von über 50 ccm sollte man, besonders wenn Restharn vorhanden ist, in der Blase nicht zurücklassen. Bei geringer Blasentoleranz versuche man nicht, größere Mengen von Spülflüssigkeit, als vertragen werden, in die Blase einzuführen. Auf solch ein gewaltsames Vorgehen reagiert die kranke Blase meist mit einer Erhöhung der Reizbarkeit, die im Auftreten eines häufigen Harndranges ihren Ausdruck findet, und mit Zunahme der Schmerzen. Besonders empfindlich in dieser Hinsicht sind die tuberkulösen Schrumpfblasen, bei denen also besondere Vorsicht am Platze ist. Liegt die Toleranz unter 30 ccm, dann ist eine Spülung überhaupt kontraindiziert. Man begnüge sich in solchen Fällen mit der Einführung von 10—20 ccm der vorgesehenen Lösung, die man unter Umständen in der Blase lassen kann. Für diese Zwecke eignen sich besonders gut Lösungen von Kollargol oder Targesin (2%ig) und von Arg. nitric. in einer anfänglichen Verdünnung von 1:1000, die man allmählich auf 1:100 steigern kann.

Treten nach Anwendung von Silbernitrat stärkere Schmerzen auf, die auf das in der Harnblase zurückgebliebene Medikament zurückzuführen sind, dann wird es zweckmäßig sein, im Anschluß an die letzte Spülung mit diesem Mittel eine Nachspülung mit physiologischer Kochsalzlösung auszuführen, um das die Schleimhaut reizende Silbernitrat in das indifferente Silberchlorid überzuführen. Treten während der Spülung Harndrang und Harnentleerung neben dem Katheter auf, ohne daß dabei Schmerzen bestehen, so ist diese Erscheinung nicht als Zeichen von Intoleranz anzusehen. Es tritt dabei eine unvollständige Kontraktion der Blase ein, die während der ganzen Spülung fortbesteht, und die Kapazität der Blase bestimmt. Daraus ergibt sich, daß eine dem Zufluß entsprechende Flüssigkeitsmenge aus der Blase während der Spülung abfließt, was keinen Nachteil, sondern manchmal sogar einen Vorteil bedeutet, da die Harnröhre mitgespült wird.

Über die Zahl und Häufigkeit der notwendigen Spülungen lassen sich keine allgemeinen Vorschriften machen. Bei schweren Blasenveränderungen wird man gezwungen sein, jeden zweiten bzw. jeden Tag zu spülen, vorausgesetzt, daß seitens der Blase keine störenden Reaktionen auftreten. Auch die Dauer der Spülbehandlung hängt von der Art und Schwere des Blasenleidens ab. Bei Blasenentzündungen tuberkulöser Natur und im Verlaufe von chronischen Nervenkrankheiten wird man in der Regel mit einer langen Behandlung zu rechnen haben. Sonst wird man bei unkomplizierten Blasenentzündungen die Höchstdauer auf etwa 4 Wochen ansetzen können. Ein Fortbestehen des Leidens nach dieser Behandlungszeit sollte stets an Komplikationen oder eine andere Krankheitsursache denken lassen.

Die *Gefahren* der Blasenspülung entsprechen in erster Linie den beim Katheterismus bereits erwähnten. Auf die Schäden, die durch Überdehnung der Blasenwand durch Zufuhr zu großer Flüssigkeitsmengen und Anwendung zu starken Druckes entstehen können, wurde ebenfalls schon hingewiesen.

Die Blasenpunktion (der Blasenstich)

Gelingt trotz aller Versuche die Einführung des Katheters in die hochgradig gefüllte Blase nicht, und sind die Beschwerden des Patienten so stark, daß eine Überweisung in fachärztliche Behandlung zu zeitraubend erscheint, und daher nicht zu verantworten ist, dann muß eine Entleerung des Harnes mittels einer Punktion vorgenommen werden.

Zu diesem Zweck genügt eine 10 cm lange dünne Punktionskanüle und eine 10- bzw. 20-ccm-Spritze. Man kann auch einen dünnen Troikart (Kapillartroikart) benutzen, den man eine Zeit lang liegen lassen kann, ohne befürchten zu müssen, daß er durch Lageänderung eine Verletzung der Blasenschleimhaut verursachen könnte, was bei einer Kanüle möglich wäre.

Die Vorbereitung zum Eingriff entspricht der bei jeder anderen Punktion — Desinfektion der Haut an der Einstichstelle, eventuelle Lokalanästhesie, Händedesinfektion, steriles Instrumentarium. Die Einstichstelle wählt man in der Mittellinie 1—2 cm oberhalb der Symphyse, da bei einer hochgradig gefüllten Harnblase das Peritoneum so weit nach oben verschoben wird, daß an dieser Stelle kein Peritoneum der Bauchwand anliegt, d. h., daß man extraperitoneal in die Blase eingeht. Der Einstich muß senkrecht zur Achse des kleinen Beckens, d. h. bei einem liegenden Patienten senkrecht zur Unterlage ausgeführt werden. Die Harnentleerung nimmt man zweckmäßigerweise mit Hilfe eines Gummischlauches, den man an die Kanüle bzw. an den Troikart anschließt, vor. Selbstverständlich kann man den Harn auch direkt aus der Kanüle in ein Auffanggefäß abfließen lassen, was allerdings umständlicher ist und leicht zu einer Verunreinigung der Umgebung führen kann. Hat die Harnblase durch die lange Zeit bestehende Dehnung ihre Kontraktionsfähigkeit stark eingebüßt, so daß spontan nur eine relativ kleine Menge von Harn abfließt, dann kann durch ein Heber- oder Saugverfahren die vorgesehene Menge abgelassen werden. Bei der ersten Punktion kommt diesem Umstand keine Bedeutung zu, da bei einer chronischen, mit Blasenerschlaffung einhergehenden Harnstauung sowieso nur eine beschränkte Harnmenge entleert werden darf. Auf die Gefahr einer zu ausgiebigen Entleerung der Blase wurde auf S. 146 bereits hingewiesen.

Die Gefahr einer Harninfiltration durch die Stichöffnung in der Blasenwand besteht nur, wenn zu dicke Kanülen angewandt werden, und zu lange mit einer eventuell notwendigen Wiederholung der Punktion gewartet wird, wodurch es zu einer starken Dehnung der Blasenwand und einem Harnaustritt durch den Stichkanal kommen kann.

Bei richtiger Technik kann die Blasenpunktion wiederholt ohne jeden Schaden vorgenommen werden. Im Schrifttum fand ich eine Angabe über eine 80malige Blasenpunktion bei einem Patienten.

Übrigens versäume man nicht, nach erfolgter Blasenpunktion den Katheterismus zu wiederholen. Manchmal gelingt es schon gleich nach der ersten Punktion, den Katheter ohne besondere Schwierigkeiten einzuführen.

Sachregister

Weiterhin erscheinen:

ALLGEMEINE CHIRURGIE

Professor Dr. H. KLOSE, Direktor und Chefarzt der Chirurgischen Abteilung des Krankenhauses im Friedrichshain, Berlin, in Zusammenarbeit mit Professor Dr. E. SIMON, Minden, und Oberarzt Dr. G. WITTIG, Berlin

SPEZIELLE CHIRURGIE

Professor Dr. H. KLOSE, Direktor und Chefarzt der Chirurgischen Abteilung des Krankenhauses im Friedrichshain, Berlin, in Zusammenarbeit mit Dr. G. GRUNDMANN, Tübingen, Oberarzt Dr. G. WITTIG, Berlin, Dr. H. WEBER, Berlin, und Oberarzt Dr. B. JANIK, Berlin

KLEINE CHIRURGIE

Dr. H. KOHLER, Oberarzt am Krankenhaus im Friedrichshain, Berlin

GYNÄKOLOGIE

Professor Dr. E. BRACHT, Direktor der Städtischen Frauenklinik Neukölln, Berlin

GEBURTSHILFE

Dozent Dr. Dr. W. PSCHYREMBEL, Dirigierender Arzt der Frauenklinik am Krankenhaus im Friedrichshain, Berlin

ALLGEMEINE PATHOLOGIE

Professor Dr. H. LOESCHCKE, Direktor des Pathologischen Institutes der Universität Rostock

SPEZIELLE PATHOLOGIE

Professor Dr. R. HÜCKEL †, ehem. Direktor des Pathologischen Institutes am Krankenhaus im Friedrichshain, Berlin und Dr. K. PLENGE, Direktor des Pathologischen Institutes am Krankenhaus Neukölln I, Berlin

PATHOLOGISCHE PHYSIOLOGIE

Dozent Dr. H.-J. OETTEL, Direktor und Chefarzt der Inneren Abteilung des Wenckebach-Krankenhauses, Berlin

PERKUSSION UND AUSKULTATION

Professor Dr. G. LANDES, Chefarzt der Medizinischen Abteilung des Stadtkrankenhauses, Landshut

UROLOGIE

Dr. W. PAETZEL, Dirigierender Arzt der Urologischen Abteilung am Krankenhaus Neukölln I, Berlin

ORTHOPÄDIE

Dr. G. NEUMEYER, Chefarzt der Orthopädischen Klinik der Städtischen Krankenanstalten, Erfurt

NEUROLOGIE

Professor Dr. H. SCHELLER, Direktor der Universitäts-Nervenklinik, Würzburg

PSYCHIATRIE

Professor Dr. H. SCHWARZ, Direktor der Universitäts-Nervenklinik, Greifswald

---

WALTER DE GRUYTER & CO., BERLIN W 35

MIX
Papier | Fördert gute Waldnutzung
FSC® C083411

Zeitfracht Medien GmbH
Ferdinand-Jühlke-Straße 7
99095 Erfurt, Deutschland
produktsicherheit@kolibri360.de